Pocket

PACIFIC INTERNAL MEDICINE

Endocrinology

내분비

5

Vol

Pacific Books

PACIFIC
INTERNAL MEDICINE

머리말

좋은 의사가 되기 위해서는 수많은 노력이 필요합니다. 의사의 실수는 때로는 환자의 생사를 좌우할 수도 있기 때문에 많은 지식을 정확하게 아는 것도 요구됩니다. 그래서 공부할 양이 무척 많을 수밖에 없고 처음 배우는 학생들 입장에서 특히 내과는 정말 막막하기 그지없습니다. 모두들 내과 교과서의 두께를 보고 제일 먼저 놀라고, 글씨체가 너무 작아 놀라고, 내용이 너무 함축되어 있어서 또 한 번 놀라곤 합니다.

Pacific Internal Medicine은 이러한 여러분들의 짐을 덜어드리고자 만들어졌습니다. 딱딱한 내용을 부드럽게, 그리고 중요한 내용 위주로 체계적으로 전해드리고자 노력하였습니다. 의학의 발전 속도가 빨라진 탓에 짧은 시간 사이 내과에 많은 변화가 있었습니다. 각종 가이드라인이 새로 나오고, 내과 교과서들의 개정판이 나오면서 이 책 또한 수정 및 보완이 절실해졌습니다.

새로 개정된 Pacific Internal Medicine은 …

(1) 최신 교과서들(Harrison 19th ed. 등)과 국내·국제 가이드라인들을 적극 반영하였습니다.

(2) 이해에 도움이 될 만한 그림과 사진을 가능한 많이 추가하였습니다.

(3) 표준 한글 의학 용어들을 쓰고자 노력하였습니다. 최근 의사국가고시에서 한글 용어를 쓰고 있어 이에 맞추어 가기 위해서 입니다. 하지만, 임상 현장에서는 아직 영어를 혼용하고 있기 때문에 혼동을 줄이고자 영어 용어도 병기하였습니다.

(4) 방대한 양을 공부 하다 보면, 마치 길을 잃은 듯한 느낌을 받을 때가 있습니다. 여러분의 등대가 되고자, 각 단원의 시작 부분에는 용어 설명을, 마지막 부분에는 요약정리를 추가하였습니다.

지금도 열심히 학업에 힘쓰고 계시는 여러분들에게 큰 도움이 될 것이라 자신합니다. 이 책으로 공부하신 여러분 모두 환자를 위하는 좋은 의사가 되길 기원합니다.

내과학을 공부하시는 의대생 여러분께 당부드리고 싶은 말이 있습니다. 각 질환의 치료와 부작용등의 세세한 부분을 자세히 외우려고 하기보다는, 질환들의 큰 범주와 병인과 같은 기본개념을 튼실히 다지려고 하는 것이 바람직하다는 것입니다. 의학의 발전이 매우 빠르고 4~5년에 한번씩 나오는 교과서들도 그에 맞추어 빠르게 바뀌기 마련이기에, 세세한 내용에 집착하기보다는 큰 원리를 온전히 습득하고, 그 틀에 맞추어 작은 내용들을 익히는 것이 효과적이기 때문입니다.

2016년 1월

편저자 일동

P A C I F I C
INTERNAL MEDICINE

CONTENTS

P A C I F I C
INTERNAL MEDICINE

01 Chapter

뇌하수체전엽 질환

Anterior pituitary gland

이 장의 제목은 '뇌하수체전엽 질환'이라고는 하지만 내분비 첫 장이기 때문에 내분비계에 대한 개요가 먼저 나옵니다. 그리고 뇌하수체에 대한 설명과 여러 가지 종괴들이 나오고, 그 다음에 프로락틴, 성장 호르몬 순서로 나오게 됩니다. 다른 호르몬들은 뒤에 각각 개별 장(chapter)이 있기 때문에 그 쪽에서 다루면 될 것 같습니다. 다른 내과 부분도 마찬가지입니다만 너무 자세히 공부하려고 하면 길을 잃는 경우가 종종 있습니다. 너무 지엽적인 부분에 얽매이지 마시고 이해를 위주로 큰 줄기를 이해하면서 나가는 것이 좋을 것 같습니다.

개 요

1 용어 정리

1) 내분비 vs. 외분비(endocrine vs. exocrine)

(1) Endocrine system

① 호르몬이라고 하는 세포외 전달 물질을 분비하는 기관들의 모임

② 호르몬은 혈관을 통해 멀리 떨어져 있는 장기에 도착하여 작용을 함

(2) Exocrine system

내분비계와 다르게 위장관계 등으로 호르몬을 분비함

여기서 잠깐!!

- 예를 들어 췌장의 α, βcell에서 나오는 글루카곤과 인슐린은 내분비 작용을 하지만, 이자액(pancreatic juice)을 통해 나오는 여러 소화 효소들은 외분비 작용을 합니다. 즉, 췌장은 내분비 기관인 동시에 외분비 기관입니다.

2) 세포 신호전달(Cell signaling)

(1) Endocrine : 호르몬이 혈관을 통해 멀리 떨어져 있는 장기에 작용함
(2) Neurocrine : 축삭(axon)에서 나온 펩티드 호르몬이 혈관을 타고 움직임
(3) Paracrine : 확산을 통해 인접해 있는 세포에 signaling molecule이 전달됨
(4) Autocrine : 자기 자신에게 signaling molecule을 전달함

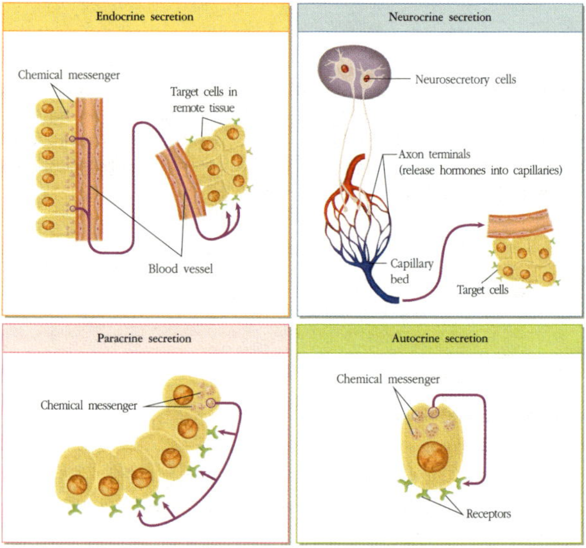

그림 1-1 Cell signaling의 종류

2 호르몬과 수용체

1) 호르몬의 분류

(1) 아미노산 유도체(amino acid derivatives) : 도파민, 카테콜아민, 갑상샘 호르몬 (T_3, T_4)

(2) 펩티드 호르몬

① 뇌하수체 전엽 : FSH, LH, TSH, ACTH, GH, prolactin

② 뇌하수체 후엽 : ADH, oxytocin

③ 이자 : insulin, glucagon, somatostatin

④ 부갑상샘 : PTH

⑤ 갑상샘의 parafollicular C cell : calcitonin

(3) 당펩티드(glycopeptide) : FSH, LH, TSH, hCG(α, βunit으로 구성)

(4) **스테로이드 호르몬** : 코르티솔, 알도스테론, 에스트로겐, 프로게스테론, 테스토스테론(콜레스테롤을 전구로 만들어진 호르몬)

(5) 비타민 유도체 : retinoids, Vit. D

2) 수용체

(1) 세포막 수용체(Membrane receptor)

① 구조적 유사성을 가지고서 4가지 family로 크게 나눌 수 있음

② 복잡한 신호 전달 경로를 통해 작용함

③ 종류

- G protein-coupled seven-transmembrane
- Receptor tyrosine
- Cytokine receptor-linked kinase
- Serine kinase

(2) 세포내 수용체(Intracellular receptor)

① 스테로이드 호르몬, 비타민 유도체, 갑상샘 호르몬들이 작용함

② **지질층으로 되어 있는 세포막을 뚫고 들어와 nuclear receptor, cytosolic receptor 와 결합함**

시상하부와 뇌하수체

1 구조와 기능

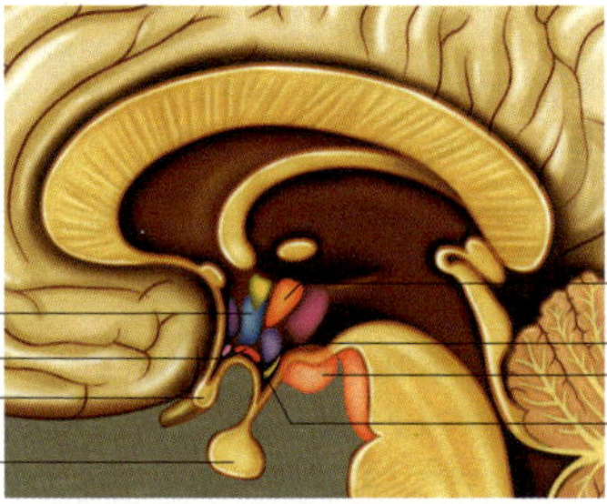

그림 1-2 시상하부와 뇌하수체의 구조

1) 시상하부(hypothalamus)

(1) 위치

① 간뇌(diencephalon)의 가장 아래 부분

② 뇌하수체 위쪽에 위치

(2) 구성과 기능

① 기억, 온도조절, 수면, 음식 섭취, 성적행동, 심혈관 기능, 감정 등의 자율신경기능을 포함한 정신신체기능과 관련된 신경핵으로 구성됨

② 일부 신경핵은 뇌하수체의 기능을 조절하는 신경 내분비 기능을 담당함

- 궁상핵(Arcuate nucleus), dorsomedial & ventromedial nucleus
  축색돌기를 median eminence에 투사하여 시상하부－뇌하수체 문맥계 내로 신경펩티드인 뇌하수체 조절호르몬을 분비, 뇌하수체전엽 호르몬 분비를 조절함
- 방실핵(Paraventricular nucleus), 시상상핵(supraoptic nucleus)
  축색돌기(axon)를 뇌하수체후엽으로 뻗어 신경 말단에서 바소프레신, 옥시토신을 분비함

2) 뇌하수체(pituitary gland)

말 안장(Sella turcica) 내에 위치하며, 무게는 600mg 정도로 아주 작음. 발생학적으로 다른 전엽과 후엽으로 구성되어 있음

(1) 전엽의 특징

① 상피세포로 구성된 라트케주머니(Rathke's pouch)에서 기원

② 시상하부－뇌하수체 문맥 혈관(portal vessel)에 의해 혈류 공급을 받음

③ 문맥 혈관에 의해 시상하부의 신경펩티드를 전신순환 없이 뇌하수체전엽 세포에 전달 가능(neurocrine secretion) → 호르몬이 고농도로 유지됨

④ 또한 이러한 기전으로 뇌하수체전엽 호르몬은 시상하부의 호르몬 영향을 즉각적으로 받음

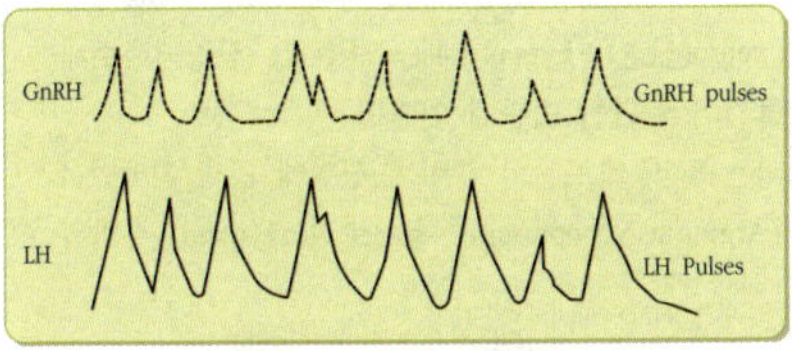

그림 1-3 GnRH의 분비에 대해서 LH가 즉각적인 반응을 보이고 있다.

(2) 전엽의 조직 소견

① 5가지 세포로 구성되어 있음

② Somatotropes, lactotropes, thyrotropes, gonadotropes, corticotropes

③ 염색 정도에 따라 acidophils와 basophils로 분류됨

- Acidophils : somatotropes, lactotropes
- Basophils : thyrotropes, gonadotropes, corticotropes

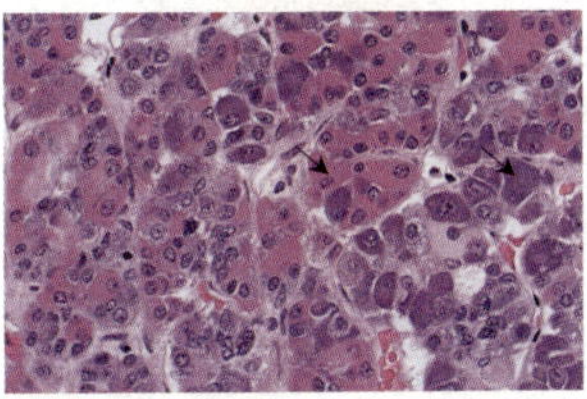

그림 1-4 **뇌하수체전엽의 조직 소견**. 핑크색으로 보이는 것이 acidophils, 진한 보라색으로 보이는 것이 basophils이다.

(3) 전엽의 기능

시상하부의 신경펩티드의 조절을 받아 다른 내분비 기관의 기능을 조절하는 여섯 가지 호르몬을 분비함

① Somatotropes : 성장호르몬(Growth Hormone, GH) 분비

② Lactotropes : 프로락틴(Prolactin, PRL) 분비

③ Corticotropes : 부신겉질호르몬(Adrenocorticotropin Hormone, ACTH) 분비

④ Gonadotropes : 황체형성 호르몬(Luteinizing Hormone, LH)과 난포자극호르몬(Follicular-stimulating Hormone, FSH) 분비

⑤ Thyrotropes : 갑상샘 자극호르몬(Thyroid-Stimulating Hormone, TSH) 분비

(4) 후엽

① 시상하부에 세포체가 있는 큰 신경세포의 축삭(axon)으로 구성됨

② 일명 neuro(신경)+hypophysis(뇌하수체), 신경뇌하수체라 함

③ 축삭돌기의 말단이 혈관에 연결됨

④ 전엽과는 달리 호르몬의 분비는 신경에 의해 지배받음

⑤ AVP(Arginine Vasopressin), 옥시토신(oxytocin) 분비됨

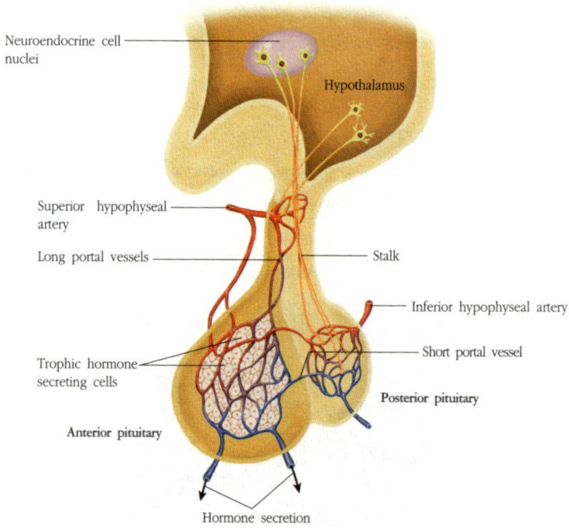

그림 1-5 뇌하수체 모식도. 뇌하수체 전엽은 portal system에 의해 시상하부 호르몬의 영향을 받는다. 후엽은 직접적인 신경자극에 의해 호르몬을 분비한다.

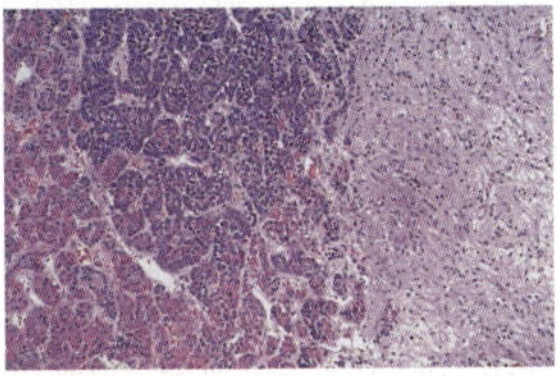

그림 1-6 **뇌하수체 전·후엽.** 오른쪽이 후엽, 왼쪽이 전엽이다.

2 시상하부 – 뇌하수체 – 표적세포의 조절

1) 시상하부 호르몬

(1) 뇌하수체전엽 호르몬의 분비를 조절

① GHRH(Growth Hormone-Releasing Hormone)

② CRH(Corticotropin-Releasing Hormone)

③ GnRH(Gonadotropin-Releasing Hormone)

④ TRH(Thyrotropin-Releasing Hormone)

⑤ Dopamine

⑥ Somatostatin

⑦ PRF(Prolactin-Releasing Factor)

(2) 뇌하수체후엽은 신경세포를 통해 자극됨

(3) 각 표적 세포에서 분비된 호르몬에 의해 음성되먹임(negative feedback)을 받음

여기서 **잠깐 !!**

• 다른 호르몬과 달리 dopamine은 뇌하수체 호르몬에 대해 억제작용을 함(inhibitory effect)

2) 뇌하수체 호르몬

(1) 뇌하수체전엽 호르몬

① 시상하부 호르몬의 영향을 받아 6가지 호르몬이 분비됨

② 표적세포에서 분비된 호르몬에 의해 음성 되먹임을 받음

(2) 뇌하수체후엽 호르몬

뇌하수체후엽 호르몬은 시상하부에서부터 이어져 온 신경세포에서 분비

3) 되먹임 조절(feedback control)

(1) 내분비계의 가장 중요한 특징

(2) 표적 장기의 호르몬 농도를 정확하게 조절하여 환경 변화에 대해 신체의 항상성을 유지시킴

(3) '시상하부 – 뇌하수체 – 표적세포'의 축(Hypothalamus-pituitary-target organ axis; H–P–O axis)을 중심으로 작용하며 주로 음성 되먹임 기전이 작용함

여기서 잠깐 !!

• Positive feedback의 대표적인 예는 사춘기 때 나타나는 에스트로겐과 LH surge와의 관계이다. 아직 밝혀지지 않은 점도 많고 별로 중요하지 않으니 이런 것이 있다는 정도만 알고 넘어갑니다.

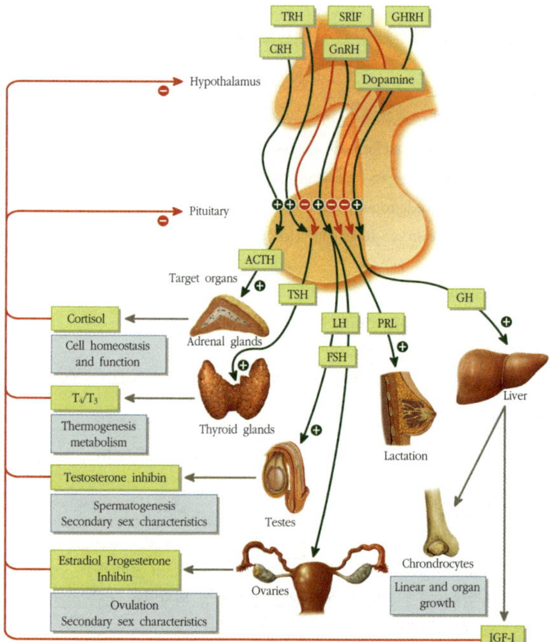

그림 1-7 **뇌하수체전엽 호르몬의 되먹임 조절 기전.** 뇌하수체전엽 호르몬은 시상하부 호르몬에 의해 조절을 받는다. 또한 뇌하수체전엽 호르몬의 영향에 의해 분비된 각 표적 장기의 호르몬은 시상하부와 뇌하수체에 negative feedback을 전달한다.

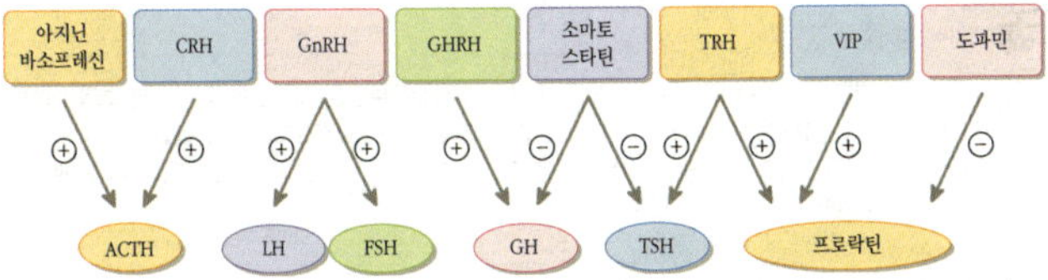

그림 1-8 시상하부와 뇌하수체전엽호르몬 분비의 상호 관련성 + : 자극효과, − : 억제효과

뇌하수체전엽 질환

1 뇌하수체저하증(hypopituitarism)

표 1-1 Causes of pituitary insufficiency

Developmental/structural	Neoplastic
Transcription factor defect Pituitary dysplasia/aplasia Congenital CNS mass, encephalocele Primary empty sella Congenital hypothalamic disorders(septo-optic dysplasia, Prader-Willi syndrome, Laurence-Moon-Biedl syndrome, Kallmann syndrome)	Pituitary adenoma Parasellar mass(germinoma, ependymoma, glioma) Rathke's cyst Craniopharyngioma Hypothalamic hamartoma, gangliocytoma Pituitary metastases(breast, lung, colon cancer) Lymphoma, leukemia Meningioma
Traumatic	**Infiltrative/inflammatory**
Surgical resection Radiation damage Head injuries	Hemochromatosis Lymphocytic hypophysitis Sarcoidosis Histiocytosis X Granulomatous hypophysitis Transcription factor antibodies
Vascular	**Infection**
Pituitary apoplexy Pregnancy-related(infarction with diabetes : postpartum necrosis)-Sheehan's syndrome Sickel cell disease Arteritis	Fungal(histoplasmosis) Parasitic(toxoplasmosis) Tuberculosis *Pneumocystis carinii*

여기서 잠깐 !!

• 위의 원인들을 병변의 위치에 따라 나눌 수도 있습니다. 시상하부질환으로 인한 뇌하수체 조절 이상이 원인이 될 수 있고, 뇌하수체경(pituitary stalk) 병변에 의해 뇌하수체조절호르몬이 전달되지 않아 문제가 생길 수 있습니다. 물론, 뇌하수체 자체의 문제로 기능저하증이 나타날 수 있습니다. 머리 속에 그림을 그려가며 이해하면 도움이 될 것입니다.

1) 발생학적, 구조적 원인

(1) 칼만 증후군(Kallmann syndrome)

① 원인 : X염색체의 KAL 유전자 결핍

→ 뇌하수체 후각기원판에서 시상하부로 GnRH 뉴런의 이동을 막음

② 임상양상

- 후각 망울(olfactory bulb) 무형성 혹은 저형성 → 무후각증(anosmia)
- GnRH 부족 : 생식기의 이상으로 성호르몬이 적게 나오는 것은 아님
- 생식샘 저하증
  - 남성 : 영아기 낮은 테스토스테론으로 인한 작은 음경, 사춘기 지연
  - 여성 : 원발성 무월경, 2차성징 발달의 실패

(2) 프레더-윌리 증후군(Prader-Willi 증후군)

① 원인 : 부계의 SNRPN gene, NECDIN gene 및 염색체 15q가 결손돼 있음

② 임상양상

- 시상하부의 GnRH 생산 결핍, 성선 호르몬 저하, 성선 저하
- 정신지체, 폭식, 비만, 만성 근긴장저하, adult-onset diabetes mellitus

(3) 뇌하수체 이형성증

① 뇌하수체 발달 시 세포 이동 저하에 기인

② 여러 가지 해부학적 이상(구순, 구개열, 바닥뇌탈출증, 두눈먼거리증) 동반

③ 요붕증, 성장호르몬 결핍에 의한 저신장, TSH 부족, 생식선 저하로 인한 2차 성징 불가 등의 증상이 나타남

꼭 알아둡시다!!

Empty sella

- 대부분 정상 뇌하수체 기능을 보임. 보통 MRI로 우연히 발견된다.

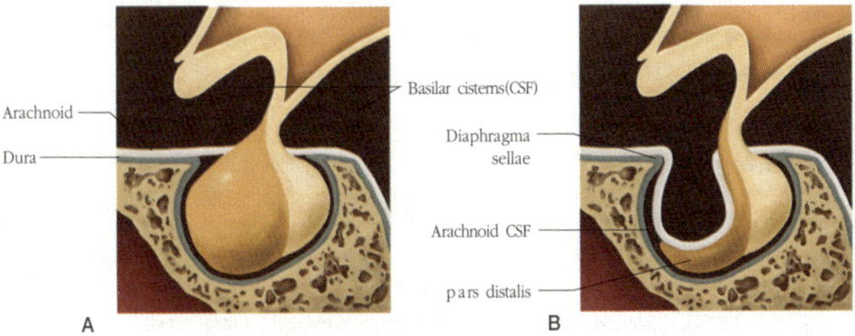

그림 1-9 A, Normal. B, Empty sellae

2) 혈관의 문제

(1) 뇌하수체 내 출혈(pituitary apoplexy) : 급성으로 일어나는 뇌하수체 내 출혈

(2) 원인

① 출산 후(Sheehan's syndrome), 당뇨병, 고혈압, 쇼크와 연관이 있음

② 기존의 뇌하수체 종양이 있는 경우 다른 원인 없이 생길 수 있음

(3) 임상양상

① 뇌막자극증상(Meningeal irritation)을 동반한 심한 두통, 시력 소실

② 심한 저혈당과 혈압 저하

③ 심한 경우 의식 저하, 쇼크 등을 동반하며 사망 할 수 있음

(4) 진단 : Pituitary CT, MRI

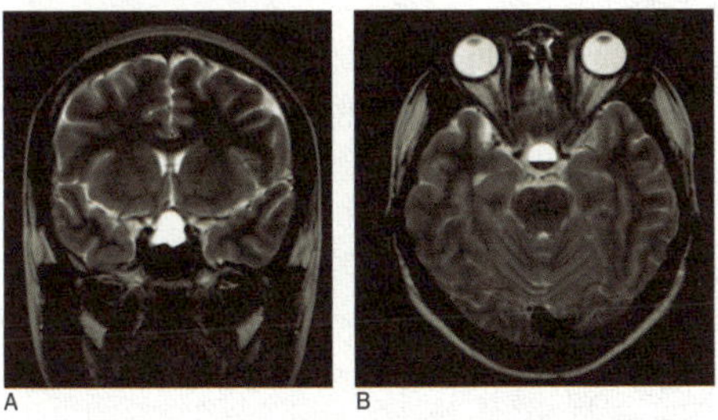

그림 1-10 뇌하수체 내 출혈의 MRI 사진. 조영제 투여 후 뇌하수체 부분에 high-intensity가 보인다.

(5) 치료

① 몇 안 되는 내분비계 응급 질환

② 시력 손실이나 의식 저하가 없는 경우 : 고용량의 glucocorticoid를 사용하며 지켜봄

③ 시력 손실이나 의식 저하가 있으면 응급 수술을 시행

(6) 예후 : 대부분 뇌하수체 저하증이 나타남

꼭 알아둡시다!!

Sheehan's syndrome

- 원인
  - 임신 중 뇌하수체 과형성성 비대 → 경색의 위험성 증가
  - 산후 출혈에 의한 hypotension과 vasospasm으로 인한 뇌하수체의 허혈성 괴사
    posterior pituitary는 ischemia에 resistant하기 때문에 central DI 등의 장애는 드물다.
- 임상양상
  - 급성 : 전신적 vascular collapse 동반
  - 아급성, 만성 : 더 흔함. 수유 불능, amenorrhea, adrenal insufficiency → panhypopituitarism

3) 기타 원인

(1) 시상하부 침윤성 질환

① 유육종증(sarcoidosis)

② 유전분증(amyloidosis)

③ 혈철증(Hemochromatosis)

(2) 염증성 병변

① 결핵 등의 만성 감염

② AIDS와 연관된 기회진균감염

③ 3기 매독

④ Lymphocytic Hypophysitis : 출산 후 주로 발생, Prolactin 증가

(3) 두개 방사선 조사

① 조사 후 5~15년에 걸쳐 발생함

② 장기간 추적 관찰 필요함

(4) 종양

① 뇌하수체 샘종

② Rathke's cyst

③ 두개인두종(Craniophryngioma)

4) 임상소견

부족한 호르몬에 따라 증상이 다르며, 종양크기가 커지면 mass effect가 나타날 수 있음. 결핍 호르몬 수에 따라 부분 뇌하수체저하증 혹은 범뇌하수체저하증(partial or panhypopituitarism)으로 분류할 수 있음

(1) 성장 호르몬 부족(GH deficiency)
  ① 소아 : 성장 장애
  ② 성인 : 비정상 신체 구성(체지방 증가, 근육 감소, 운동능력 감소)

(2) 성선자극호르몬 부족(gonadotropin deficiency)
  ① 여성 : 생리불순, 불임
  ② 남성 : 성기능 저하, 2차 성징 소실

(3) 갑상샘 자극호르몬 부족(TSH deficiency)
  ① 소아 : 성장 장애
  ② 성인 : 갑상샘저하증의 임상양상

(4) 부신겉질자극호르몬 부족(ACTH deficiency)
  ① 코르티솔(cortisol) 저하증(무력, 기립성 저혈압, 오심, 구토, 피부탈색)
  ② 염류코르티코이드(mineralocorticoid)는 상대적으로 잘 보존됨

(5) 프로락틴 부족(prolactin deficiency)
  유즙분비 부전

(6) 압박 증세(mass effect)
  종양의 경우 두통, 시야 결손, 시력 소실, 외안신경 마비

(7) 신경정신 증상
  시상하부 병변인 경우 체온 조절장애, 비만, 수면장애, 의식장애 등

꼭 알아둡시다!!

뇌하수체 손상 시 호르몬 부족이 시작 되는 순서(암기!)

- GH → FSH/LH → TSH → ACTH
- GH 부족은 다른 호르몬 부족에 선행한다. → f/u이 중요

5) 진단

(1) 뇌하수체저하증의 진단
  ① 낮은 표적 호르몬 농도+낮은 자극 호르몬 농도
  ② 여러 호르몬의 결핍 소견이 같이 존재할 때 특히 의심, 병력 확인 필요

(2) 호르몬 검사

① 기저 혈중 뇌하수체호르몬과 표적장기호르몬 측정

- 표적장기호르몬 감소에도 불구하고 기저 뇌하수체호르몬 수치가 감소 혹은 정상임
- 뇌하수체경과 시상하부질환인 경우 고프로락틴혈증이 동반됨

② 복합 뇌하수체 자극검사(일명 cocktail test)

- 대부분의 경우 임상소견과 기저 호르몬 측정만으로 진단이 가능하나 기저 호르몬 측정만으로 진단이 확실치 않거나 GH와 ACTH 분비 결핍 확인을 위해 자극검사가 필요함
- GH : 인슐린 유도 저혈당 검사, GHRH 유발검사
- ACTH : 인슐린 유도 저혈당 검사, CRH 유발검사
- TSH, prolactin : TRH 유발검사
- FSH, LH : GnRH 유발검사

③ 터키안(sella turcica, 안장) MRI : 병변을 확인하기 위해 터키안 MRI 시행

④ 시야 검사(perimentry)

- 종양의 압박작용에 의한 시야 결손 여부를 확인. 시야 결손이 발견시 즉각적인 치료(수술에 의해 감압요법)가 필요함

⑤ 시상하부질환(혹은 뇌하수체경 변변)과 뇌하수체질환과의 차이

- 프로락틴 농도와 요붕증 여부 등의 임상소견, 신경정신 증상(시상하부 장애) 동반 여부, 시야 결손 여부 등으로 어느 정도 감별이 가능하나 터키안 MRI 소견이 가장 중요함
- 그러나, 치료에 큰 차이가 없으므로(호르몬 보충 등) 임상적으로 감별하는 것은 크게 문제가 되지 않음

6) 치료

(1) 시상하부 호르몬이나 뇌하수체 호르몬의 경우 대부분 비싸고 투여 방법이 용이하지 않음 → 부족한 표적장기의 호르몬을 직접 공급

(2) 당질코르티코이드(glucocorticoid) 부족의 경우는 급성 질환, 치과 진료, 외상, 입원, 수술 등의 상황에서는 요구량이 늘어 같은 용량을 계속 투여하면 부신 기능부전에 빠질 수 있으므로 주의 깊은 용량 조절이 요구됨

(3) TSH 결핍의 경우 ACTH 결핍이 같이 동반되어 있다면 반드시 glucocorticoid를 먼저 투여한 후 갑상샘호르몬을 함께 보충

∵ 갑상샘 호르몬을 먼저 투여하면 cortisol metabolism이 증가하여 adrenal crisis가 올 수 있음

(4) 생식샘자극호르몬(LH과 FSH) 결핍 시 남자에서는 테스토스테론을 주사 여자에서는 에스트라디올과 프로게스테론을 순환적으로 투여

여기서 잠깐 !!

• 일반적으로 범뇌하수체저하증 환자에서 뇌하수체 호르몬 투여 시 코르티솔 → 갑상샘 호르몬 → 성호르몬의 순서로 투여합니다.

2 뇌하수체 종괴(pituitary masses)

1) 뇌하수체 샘종(pituitary adenoma)

(1) 발병기전

① 뇌하수체 호르몬 과분비와 저분비의 가장 일반적 원인

② 뇌하수체전엽 세포 형태 5가지 중 1가지에서 유래된 종양

- Lactotrope(prolactin)
- Gonadotrope(FSH, LH)
- Somatotrope(GH)
- Corticotrope(ACTH)
- Thyrotrope(TSH)

(2) 크기에 따른 분류

① 거대선종(Macroadenoma) ≥1cm

MRI에서 우연히 발견된 뇌하수체 종괴가 1cm보다 크다면 샘종이 아닐 가능성을 생각해야 함

② 미세선종(Microadenoma) <1cm

여기서 잠깐 !!

• 뇌하수체 종양의 크기와 호르몬의 분비량은 관계가 없습니다.

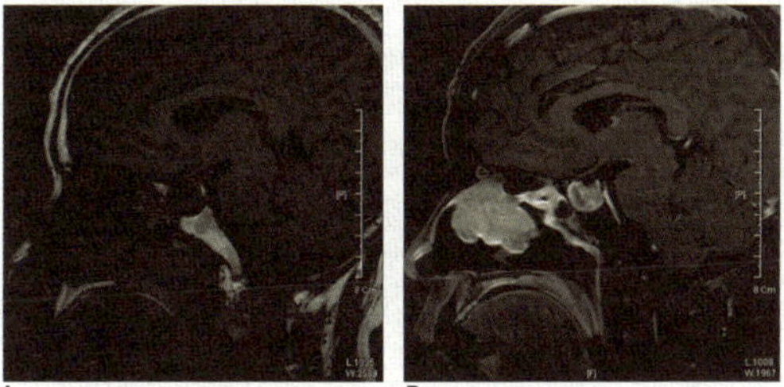

A B

그림 1-11 뇌하수체 종괴. **A,** Nonenhanced T1-weighted. **B,** Enhanced T1-weighted

(3) 특징

① 전체 빈도는 비기능성(nonfunctioning) 종양이 가장 많음

② 기능성 종양 중에는 prolactinoma가 가장 많음

③ 기능성 종양의 경우 음성 되먹임에 대한 반응이 저하되어 있음

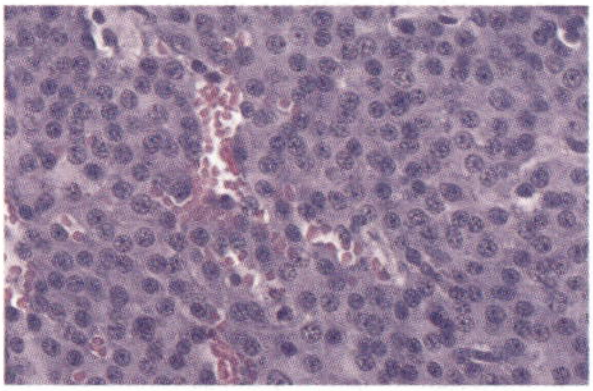

그림 1-12 뇌하수체 샘종 조직 소견

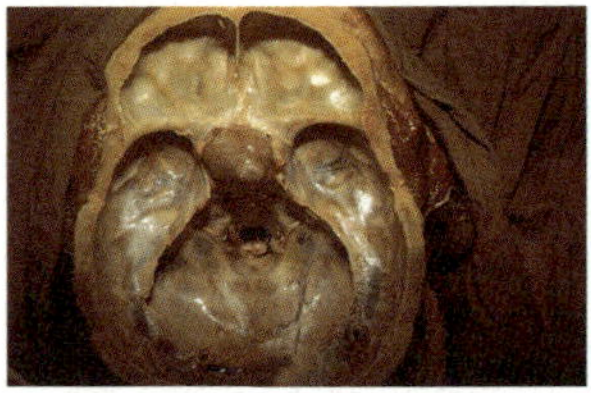

그림 1-13 뇌하수체 샘종 육안 소견

2) 기타 종괴

(1) 두개인두종(Craniopharyngioma)

(2) Rathke's cyst

(3) Sella chondroma

(4) Meningioma

3) 임상양상

(1) 압박 증세(Mass effect)

① 두통

샘종의 크기와 두통의 정도는 관련이 없음

② 시야 장애

- 시각교차(optic chiasm)의 압박이나 직접 침윤으로 인해 발생
- Bitemporal hemianopsia, superior temporal quandranopsia 등이 발생

③ 외안근 마비

복시(diplopia), 안검하수(ptosis)

④ 정신병(Psychosis), 치매(dementia) 등

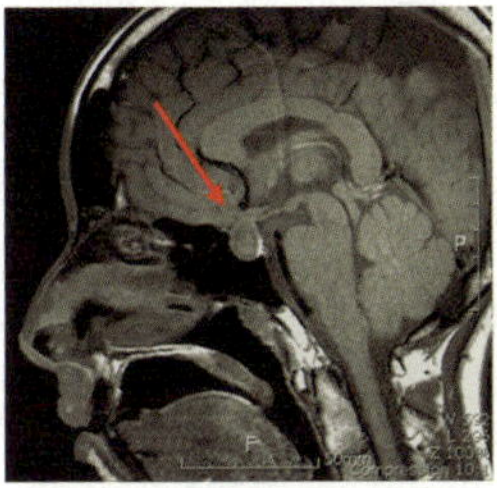

그림 1-14 뇌하수체 종양으로 인해 optic chiasm이 압박받고 있다.

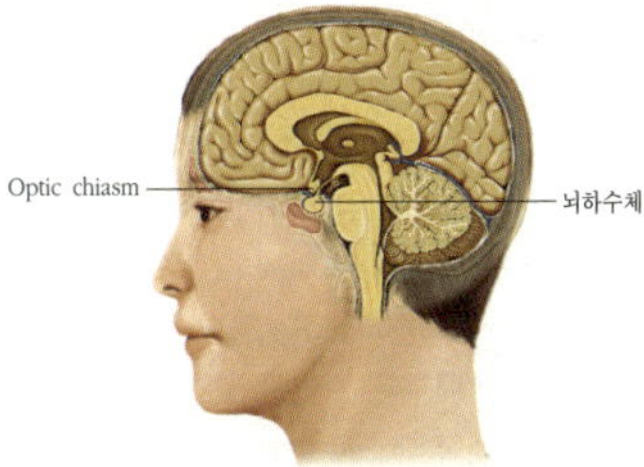

그림 1-15 모식도

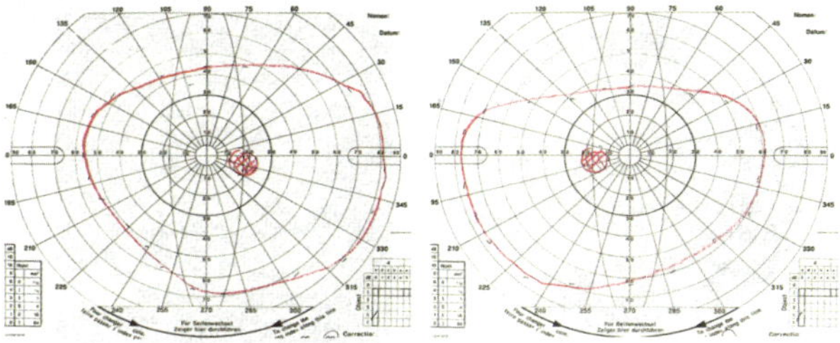

그림 1-16 시야 검사. 양쪽 바깥쪽이 보이지 않는다.

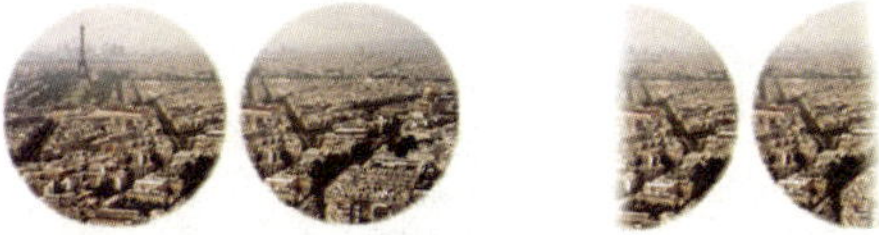

그림 1-17 Bitemporal hemianopsia

(2) Metabolic effect

① 뇌하수체 저하증

② 체온조절 능력 상실

③ 식욕 증가와 비만

④ 수면장애

⑤ 행동장애

4) 진단

(1) 방사선학적 검사

① X-ray(터키안 측면 사진)

≥1cm이면 의심할 수 있으나 정확하지 않음

② 터키안(sella turcica, 안장) MRI

- Gadolinium을 조영 증가 시 더 정확한 영상을 얻을 수 있음
- 대부분 우연히 발견되며(incidentaloma), 그들 대부분은 뇌하수체 샘종
- Macroadenoma : 1/3에서 주위조직을 침범하거나 mass effect를 나타냄
- Bright spot : 정상인에서는 T1-강조 영상에서 뇌하수체후엽에 보이는 hyperintense signal이 나타난다. Pituitary DI 환자에서는 보이지 않음

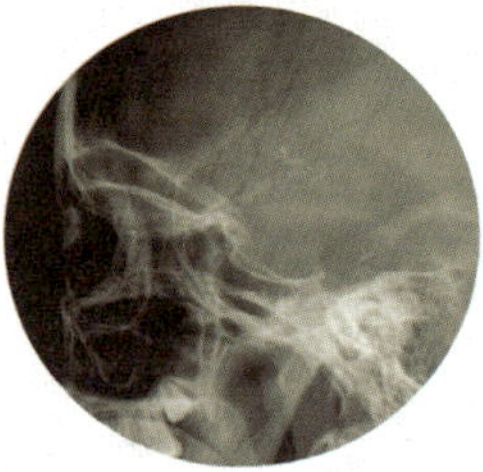

그림 1-18 Sellar turcica, pituitary fossa의 widening이 보인다.

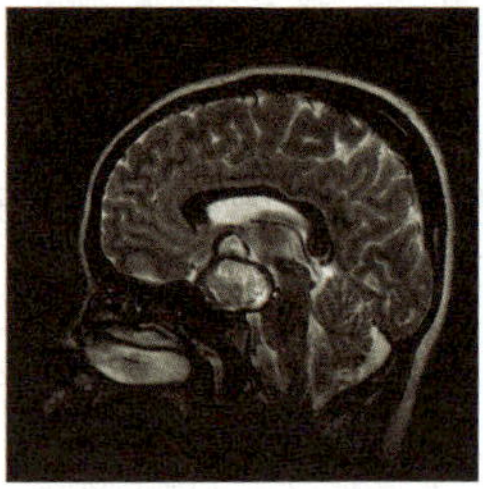

그림 1-19 Enhanced T2-weighted, suprasellar area로 커져가는 종괴가 보인다.

(2) 내분비학적 검사

① 기저 PRL

② Inulin-like growth factor I(IGF-I)

③ 24시간 요중 유리 코르티솔 검사(24h urinary free cortisol), 하룻밤 1mg 덱사메타손 억제 검사(overnight 1mg dexamethasone suppression test)

④ α-subunit, FSH, LH

⑤ 갑상샘 기능검사

표 1-2 기능성 뇌하수체 샘종에서 필요한 선별검사

	Test	Comments
Acromegaly	Serum IGF-1	나이와 성별을 고려해서 해석해야 한다.
	Oral glucose tolerance test with GH obtained at 0, 30, and 60min	정상인은 GH가 < 1μg/L로 억제되어야 한다.
Prolactinoma	Serum prolactin(PRL)	약물에 의한 가능성을 생각해 본다. PRL이 올라갔다면 MRI를 실시해야 한다.
Cushing's disease	24h urinary free cortisol	24시간 소변이 제대로 모였는지 확인해야 한다.
	Dexamethasone(1mg) at 11 P.M. and fasting plasma cortisol measured at 8 A.M.	정상인은 < 5μg/L로 억제된다.
	ACTH assay	Adrenal adenoma(ACTH suppressed)와 ectopic ACTH, Cushing's disease(ACTH normal or elevated)을 구분할 수 있다.

5) 치료

(1) 나비굴경유접근법(Transsphenoidal approach; TSA)

① 대부분 transfrontal approach보다 우월한 수술 성적을 보임(Invasive suprasellar mass를 제외하고)

② 압박 증상을 빨리 해결할 수 있음

③ 모든 뇌하수체 제거 시 호르몬 대체요법이 필요함

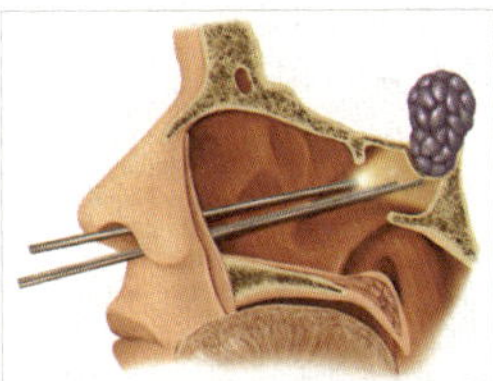

그림 1-20 수술 모식도

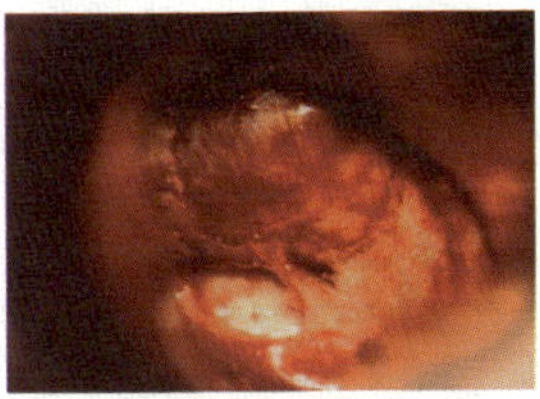

그림 1-21 실제 수술 장면

(2) 방사선 치료

① 주로 추가적 요법으로 사용

② 효과가 나타나는데 시간이 많이 걸림

③ 감마 나이프 등의 정위 방사선 수술(stereotactic radiosurgery)이 최근 선보이고 있음

여기서 잠깐!!

• 보통 방사선 치료는 6주에 걸쳐 소량의 에너지를 조금씩 사용하지만 감마 나이프는 고용량의 에너지를 한 번에 사용합니다.

(3) 약물치료

① 종양의 종류에 따라 그 효과가 다름

② Prolactinoma, 말단거대증(acromegaly) : 좋은 효과를 보임

③ Nonfunctioning tumor : 효과 없어 적응증이 안됨

3 프로락틴(prolactin ; PRL)

1) 정상 생리

(1) 합성

① Lactotrope에서 분비됨

② 뇌하수체전엽의 20%를 차지

③ 임신 시에는 에스트로겐의 영향으로 증가함(크기는 2배 증가한다)

(2) 분비

① 정상 범위 : 10～25μg/L

② 박동성 분비로 REM sleep 동안 가장 많이 분비됨

③ 특이하게 다른 뇌하수체전엽 호르몬과 달리 도파민에 의해 분비 억제됨(다른 호르몬들은 시상하부 호르몬에 의해 분비가 자극된다)

→ 시상 하부에서 분비되는 도파민 억제가 없어지면 자발적으로 분비됨

→ 뇌하수체경(Pituitary stalk) 손상 : prolactin만 분비 증가하고, 다른 뇌하수체 호르몬은 모두 감소함

④ TRH에 의해 분비 증가 → TRH로 유발 검사가 가능함

⑤ 급성 스트레스 상황에서 증가함(운동, 식사, 성교, 수술, 전신마취 등)

(3) 작용 : 기본적으로 모유수유 유지와 그 기간을 충분히 확보하는 것이 주목적(자연피임약)

① 수유를 유도하고 유지시킴

② 성욕을 억제시킴

③ 임신 예방(성선자극호르몬 분비 호르몬, 성선자극호르몬 분비 억제)

• 여성 : 무배란 유도, 월경 불순

• 남성 : 정자생산 감소, 발기부전

2) 고프로락틴혈증(hyperprolactinemia)

(1) 남녀 모두에서 가장 흔한 뇌하수체 호르몬 과다분비 증후군

(2) 원인

① 200μg/L 이상일 경우는 거의 대부분 프로락틴분비종양 때문임

② 생리적 원인 : 임신, 수유, 수면, 스트레스 등이 있음

③ 시상하부－뇌하수체 줄기 손상 : 30～100μg/L 정도로 상승

④ 뇌하수체 과분비

⑤ 다른 동반 질환 : 만성콩팥기능상실, 갑상샘저하증, 간부전

⑥ **약물 : 매우 흔함**

- Antipsychotics(chlorpromazine, haloperidol)
- Antidepressant(SSRI, TCA)
- H_2 blocker
- CCB
- Prokinetics(metoclopromide)

(3) 임상증상 : 젖흐름증, **무월경, 불임이 대표적인 증상**

① 젖흐름증(Galactorrhea) : 모유 성분이 담긴 액체가 비정상적으로 유방에서 분비되는 현상으로, 고프로락틴혈증 여성의 80%에 나타남. 거의 양측성

② 무월경(amenorrhea) : 과다하게 분비된 프로락틴은 GnRH와 FSH, LH의 분비를 억제함

③ 불임증(infertility)

④ 질 건조증, 성교통 및 성욕감소

⑤ 저에스트로겐혈증으로 인해 골밀도 감소

⑥ 남성의 경우 무증상이거나 증상이 경미하며 거대선종의 경우 시신경 압박으로 인한 시야 장애(bitemporal hemianopsia)가 첫 증상일 수 있음

⑦ 기타 남성의 증상

- 성욕의 감소, 불임 등
- Galactorrhea는 드묾

(4) 진단

① 프로락틴은 새벽 4시에서 6시 사이에 최고 농도를 나타냄

② 금식 하 아침 기저 프로락틴 농도 측정해야 함(정상＜20μg/L)

(5) 치료

① 목적

- 성기능 개선을 위해 프로락틴 레벨의 정상화

• Galactorrhea를 멈추게 하고, 골밀도를 유지시킴

② 원인을 찾아내어 치료를 개별화

• 예를 들어 약제 때문이면 약제를 끊고, 갑상샘저하증 환자에게는 갑상샘 호르몬을 보충

• 종양의 경우에는 각 종양에 맞는 치료를 고려

3) 프로락틴분비종양(prolactinoma)

(1) 역학 및 유병률

① 유병률 : ~10/100,000(남성), ~30/100,000(여성)

② 기능성 뇌하수체 선종 중 가장 흔함(~50%)

→ 전체 뇌하수체 종양 중 가장 흔한 종양은 비기능성 뇌하수체 선종임

③ 임신 시 크기가 증가함

④ 미세선종(microadenoma)

• 여자에서 남자보다 흔함(20 : 1)

• 30% 정도는 고프로락틴혈증이 저절로 좋아짐

• 미세선종이 오랜 시간 후 거대선종으로 발전하는 일은 드물다(5%).

⑤ 거대선종(macroadenoma)

• 여자와 남자의 유병률이 비슷

• 주위 구조물에 대해 mass effect를 나타냄

(2) 진단

① 약물에 의한 원인 배제해야 함

② 측정시간은 새벽이 좋음

③ 혈중 prolactin >200μg/L이면 대부분 프로락틴분비종양이며, 또한 그중 대부분은 거대선종임

④ 프로락틴분비종양이 의심되면 sella MRI 시행

(3) 치료

① 내과적 치료(**1st line therapy**)

• **프로락틴분비종양 치료의 기본**

• Oral dopamine agonist(cabergoline, bromocriptine)

• Cabergoline : 지속형이어서 일주일에 두 번 투약

• Bromocriptine : 작용시간이 짧아 임신 시 선호

② 수술 적응증

• Dopamine resistance or intolerance

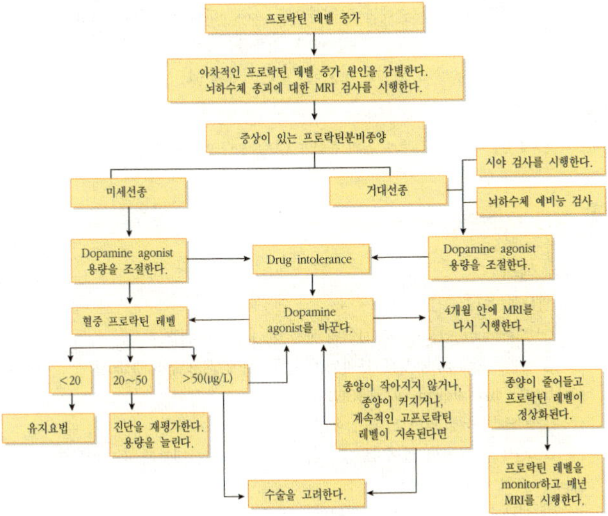

그림 1-22 고프로락틴혈증 환자의 평가 알고리즘

- 내과적 치료에도 시력 손실이 회복되지 않았을 때
- 재발이 많음

③ 미세선종

거의 거대선종으로 진행하지 않기 때문에 임신을 원하지 않으면 치료할 필요가 없음

④ 거대선종

대부분 치료가 필요하며, 치료 효과를 확인하기 위해 치료 전 시야 검사를 시행하는 것이 좋음

⑤ 임신 시 고려사항

- 미세선종보다는 거대선종에서 크기가 증가함
- Bromocriptine은 기형유발 효과(teratogenic effect)가 거의 없음
- 하지만 bromocriptine 복용 중에는 피임할 것을 권장
- 임신이 확인되면 bromocriptine을 끊고 주기적으로 prolactin level을 F/U

- MRI는 임신도중에도 안전하므로 mass effect가 의심되면 MRI를 시행
- 시야 장애가 오는 경우 수술적 치료를 고려
- Cabergoline은 임신을 원하는 경우 사용해서는 안 됨

여기서 잠깐 !!

• 다른 뇌하수체 샘종과 달리 프로락틴 분비 종양의 치료는 일단 약물치료로 시작합니다.

4 성장 호르몬(growth hormone)

1) 정상 생리

(1) 생산과 분비

① Somatotrope(뇌하수체전엽의 50% 차지)에서 생산

② 박동성(pulsatile)으로 분비되며, 수면 전에 최고 농도에 도달

(2) Insulin like growth factor I(IGF-I)

① GH 자극에 의해 간에서 합성

② 말초 조직에서 일어나는 GH의 생리적 효과는 대부분 IGF-I에 의해 간접적으로 작용

③ GH 분비에 대해 음성 되먹임 작용을 함

④ 말단비대증(acromegaly)에서 IGF-I 레벨이 증가

⑤ GH의 합성이나 기능이 떨어지는 경우에서는 감소

(3) 작용

① 인슐린에 대해 길항 작용(Counterregulatory hormone)

- 세포의 glucose uptake 억제
- 유리지방산 uptake 증가, 지방분해 촉진
- 아미노산을 소비하여 단백질 합성 증가

② 뼈 성장을 촉진시킴

2) 소아 성장호르몬 결핍증(GH deficiency in children)

(1) 증상

① 저신장

② 골 연령(Bone age)의 지연

여기서 잠깐 !!

- 저신장+bone age 지연 → 호르몬 이상
- 저신장+bone age 정상 → 유전적 연골 부전증이거나 성장판 질환

(2) 진단

① 유발 검사 → GH >7μg/L이면 정상 반응

② 일중 변동이 심하므로 일회성으로 GH 측정은 의미가 없음

③ GH 부족 시 다른 뇌하수체 호르몬의 부족도 확인해야 함

(3) 치료

① GH 부족 : Recombinant GH 공급

② GH 수용체 이상 : IGF-I 공급

3) 성인의 성장호르몬 결핍증(Adult GH Deficiency, AGHD)

(1) 원인

① 드문 질환으로 거의 선행요인(predisposing factor)이 있는 환자에만 생김

② Predisposing factors

- 뇌하수체 수술
- 뇌하수체와 시상하부의 종양 혹은 육아종성 병변
- 두경부 방사선 조사(Cranial irradiation)

(2) 임상양상

① Lean body mass(지방을 제외한 체중) 감소

② 지방세포의 양이 증가, 특히 내장 비만(intraabdominal visceral fat 증가)이 심해짐

③ 고혈압, 좌심실 이상 → 심장 질환에 의한 사망률 3~4배 증가

④ 골밀도 감소 → 골절 위험이 증가

(3) 진단

① 인슐린 내성 검사(Insulin tolerance test)가 가장 확실

- 인슐린으로 저혈당을 만든 후 GH 레벨을 측정
- Peak GH level이 3μg/L 미만일 경우 AGHD라고 정의
- GH level 5μg/L로 증가해야 정상 반응

② 소아와 마찬가지로 random GH 레벨 측정은 도움이 되지 않음

③ 25% 이상의 GH 환자에서 IGF-I 정상

여기서 잠깐 !!

• IGF-I 축적으로 GH 과잉은 증명할 수 있으나 부족은 증명할 수 없습니다.

(4) 치료

① GH 보충

② IGF-I을 통해 치료 효과를 추적 관찰

③ 금기증 : Active neoplasm, intracranial hypertension, uncontrolled DM

4) 말단비대증(acromegaly)

(1) 개요

① 성장판이 닫힌 후 성인 GH 과다분비로 인한 뼈, 연조직의 성장으로 말단비대증을 유발

② 성장판이 닫히기 전 소아 GH 과다분비는 거인증(giantism)을 유발

(2) 원인

① 98%가 뇌하수체 종양에 의해 발생
기능성 뇌하수체 종양 중 두 번째로 흔함

② Macroadenoma가 75%를 차지
크기와 GH, IGF-I 레벨은 상관관계가 없음

③ Mixed tumor도 흔하며, 그 중에서는 프로락틴을 같이 생산하는 경우가 가장 많음(25%)

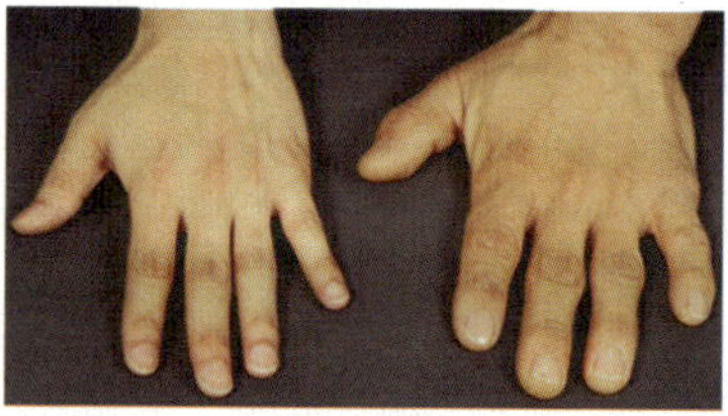

그림 1-23 정상적인 손과 말단비대증 환자의 손

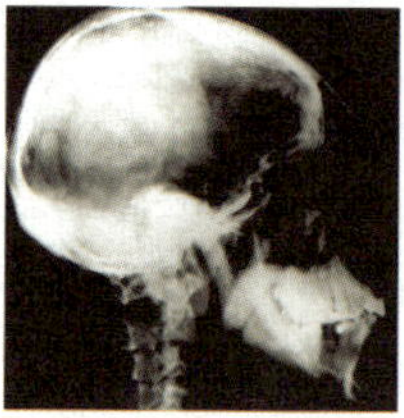

그림 1-24 Acromegaly 환자의 skull lateral. 앞이마 돌출, 턱나옴증 등의 전형적 소견을 보인다.

여기서 잠깐 !!

• 기능성 종양 중 가장 흔한 것은 프로락틴분비종양이다.

(3) 임상양상

① 말단 골성장(acral bone growth) : 손·발의 크기 증가, 턱나옴증(prognathism), 앞이마 돌출

② 연조직 종창(soft tissue swelling) : 발뒤꿈치 두께 증가, 수근관증후군(carpal tunnel syndrome)

③ 심혈관계 질환 증가

- 고혈압, 관상동맥질환, 심근병증, LV hypertrophy
- 많은 환자들이 이와 관련된 합병증으로 사망

④ 수면 무호흡증 : 60%, 후두부 연조직 폐쇄 및 central sleep dysfunction 같이 작용

⑤ 대장 용종, 대장암 위험 증가 → 조기 대장암 선별검사의 적응증

⑥ 대부분 포도당 불내성을 가지며 25%의 환자는 당뇨병을 가지고 있음

⑦ 근위부 근 위약

⑧ 기타 : 과도한 발한, 성욕감퇴, 생리불순, 관절염, 요통, 시야 변화, 쥐젖(skin tag)

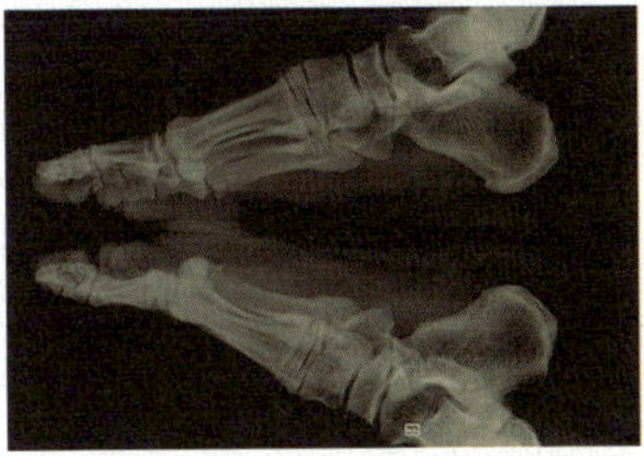

그림 1-25 Heel pad thickness. 발뒤꿈치가 두꺼워져 있다.

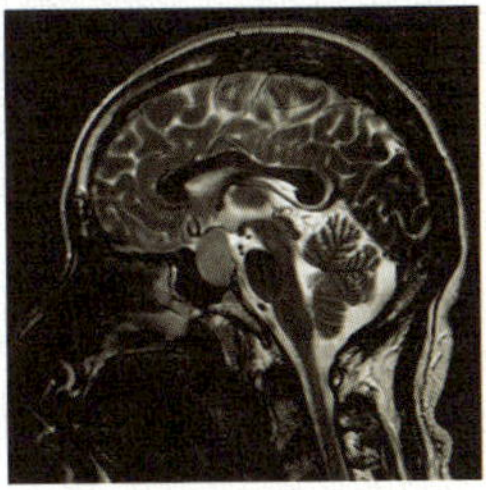

그림 1-26 T2-weighted. 뇌하수체 종괴가 보인다.

(4) 검사 소견

① **선별검사 : IGF-I 혈중 농도 측정(증가되어 있음)**

② **확진**

- **75gm Oral Glucose Tolerance Test(OGTT)**
- 1~2시간 뒤 serum GH <0.4μg/L로 억제되지 않으면 확진 가능
- 20% 정도의 환자에서는 포도당 투여 후 오히려 IGF-I이 상승(Paradoxical response)
- 완치 판정에도 사용

③ GH는 진단적 가치가 없음

④ 프로락틴도 같이 검사해야 함(∵ mixed tumor)

⑤ Sellar MRI : 종양의 위치를 확인

(5) 치료

① 수술

- 모든 환자에 있어서 첫 치료로 고려
- Transsphenoidal surgery(TSA)
- Macroadenoma가 흔하기 때문에 다 제거하기 어려움 → 재발이 흔함
- 수술 후 호르몬의 과다분비가 있을 수 있으므로 약물치료를 통한 관리가 동반되야 함
- 부작용 : 15%에서 뇌하수체저하증이 옴

② **Somatostatin analogue**

- Octreotide, lanreotide, sandostatin-LAR(long-acting somatostatin analogue)
- 적응증 : 수술 전 종양 크기의 감소를 위해서, 수술이 힘든 경우 등

③ GH receptor antagonist

- Pegvisomant
- Octreotide와 병합 투여 시 효과가 증가
- 국내에서는 사용하고 있지 않음

④ Dopamine agonist

- Prolactin 분비 증가가 동반된 환자에게 유용
- Bromocriptine, cabergoline
- 최근에는 사용 감소

⑤ 방사선 요법

- 치료 효과가 느림(50%의 환자에서는 8년 이상 걸린다)
- 수술 및 약물치료에 실패한 환자에서 고려해 볼 수 있음
- 범뇌하수체저하증(panhypopituitarism)이 발생함
- 감마나이프를 사용해서 좋은 효과를 볼 수 있음

2
Chapter

뇌하수체후엽 질환

Posterior pituitary gland

뇌하수체후엽은 분비되는 호르몬이 적어서 전엽보다는 양이 적습니다. AVP의 작용기전을 숙지하시고 결핍 질환(요붕증)과 과다 질환(SIADH)을 이해하면 됩니다.

신경뇌하수체(neurohypophysis)

- 신경뇌하수체(neurohypophysis) = 뇌하수체후엽(posterior pituitary gland)
- 시상하부에서 나온 신경세포의 축삭(axon)으로 구성됨
- Arginine vasopressin(AVP)과 oxytocin을 분비함

1 AVP

1) 콩팥에서 수분의 소실을 막아 소변을 농축시킴
2) 항이뇨호르몬(Antidiuretic Hormone, ADH)
3) 바소프레신(vasopressin), argipressin, ADH 등으로도 불림

2 Oxytocin

1) 수유 시 모유 배출을 촉진
2) AVP와 거의 같은 구조의 펩티드 호르몬. 그러나 항이뇨 효과는 적음
3) 수유기간 동안 유즙 분비를 촉진시킴
4) 자궁 평활근 수축 → 분만을 시작하게 만듦
5) oxytocin 결핍과 과잉 질환은 보고되어 있지 않음

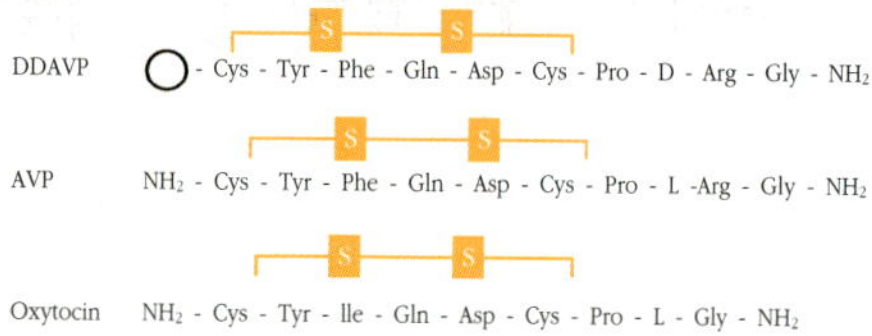

그림 2-1 AVP, oxytocin, DDAVP의 **일차 구조**. 거의 비슷한 배열을 가진다.

Arginine Vasopressin(AVP : 바소프레신)

1 Physiology

1) AVP의 합성과 분비

(1) Anterior hypothalamus의 magnocellular region에서 합성, vesicle의 형태로 저장

(2) 축삭(axon)을 따라서 아래로 이동(뇌하수체후엽으로)

(3) Exocytosis를 통해 혈관으로 분비됨〈그림 1-5〉

2) AVP 분비 조절

(1) 삼투압

① 체액 삼투압이 올라가면 분비량이 증가

② 삼투수용체(osmoreceptor)

- 체액 삼투압을 감지하도록 특화된 신경세포. 시상하부에 위치
- 삼투압 변화에 굉장히 민감

③ 역치(Threshold)

- 개인차는 있지만 대부분 혈장 삼투압 280mOsm/L, 나트륨 농도 135mEq/L 이상에서 ADH가 분비되기 시작
- 요소(urea)나 포도당의 농도변화에는 반응하지 않음

(2) 혈장량 감소와 혈압 하강

① 압력수용체(baroreceptor)

- 심장과 대혈관의 transmural receptor에서 감지
- Vagus nerve(CN Ⅹ)와 glossopharyngeal nerve(CN Ⅸ) 등의 들신경(afferent nerve)을 통해 시상하부로 정보를 전달

② 체액량이 10~20% 감소할 때 ADH 분비가 급증하여 강력히 작용함

③ 우리 몸에 혈류역학적인 변화가 심할 때 중요한 역할을 하지만 일상적인 생활에서 나타나는 AVP의 변화는 주로 삼투압에 의한 것임

3) 작용

(1) 항이뇨 작용

① 소변을 농축시켜 수분 배설을 감소시킴

② 기전

- 신경뇌하수체에서 분비된 AVP는 혈관을 타고 신장으로 이동
- Distal tubule과 medullary collecting tubule의 principal cell에 다가가 basal membrane에 위치한 V2 receptor에 AVP가 결합
- 여러 단계를 거쳐 최종적으로 apical membrane에 aquaporin 2라는 물질을 발현시킴
- Distal tubule과 medullary collecting tubule 안에 있는 수분을 흡수함
- 결과적으로 요삼투압이 증가

③ 소변을 최대 1,200mOsm/L까지 농축시킬 수 있음

④ 능동적으로 재흡수하는 것이 아니므로 50mOsm/L 이하로는 희석 X

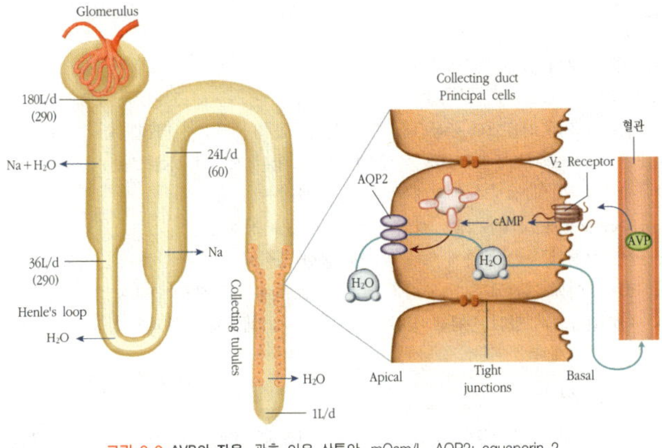

그림 2-2 AVP의 작용. 괄호 안은 삼투압, mOsm/L. AQP2; aquaporin 2

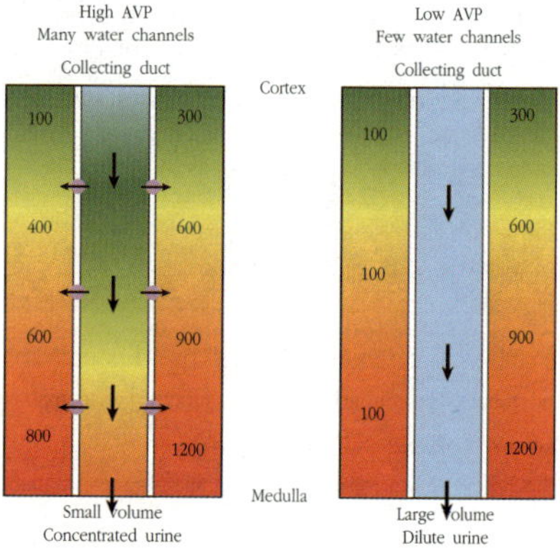

그림 2-3 **AVP의 작용.** AVP가 많으면 aquaporin이 많이 열리게 되고 삼투압의 차이에 의해 수분이 재흡수된다. AVP가 없으면 재흡수가 일어나지 않아 묽은 소변이 배출된다(단위 mOsm/L).

(2) 혈압 유지 : 고농도에서 피부, 위장관계 혈관 평활근을 수축시켜 혈압을 유지

2 갈증(thirst)

1) 시상하부의 삼투 중추에서 조절

2) 의의

(1) AVP의 작용으로 수분 배설을 줄일 수 있지만 완전히 막을 수는 없음 (∵ insensible loss + 더 이상 희석될 수 없는 정도의 묽은 소변)

(2) 삼투압의 정상화를 위해서는 수분 보충이 필요

3) Threshold가 AVP에 의한 항이뇨 기전보다 3% 정도 높음

(1) 혈장 삼투압 증가에 대해 AVP를 통한 항이뇨 기전이 갈증보다 먼저 일어남

(2) 항이뇨 기전에 의한 조절을 초과하였을 경우에만 갈증이 나타남

(3) 갈증으로 인해 수분을 섭취하게 되고, 이때 체액이 희석되어 정상 삼투압을 유지하게 됨

여기서 **잠깐 !!**

- 원칙적으로 갈증이 시작되었다는 것은 하는 것은 체내에 수분이 부족하다는 이야기가 아니라 삼투압이 높아져 있다는 것을 의미합니다.

AVP 부족

1 요붕증(Diabetes Insipidus, DI)

1) 특징

(1) 혈장 삼투압이 증가했음에도 불구하고 콩팥에서 요농축 능력이 떨어져 다량의 희석뇨를 보는 질환

(2) AVP의 분비나 작용에 문제가 있음

(3) 소변 양상

① 24시간 요량은 50mL/kg 초과(polyuria의 정의)

② 요삼투압은 300mOsm/L 미만

2) 원인

(1) 중추성 요붕증(Central DI)

① Neurohypophyseal DI, pituitary DI 등으로도 불림

② 신경뇌하수체의 비가역적인 파괴가 원인

- 후천성 : 뇌손상, 종양(터키안 상방 뇌하수체 샘종), 육아종, 감염 등
- 선천성 : 정중 뇌수부 결손, 중격-시신경 형성 장애, 뇌하수체의 미발육
- 유전성
- Gestational DI : 태반에서 AVP를 분해하는 효소가 분비됨

(2) 신성 요붕증(Nephrogenic DI)

① 콩팥에서의 ADH 반응성 감소로 항이뇨 작용이 감소

② 원인

- Drug : Lithium, amphothericine B, cisplatin, rifampin
- Metabolic : 고칼슘혈증, 저칼륨혈증
- Urinary tract obstruction, 급성 세뇨관 괴사

(3) 수분 섭취 증가(primary polydipsia)

① 구갈성 요붕증(dipsogenic DI)

- 삼투압 조절 기전의 장애로 인해 역치가 변경되어 비정상적인 갈증이 일어남
- Neurosarcoid, multiple sclerosis, TB meningitis

② 심인성 다음증(psychogenic polydipsia)

정신 질환의 한 양상. 가장 흔한 primary polydipsia

3) 기전 및 임상양상

(1) 공통 증상

① 다뇨(Polyuria)

② Polyuria로 인한 빈뇨(urinary frequency)와 야간뇨(nocturia)

③ 갈증과 그로 인한 다음(polydipsia)

(2) Primary & nephrogenic DI

① 기전 : polyuria로 인해 체내의 수분이 1~2% 정도 소실되면 민감한 삼투수용체에서 바로 갈증을 일으킴

② 임상양상 : 갈증으로 인해 바로바로 수분을 섭취하기 때문에 탈수 증상은 거의 없음

여기서 잠깐 !!

• 교통사고나 뇌경색 등으로 물을 마시지 못하는 상황이 되면 큰 문제가 된다.

(3) Primary polydipsia

① 기전

- Primary DI나 nephrogenic DI와 정반대
- Polydipsia로 인한 낮은 삼투압으로 인해 AVP의 분비가 저하됨

② 임상양상 : AVP가 저하되어 있어 overhydration의 증상은 거의 없음

4) 진단

(1) 일단 polyuria를 확인. 24시간 소변량이 50mL/kg 이상이 되는지 확인

(2) 요삼투압 측정

① 300mOsm/L 이상 → 삼투성 이뇨를 감별해야 함. 당뇨병이 가장 많음

② 300mOsm/L 미만 → 수분 이뇨(water diuresis)

여기서 잠깐 !!

• Osmotic diuresis에서는 체내에 있는 solute들을 제거하기 위해서 소변량이 증가하는 현상입니다. 혈중 포도당이 증가하는 당뇨의 경우나, 혈중 칼슘이 증가하는 부갑상샘항진증에서 다뇨 현상이 일어나는 것은 osmotic diuresis에 의한 것입니다.

(3) **수분제한검사(water deprivation test)**

① Water diuresis가 확인되었다면 DI의 유형을 감별하기 위해 실시

② 시작 전에는 수분 섭취를 충분히 해줌

③ 아침에 시작하는 것이 좋음

④ 시간마다 환자의 체중, 혈장삼투압, 혈장 Na^{+} 농도, 소변량과 요삼투압을 측정해야 함

⑤ 수분을 제한했음에도 불구하고 소변이 농축되지 않는다면 central DI, 또는 nephrogenic DI를 의미함

⑥ 두 가지 DI를 구분하기 위해 desmopressin(DDAVP)을 투여

⑦ 소변이 농축된다면 primary polydipsia, partial central DI, partial nephrogenic DI의 가능성이 있음

⑧ 이 세 가지를 구분하기 위해서는 AVP와 혈장삼투압 및 요삼투압의 관계를 확인해야 함

(4) **Desmopressin 투여 검사**

① 수분제한검사에서 소변이 농축되지 않은 경우 DDAVP를 투여

② DDAVP : AVP 역할을 하는 인공 합성 물질

③ 1~2시간 뒤 요삼투압을 측정

④ Central DI인 경우 요삼투압이 50% 이상 증가하지만, nephrogenic DI의 경우 거의 변화가 없음

표 2-1 각 DI의 특징

	Central DI	Nephrogenic DI	Primary polydipsia
Plasma osmolality	증가	증가	감소
Urine osmolality	감소	감소	감소
수분제한검사 시 urine osmolality	변화 없음	변화 없음	증가
DDAVP 투여 후 urine osmolality	증가	변화 없음	증가

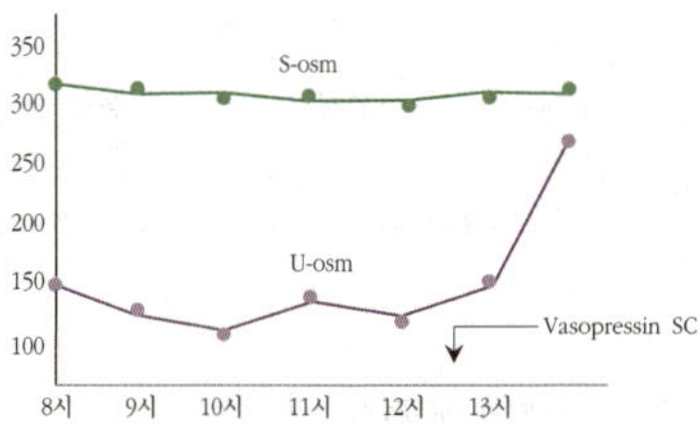

그림 2-4 Primary DI 환자의 수분제한검사 결과

(5) Bright spot

① Brain MRI의 T1-강조 시상면 영상에서 정상 뇌하수체후엽에 bright spot이 보임

② Central DI에서는 bright spot이 거의 없거나 비정상적으로 축소되어 있음 따라서 bright spot이 정상이면 Central DI는 배제할 수 있음

③ 정상인에서도 안 보이는 경우도 있기 때문에 안 보이는 경우에는 임상적 의의가 적음

5) 치료

(1) Central DI

① **DDAVP를 투여**

② 경구 투여가 가능하며, intranasal, subcutaneous, IV로도 투여 가능

③ 대부분 갈증 조절 기능은 정상이어서 overhydration의 염려는 적음

(2) Primary polydipsia

① 행동 수정

② 기저 정신 질환의 치료

③ DDAVP의 사용은 위험(∵ 수분 배출 장애로 water intoxication 발생가능)

(3) Nephrogenic DI

① Thiazide 투여 + 염분 제한

② Prostaglandin synthesis inhibitor(e.g., indomethacin)

2 Hypodipsic hypernatremia

1) 특징

(1) 갈증의 조절기능 장애로 인해 만성적 고장성 탈수현상이 발생

(2) AVP의 분비에 장애가 있음

(3) 시상하부에 위치한 삼투수용체(osmoreceptor)의 파괴나 형성부전으로 인해 발생함

2) 증상 및 진단

(1) 고장성 탈수에도 불구하고 갈증을 느끼지 못함

(2) 혈액량 감소(hypovolemic) 증상 : 체위성 저혈압, 빈맥, 급성콩팥기능상실 등

(3) 고나트륨혈증 환자가 갈증을 느끼지 못하거나 수분 섭취를 거부하는 경우 진단이 가능함

3) 치료

(1) 경구 수분 공급 : 의식 명료 시

(2) Hypotonic fluid(0.45% saline or 5% dextrose water) Ⅳ : 의식 저하 시

(3) 부족한 수분량 = Body weight × 0.5 × [(S_{Na} − 140) / 140]

AVP 과다 분비

나트륨은 ECF cation의 대부분을 차지하는 electrolyte로서 저나트륨혈증이 발생하면 여러 가지 문제를 일으킵니다. 따라서 우리 몸에서 저나트륨혈증이 발생하면 이를 교정하기 위해 당연히 AVP가 감소하여 희석된 소변을 배출해야 합니다. 하지만 저나트륨혈증임에도 불구하고 AVP의 부적절한 분비(inappropriate secretion)가 일어나는 경우가 있는데 어떤 경우가 있는지 알아봅시다.

1 저장성 저나트륨혈증(Hypoosmolar hyponatremia)

1) 과용량성 저나트륨혈증(Hypervolemic hyponatremia)(type Ⅰ)

(1) 부종을 동반한 저나트륨혈증. 체내의 총나트륨량은 증가해 있음

(2) 심박출량이 저하되거나 사이질 조직(interstitial space)으로 수분이 이동하여 'effective' volume이 감소함으로써 발생함

(3) 'Effective' volume을 유지하기 위해 AVP가 분비됨

(4) 심부전, 콩팥기능상실, 간경화 환자에서 나타남

2) 저용량성 저나트륨혈증(Hypovolemic hyponatremia)(type Ⅱ)

(1) 심한 설사, 이뇨제의 과다 복용 등으로 수분보다 더 많은 양의 나트륨이 빠져 나가는 경우 발생

(2) 혈압과 혈장량의 유지를 위해 AVP가 분비됨

3) 등용량성 저나트륨혈증(Euvolemic hyponatremia)(type Ⅲa)

(1) 체내 혈장량이 정상인 저나트륨혈증에서 뒤에 나올 SIADH를 제외한 경우

(2) 주로 당질코르티코이드 부족이나, 갑상샘저하증과 관련이 있음

4) 등용량성 저나트륨혈증(Euvolemic hyponatremia)(type Ⅲb) → SIADH 참조

2 항이뇨호르몬 분비이상증후군(Syndrome of Inappropriate ADH ; SIADH)

앞의 1)~3)의 세 가지 경우에 있어서는 부족한 혈장량을 보충하기 위해 부적절한 AVP의 작용이 우리 몸에 생리적인 도움을 주고 있다. 물론 type Ⅰ 환자에서는 부종이 더 심해지는 부작용이 있을 수도 있다. 하지만 SIADH 환자에서 나타나는 부적절한 AVP의 분비는 저나트륨혈증을 계속적으로 악화시키는 양상이다.

1) 원인

(1) 종양에 의한 부신생물 증후군(paraneoplastic syndrome)
 ① 폐암 : 가장 많음. 특히 소세포폐암(small cell lung cancer)에서 많이 발생
 ② 기타 : 흉선종, 췌장암, 난소암 등
(2) 폐질환
(3) 중추신경계 이상
(4) 약물

2) 증상

(1) 등용량, 수액 균형 상태(Euvolemia state)
(2) 신경학적 증상은 혈장 나트륨 농도의 절대값 보다는 저나트륨혈증이 얼마나 빨리 진행하느냐에 따라 다르게 나타남
(3) 급성기 증상
 ① 저나트륨혈증에서 나타나는 증상은 모두 나타남
 ② 두통, 전신 쇠약, 혼돈(confusion), 구역/구토(N/V), 혼수(coma), 사망
(4) 만성기 증상 : 놀라울 정도로 심한 저나트륨혈증에서도 증상이 없는 경우가 많음

3) 병태생리

(1) AVP가 과다 분비된다면 혈장량이 증가하게 됨(나트륨 농도는 떨어진다)
(2) Atrial natriuretic hormone이 증가하고 혈장 renin 활성도가 감소
(3) 소변으로 나트륨 및 수분의 배설이 증가(natriuresis)
(4) 수분 저류는 해결되었지만 저나트륨혈증이 계속 악화됨

여기서 잠깐 !!

- 요삼투압이 혈장삼투압보다 높은 쪽으로 고정되어 있는 것이 특징적이다. 즉 생리적 변화에 따른 AVP의 분비조절기능이 없으며, 소변이 나오면 나올수록 몸속의 나트륨을 끌고 나오기 때문에 저나트륨혈증이 더 진행한다.

4) 진단

(1) 다른 진단을 모두 배제한 경우 진단이 가능(exclusion criteria)

(2) 검사소견

① Hypoosmloar hyponatremia

② 요삼투압 > 혈장삼투압

③ 체액은 정상(euvolemia)

④ Adrenal or thyroid insufficiency가 없음

5) 치료 → 저나트륨혈증 치료 참조

(1) 급성기

① 수분 제한을 하면서 Hypertonic saline(3%)을 천천히(약 0.05ml/kg body wt./min 속도로) 교정하여 서서히 교정(∵ cerebral pontine myelinolysis 발생 가능), Loop diuretics도 사용

② AVP receptor-2 antiagonist(vaptan) : antidiuretic effect를 막아 소변량이 증가

(2) 만성기 : 수분 섭취 조절, oral vaptan, democlocycline, fludrocortisone

여기서 **잠깐 !!**

- 〈그림 2-3〉과 같이 보세요. 오해하기 쉬운 부분 중의 하나가 혈장 나트륨보다 높은 농도를 가진 fluid를 사용하면 나트륨 농도가 올라갈 것이라고 생각하는 것입니다. 만약 혈장 나트륨 농도가 110mEa/L이고 요삼투압이 600mOsm/L인 SIADH 환자에게 normal saline(308mOsm/L)을 투여한다고 합시다. SIADH환자는 요삼투압이 고정되어 있으므로 소변으로 빠져나갈 때 600mOsm/L를 맞춰야 합니다. 따라서 투여한 normal saline에서 절반의 수분이 우리 몸으로 흡수되는 것입니다(용질은 그대로고 용매가 절반으로 줄어야 삼투압이 2배가 된다). 수분이 더 많이 흡수되었으므로 normal saline을 투여 받은 SIADH환자는 저나트륨혈증이 오히려 더 악화됩니다.

꼭 **알아둡시다!!**

ECF volume에 따른 저나트륨혈증 분류

Clinical Findings		Type Ⅰ, hypervolemia	Type Ⅱ, hypovolemia	Type Ⅲa, euvolemia	Type Ⅲb, SIADH
History	CHF, cirrhosis, or CRF	**Yes**	No	No	No
Salt and water loss		No	**Yes**	No	No
ACTH-cortisol deficiency		No	No	**Yes**	No
P/E	Generalized edema, ascites	**Yes**	No	No	No

* 일반적으로 hyponatremia는 type Ⅰ, Ⅱ, Ⅲa, Ⅲb로 나눌 수 있다.

1. type Ⅰ : CHF, LC, CRF 환자가 hypervolemia를 보이고 edema, ascites를 동반하는 경우
2. type Ⅱ : 염분과 수분 loss로 인한 hyponatremia(수분에 비해 염분 loss가 많음)
3. type Ⅲa : ACTH-cortisol 부족으로 인해 발생
4. type Ⅲb : SIADH

PACIFIC
INTERNAL MEDICINE

PACIFIC INTERNAL MEDICINE

3 Chapter

갑상샘 질환

Thyroid disease

갑상샘 부분은 일단 양이 많습니다. 외울 것도 많고 말이죠. 대략적으로 보면 1) 갑상샘 호르몬의 기본적인 이해 2) 갑상샘 기능 저하증 3) 갑상샘 기능 항진증 4) 갑상샘염 5) 갑상샘 결절과 갑상샘암으로 구성되어 있습니다. 숲에서 길을 잃지 않도록 조심하면서 나가야 될 것 같습니다. 단순 암기를 요하는 부분은 가능하면 줄이도록 노력했습니다만 그래도 외울 것이 꽤 되는 군요.

개 요

1 갑상샘 해부학

1) 위치 : 기관(trachea) 앞, 윤상연골(cricoid cartilage) 아래, 상흉골절흔(suprasternal notch) 위에 위치
2) 구성 : 두 엽(좌, 우)으로 구성되어 있으며, 협부(isthmus)로 연결되어 있음

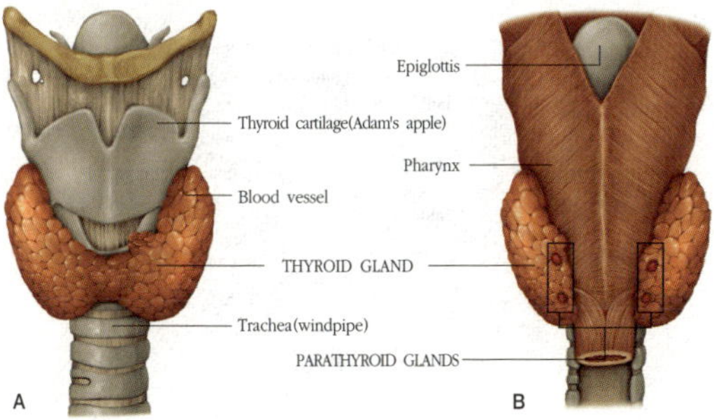

그림 3-1 갑상샘. A, 정면. B, 후면

3) 특징 : 12~20g의 크기로 혈관 분포가 많고 촉진 시 부드러움
4) 회귀 후두신경(recurrent laryngeal n.)이 외측 경계를 지나감
→ 성대 마비가 올 수 있으므로 갑상샘 수술 시 조심해야 함

2 갑상샘 조직

수많은 원형의 소포(follicle)로 구성되어 있으며 안쪽의 colloid를 감싸는 형태

1) 소포 세포

(1) Apical surface : colloid와 접하는 부분
(2) Basolateral surface : 혈관 쪽으로 노출된 부분

2) Colloid

(1) 많은 양의 Thyroglobulin(Tg)이 들어있음
(2) Thyroglobulin : 갑상샘 호르몬의 전구물질

3) 소포곁세포(Parafollicular C cell)

(1) 칼시토닌(Calcitonin)을 분비
(2) 갑상샘 전체에 흩어져 있음

여기서 잠깐 !!

• Calcitonin은 수질암(Medullary Thyroid Cancer, MTC) 부분에서 잠깐 다시 나옵니다.

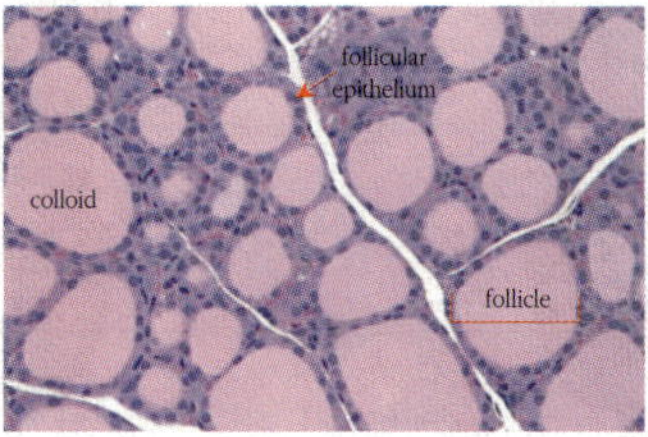

그림 3-2 갑상샘 조직 소견

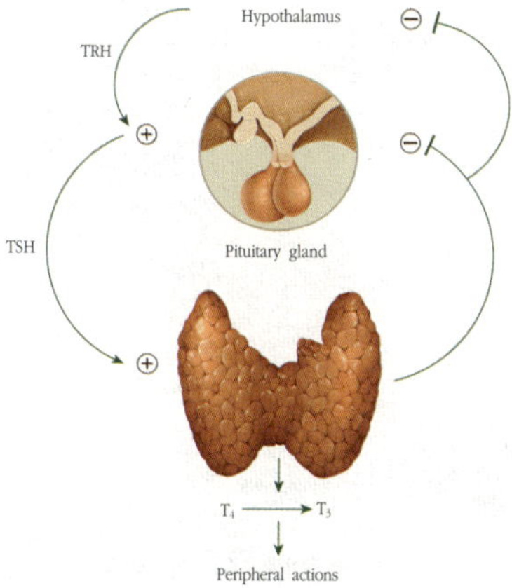

그림 3-3 갑상샘 호르몬의 되먹임

3 갑상샘 호르몬 분비의 조절

갑상샘 호르몬은 시상하부－뇌하수체－표적기관을 축으로 하여 되먹임(feedback) 조절을 받음

1) 갑상샘자극호르몬(Thyroid Stimulating Hormone, TSH)

(1) 뇌하수체전엽에서 분비

(2) 갑상샘 호르몬의 합성과 배출을 자극

(3) αunit과 βunit으로 구성됨

① αunit은 LH, FSH, hCG와 같은 모양

② 임신, choriocarcinoma에 의해 증가된 hCG로 갑상샘 기능이 항진됨

③ TSH 특유의 작용은 βunit에 의해 결정됨

(4) TSH 분비 양상

① 다른 뇌하수체 호르몬과 같이 박동성 분비(pulsatile manner)를 하며 일중변동이 있음(TSH는 야간에 최고, 오전에 최저)

② 하지만 TSH는 반감기가 길어 한 번만 재도 의미가 있음(GH, ACTH 등은 의미 있는 해석을 위해 채혈 시간도 고려해야 한다)

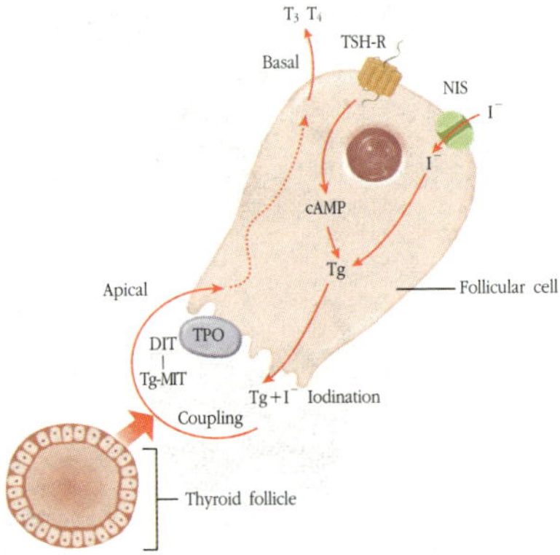

그림 3-4 갑상샘 호르몬 합성 모식도

2) TSH 분비의 조절

(1) 시상하부(hypothalamus)에서 분비되는 TSH 분비 호르몬(Thyrotropin-Releasing Hormone, TRH)에 의해서 조절되며 반대로 시상하부에 음성 되먹임(negative feedback)을 전달함

(2) 갑상샘 호르몬이 뇌하수체의 TSH 분비세포에서 TSH의 합성과 분비를 억제하는 음성 되먹임 작용을 함

(3) 갑상샘 호르몬이 시상하부에도 작용하여 TRH의 합성과 분비를 억제하고, 반대로 TRH의 농도에 비례하여 T3 수용체 수와 T3에 대한 반응을 억제함

(4) 도파민, 당질코르티코이드, 소마토스타틴은 TSH를 억제함

3) 갑상샘 기능의 자가 조절

(1) 요오드 섭취의 양적 변화에도 불구하고 갑상샘 내 요오드 대사는 일정하여 갑상샘 기능이 정상으로 유지되며 TSH나 다른 자극물질과 무관

(2) Wolff-Chaikoff effect : 요오드의 유기화가 억제되어 조절됨

(3) 갑상샘 기능 항진증 환자에서 다량의 요오드를 투여시 Tg의 단백질분해가 억제되어 갑상샘 호르몬 방출이 억제됨

갑상샘 호르몬

1 갑상샘 호르몬의 작용

기본적으로는 기초대사량을 증가시킴

1) 산소 소모량 증가와 발열을 촉진함
2) 발달 : 성장기에 CNS와 골격계 발달에 중요한 역할을 함(특히, 태아에서)
3) 심장
   (1) 심박동수, 심박출량을 증가시키고 말초혈관 저항을 감소시킴
   (2) SBP이 증가하고, DBP가 감소함((1)의 영향으로)
   (3) Atrial arrhythmia가 증가(fibrillation or flutter)
4) 골격계 : 어른에서는 골흡수를 항진시켜 골다공증을 유발
5) 대사량이 증가
   (1) 길항 호르몬을 자극함 → 당뇨 참조
   (2) Glucose turnover, lipid turnover, protein turnover 증가
   → Gluconeogenesis, lipolysis, ketogenesis, proteolysis 증가

여기서 **잠깐 !!**

• 가장 흔한 심전도 변화는 심방세동이 아니라 sinus tachycardia입니다.

2 요오드(iodine)

1) 개요

(1) 갑상샘 호르몬 합성의 기본물질
(2) 소장에서 흡수 후 알부민과 결합, 결합되지 않은 요오드는 콩팥에서 제거됨

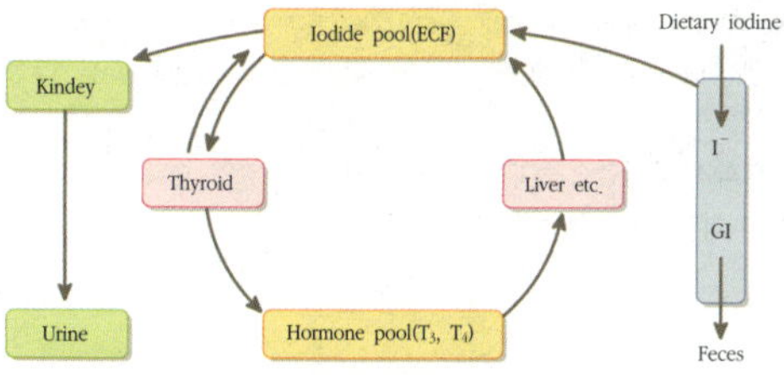

그림 3-5 요오드 대사

2) 요오드 섭취량

(1) 지역에 따라 다양(10mg 이하, ~수mg)

① WHO 권장량 : 150μg/day, 임신 시 200μg/day

② 한국 : 3~4mg/day → 요오드 결핍이 극히 드물다

③ 김, 미역, 다시마, 우유, 계란, 소금과 식품이나, 아미오다론, 종합비타민제, 기침약, 조영제 등에 함량이 높음

(2) 섭취 부족 지역

① Goiter의 유병률이 증가

② 심한 결핍 시 갑상샘저하증과 크레틴병(cretinism)을 일으킴

③ Cretinism : 태아 때나 어렸을 때, 요오드 섭취 부족으로 정신적, 육체적 발달의 저하를 가져오는 병

(3) 섭취 과잉 지역

자가면역성 갑상샘 질환의 유병률이 증가함

3 Thyroid hormone 합성

Thyroglobulin(Tg)과 요오드가 원료로 되어 갑상샘 과산화효소(thyroid peroxidase, TPO)에 의해 합성, 다음 5단계의 합성과정이 진행됨

Thyroglobulin 합성, 요오드 운반(Iodide transport, trapping), 요오드 산화 및 유기화(Oxidation & organification), 요오드티로신의 연결(Coupling), 분해 및 방출(Proteolysis & Release)

여기서 **잠깐 !!**

• 자주 혼동이 되는 부분이므로 일단 위 다섯 단계를 외우세요. 자세한 내용은 〈그림 3-6〉을 보면서 이해 위주로 지나가면 될 것 같습니다.

1) Thyroglobulin 합성

(1) 갑상샘 여포세포에서 요오드-포함 당단백인 thyroglobulin을 합성하여 colloid에 저장

(2) 요오드화가 증가할수록 T_3, T_4 등의 호르몬의 양이 증가. 요오드화가 불량할 시에는 T_4보다 T_3의 생산이 증가

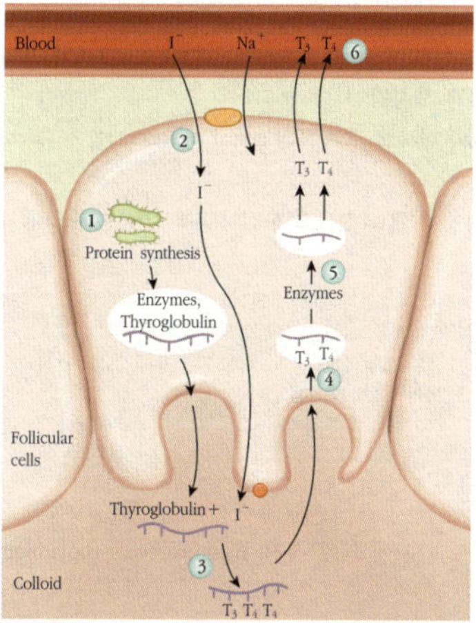

① 소포세포는 thyroglobulin을 합성한다.

② I^-가 소포세포 내로 능동 수송되며, 결국에는 colloid로 분비된다.

③ I^-와 thyroglobulin이 결합하여 T_3와 T_4가 만들어 진다.

④ Thyroglobulin과 결합된 T_3와 T_4가 다시 세포 안으로 들어온다.

⑤ Lysosomal protease에 의해 T_3와 T_4가 thyroglobulin에서 떨어진다.

⑥ T_3 T_4가 체내로 방출된다.

그림 3-6 갑상샘 호르몬의 합성

2) 요오드 운반(Iodide transport, trapping)

(1) 갑상샘 세포는 혈액으로부터 I^-를 능동적으로 추출하여 농축

(2) $Na^+ - I^-$ symporter(NIS)

① 갑상샘 소포세포의 basolateral membrane에 분포함

② 소포세포 안으로 요오드를 능동적 수송

③ 요오드 레벨이 감소하면 숫자가 증가, 요오드 레벨이 증가하면 감소

④ 이런 특성으로 인해 핵의학 검사나, 다른 장기에 영향이 적은 선택적인 ablation이 가능

(3) 갑상샘 기능항진증, TSH 자극, 요오드 결핍, 항갑상샘제 사용 시 고농축 됨

(4) 대사성 억제제, 운반억제제 및 경쟁적 음이온에 의해 운반 억제됨

3) 요오드 산화 및 유기화(Oxidation & organification)

(1) Iodide oxidation

① 요오드가 Tg에 결합하기 위해서는 먼저 산화되어야 함

② 여기에 thyroid peroxidase(TPO)가 관여함

(2) Iodide organification

① 산화된 요오드가 Tg의 티로신기(tyrosine residue)에 결합하여 monoiodo-tyrosine (MIT), diiodo-tyrosine(DIT) 생성됨

② Tg와 결합한 요오드는 Tg와 함께 소포 세포의 apical membrane을 통해 colloid 쪽으로 분비됨

③ TSH 및 갑상샘 자극항체에 의해 촉진되고 항갑상샘제, 술폰아미드 등에 의해 억제됨

4) 요오드티로신의 연결(Coupling)

(1) TPO의 촉매 작용으로 인해 coupling이 일어남

① MIT+DIT → T_3+Tg

② DIT+DIT → T_4+Tg

(2) 아직 thyroglobulin에 결합된 상태

(3) Iodide oxidation과 마찬가지로 TSH에 의해 촉진, methimazole, propylthiouracil에 의해 억제됨

5) 분해 및 방출(Proteolysis & Release)

(1) Thyroglobulin과 결합된 T_3, T_4가 다시 소포 세포 안으로 이동(endocytosis)

(2) 이러한 droplet에 lysosome이 결합함

→ Lysosomal protease에 의해 Tg과 붙어 있던 T_3, T_4가 떨어짐

(3) 방출 및 재이용

① T_3, T_4 → 갑상샘 호르몬으로서 방출

② MIT, DIT → 탈요오드화 후 재이용

표 3-1 갑상샘 호르몬 생성과정의 자극 및 억제제

생성과정	자극제	억제제
요오드 운반 T_4	TSH, TSAb	ClO_4^-, TcO_4^-, KCN
산화 및 유기화 T_3	TSH, TSAb	PTU, MMI, sulfonamide
연결	TSH, TSAb	PTU, MMI
방출	TSH, TSAb	iodine, lithium

4 갑상샘 호르몬의 종류

1) T_4(thyroxine)

(1) Major thyroid hormone

(2) 혈중 T_4 : 갑상샘 T_4 = 1 : 20~40

(3) 직접 표적세포에 작용하기도 하지만, 많은 양이 deiodinase에 의해 좀 더 활성화 된 형태인 T_3로 변화함

2) T_3(triiodothyroxine)

(1) T_4보다 생물학적 활성도가 3배 정도 높음

(2) T_3의 70~90%는 T_4의 deiodination에 의해 생산됨

(3) 10~30%만 갑상샘에서 직접 분비

3) Reverse T_3(rT_3)

T_3의 isomer로 대부분 T_4의 탈요오드화에 의해 생산됨. thyroid hormone receptor를 활성화시키지 않고 오히려 차단함

표 3-2 T_4와 T_3의 비교

호르몬	혈장치(μg/dL)	Free form의 비율	반감기(일)	생물학적 활성도
T_4	8	0.03%	7	1
T_3	0.12	0.3%	1	3~4

4) 갑상샘 호르몬의 혈액 내 운반

(1) Bound form

① 대부분의 갑상샘 호르몬(T_3, T_4)은 혈액 내 용해도가 낮고 주로 다른 단백질에 결합한 상태로 저장 및 운반됨

② T_4가 T_3보다 결합력이 강함

③ Bound form으로 존재 하는 이유는

- 호르몬 pool이 많아짐
- 호르몬의 배설을 늦춤
- 목표 조직까지 운반함

→ 다른 호르몬이 단백질과 결합하는 이유도 대부분 이와 비슷

(2) Free(unbound) form(free T_3, free T_4)

① 목표 조직에서 생리학적으로 효과를 나타낸다(biologically available)

② **혈액 내 T_4의 0.02%, T_3의 0.3%만**이 free form으로 존재함

(3) 결합 단백의 종류

① 티록신－결합 글로불린(Thyroxine-Binding Globulin, TBG)

- 알부민보다 양은 적지만(1～2mg/dL) 결합력이 강해 총 호르몬(T_3, T_4)의 80%와 결합하고 있음
- 에스트로겐 레벨이 증가[임신, 피임약(에스트로겐 함유) 복용 시, 폐경 시 호르몬 요법(tamoxifen)]하면 TBG도 증가
- 에스트로겐 레벨 증가 → TBG가 상승 → T_3, T_4는 증가하나 free form에는 영향이 없음
- 안드로겐, 신 증후군 시 TBG는 감소

② TTR(Transthyretin)

- 예전에는 TBPA(Thyroxine-Binding Prealbumin)로 알려져 있었음
- T_4의 15～20%를 운반

③ 알부민

총 양은 가장 많지만 결합력이 가장 약해 T_4의 5～10%를 운반

5 갑상샘 기능검사

1) TSH

(1) TSH 레벨은 T_3, T_4 레벨을 결정하는 가장 중요한 인자

(2) 갑상샘 기능검사에서 가장 먼저 시행해야 하는 중요한 검사

(3) 일차성 갑상샘저하증에서 선별검사 및 치료 효과 판정에 쓰임

(4) 그러나 뇌하수체 질환 등에 의한 2차성 갑상샘 질환에서는 TSH로 갑상샘 기능을 평가해서는 안 됨

(5) 정상 Level : 0.4～4mIU/L

2) 갑상샘 호르몬

(1) T_3, T_4

① 대부분 방사면역측정법(radioimmunoassay) 방식으로 측정

② 결합 단백의 양이나 결합양상에 따라 영향을 많이 받음

(2) 유리 T_3, 유리 T_4(free T_3, free T_4 → fT_3, fT_4)

① 생물학적 활성을 갖고 있으므로 당연히 total T_4, T_3보다 갑상샘 호르몬의 활동을 더 정확히 반영

② 두 가지 측정 방법을 사용

- Solid-phase antibody에 free thyroid hormone과 radiolabeled T_4를 경쟁적으로 결합시키는 방법
- 초원심분리나 equilibrium dialysis를 통해 직접 free thyroid hormone을 추출하는 방법

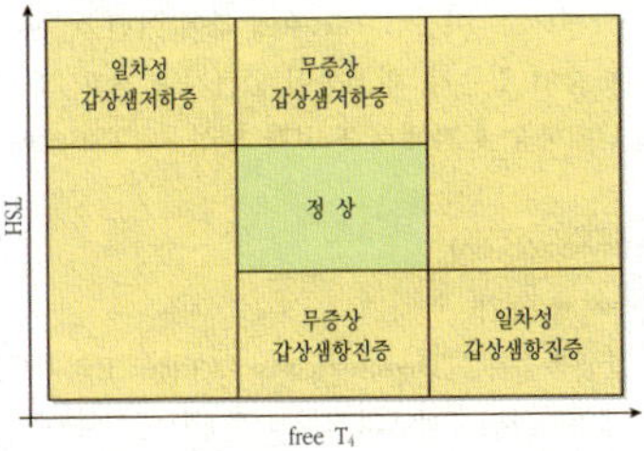

그림 3-7 TSH와 fT_4의 관계

3) 자가면역 항체

(1) 항갑상샘 과산화효소 항체(Anti-TPO antibody(antimicrosomal antibody))

① 하시모토 갑상샘염에서는 거의 대부분, Graves' disease에서도 80% 이상의 환자에서 발견됨

② 갑상샘 기능이 정상인 사람에서도 일부 검출됨

여기서 잠깐 !!

- 시험 문제에 '갑상샘 기능 이상+anti-TPO antibody 양성'이라고 나오는 환자는 99% autoimmune thyroid disease다. 즉 하시모토 갑상샘염 아니면 Graves' disease!!!

(2) 항티로글로불린 항체(Anti-Tg antibody)

① 자가면역 갑상샘 질환때 나타나지만 anti-TPO antibody 없이 혼자 나타나는 경우는 거의 없음

② 임상적 의의가 적다(없는 것은 아니다).

(3) TSH 수용체 항체(TSH receptor antibody ; TSH-R antibody)

Bioassay를 통해 ①과 ②의 구분이 가능

① Thyroid-stimulating immunoglobulins(TSI) : TSH-R(receptor)을 자극하여 갑상샘 기능을 항진시킴. Graves' disease와 연관

② TSH-R-blocking antibody(TSBAb) : TSH-R에 결합하는 것은 같지만 작용은 반대. 하시모토 갑상샘염과 연관이 있음

(4) TSH 결합억제 면역글로불린(TSH-binding inhibiting immunoglobulin ; TBII)

① TSI + TSBAb

② 문제는 bioassay가 쉽지 않다는 점

③ 그래서 보통 radioreceptor assay를 통해 두 가지를 한꺼번에 잼

④ TBII만 가지고서는 이것이 TSH-R에 붙어 어떤 작용을 하는지 알 수 없지만, 갑상샘저하증이 있는지, 항진증이 있는지를 보고 그 역할을 추측할 수 있음

예 갑상샘저하증 환자에서 TBII가 양성 → TSBAb일 것

4) 티로글로불린(Thyroglobulin)

(1) 갑상샘항진증에서 증가

① 인공적 갑상샘중독증(Thyrotoxicosis factitia, 고의적으로 갑상샘 제제 등을 복용)을 제외한 모든 형태의 갑상샘항진증에서 증가

② 갑상샘염과 같이 갑상샘 조직이 파괴될 때

(2) 분화가 잘 된 갑상샘암의 추적관찰에 이용

5) 핵의학 영상(Nuclear imaging)

(1) 동위원소 : ^{123}I, ^{125}I, ^{131}I, ^{99m}Tc pertechnetate

(2) 갑상샘 스캔(Thyroid scan)

① Nodule

- Hot nodule : 악성일 가능성은 희박
- Cold nodule : 5~10%는 악성의 가능성 있음

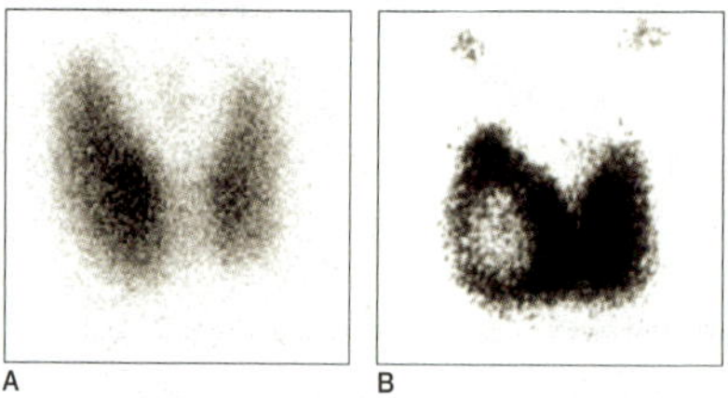

그림 3-8 Nodule. A, Hot nodule. B, Cold nodule

② Image

- Graves' disease : 갑상샘이 커져 있으며 균일하게 uptake가 증가해 있음
- 중독성 선종(Toxic adenoma) : 국소적으로 uptake가 증가

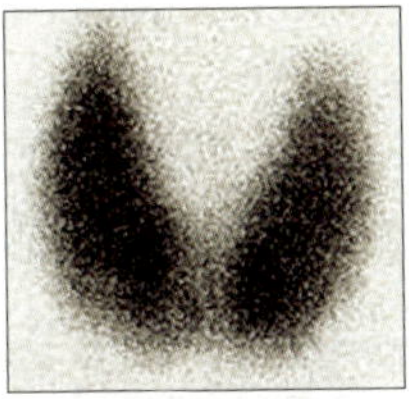

그림 3-9 Graves' disease

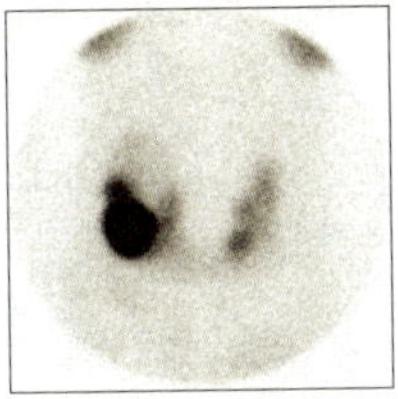

그림 3-10 Toxic adenoma

③ 추적 관찰

- 분화가 잘 된 갑상샘암 치료 후에 사용

(3) 방사성요오드섭취율(Radioactive Iodine Uptake ; RAIU)

① 동위 원소 경구 투여 24시간 후 갑상샘의 방사능을 계측

② 갑상샘 호르몬의 합성 능력과 비례

③ 정상치 : 5~30%

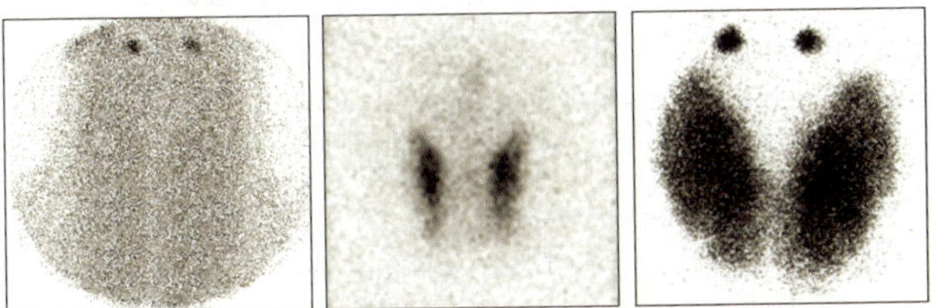

A B C

그림 3-11 RAIU. A, 감소. B, 정상. C, 증가

여기서 잠깐 !!

- 'Thyrotoxicosis without hyperthyroidism', 즉 갑상샘 호르몬 합성이 적어 RAIU가 낮은데 갑상샘 호르몬이 많은 경우입니다.
  - **아급성 및 무통성(산후) 갑상샘염의 급성기** → 꼭 외워야 합니다.
  - 갑상샘 호르몬 복용 중인 경우, 또는 thyrotoxicosis factitia
  - 수술 또는 방사성요오드 치료 후 기타 등

갑상샘 호르몬과 관련된 특수 상황

1 Sick euthyroid syndrome

1) 개요

(1) 갑상샘 기능검사 이상의 가장 흔한 원인

(2) 갑상샘 자체는 정상이지만 급성 질환의 발생에 따라 TSH, 갑상샘 호르몬에 변화가 생기는 현상

(3) 유발인자 : 수술, ICU 입원, 심한 감염, 요독증, 화상, AMI, 간성 혼수 등

(4) 주된 기전은 IL-6와 같은 cytokine의 분비 증가

2) 종류

(1) Low T_3 syndrome

① 가장 흔함

② T_4, TSH는 정상, rT_3↑, T_3↓(질환의 중증도와 비례)

③ 기전

- 말초의 $T_4 \rightarrow T_3$ 전환은 감소하고 $T_4 \rightarrow rT_3$의 전환은 증가
- 이런 작용을 통해 급성 질환 환자에서 대사율을 떨어뜨림

여기서 **잠깐 !!**

- 일종의 생리학적인 반응이라고 보면 됩니다. 굶거나 아픈 사람이 계속 metabolic rate가 증가되어 있다면 온 몸의 에너지를 금방 소진하여 오래 버티지 못할 것입니다.

(2) Low T_4 syndrome

① 심한 환자의 경우 T_3, T_4 모두 떨어질 수 있음

② 당연히 예후는 Low T_3 syndrome보다 불량함

3) 진단

(1) 환자의 급성 악화 시기에는 추정적 진단만이 가능

(2) 질환 회복 후 갑상샘 기능이 정상이 되면 진단할 수 있음

4) 치료

(1) 기저 질환의 치료 후 갑상샘 기능검사 추적 관찰

(2) 아직 논쟁의 여지는 있지만 대부분의 경우 갑상샘 호르몬의 투여는 필요 X

2 임신과 갑상샘

1) 임신이 갑상샘에 미치는 영향

(1) 임신 초기 hCG가 상승 → TSH-R을 자극

(2) 에스트로겐 상승으로 인한 TBG 레벨 상승 → 임신 기간 전체 동안 지속

(3) 자가면역성 갑상샘 질환이 생기거나, 악화되거나, 호전되는 양상을 보임

(4) 태반에 의해 갑상샘 호르몬의 대사가 증가

(5) 요오드가 소변으로 소실되는 양이 증가

2) 태아에 미치는 영향

(1) 신생아 갑상샘저하증(Neonatal hypothyroidism)

① 정신적, 육체적 발육 지연을 가져옴

② Goiter를 가지고 있거나 자가면역성 갑성샘 질환의 가족력이 있는 산모는 꼭 TSH screening을 시행하여야 함

(2) 신생아 갑상샘 중독증(Neonatal thyrotoxicosis)

① TSI가 태반을 통과하여 발생

② 산모의 항갑상샘 제제 복용이 필요

갑상샘저하증(hypothyroidism)

1 갑상샘저하증의 원인

1) 일차성(primary)

(1) 갑상샘 자체에 문제가 있는 경우, 전체의 95%를 차지

(2) 요오드 결핍이 가장 흔한 원인

(3) 요오드 섭취가 충분한 지방에서는 다음 두 가지가 가장 흔함

① 자가면역성 갑상샘저하증

② 의인성(iatrogenic cause) : 갑상샘항진증을 치료하다가 생김

(4) 기타

① 약물 : 요오드 과다 섭취, 리튬, 항갑상샘 제제, IFN-α 등

② 선천성 갑상샘저하증

③ 침윤성 질환(Infiltrative disorder) : Amyloidosis, sarcoidosis 등

2) 이차성(secondary)

(1) 뇌하수체에 문제가 있는 경우
종양, 수술, 방사선 치료, Sheehan's syndrome, 외상 등
(2) 시상하부에 문제가 있는 경우

3) 일과성(transient)

(1) 아급성 갑상샘염(Subacute thyroiditis)
(2) 무통성 갑상샘염(silent thyroiditis), 산후 갑상샘염(postpartum thyroiditis)
(3) Graves' disease에서 수술이나 radioablation 후 일시적으로 생기는 경우
(4) Thyroxine 치료의 급작스런 중단

2 선천성 갑상샘저하증

1) 원인

대부분 갑상샘 형성 이상(80~85%)

2) 임상양상

(1) 출생 시에는 대부분 정상
(2) 제때 치료하지 않으면 신경학적 손상, 발육 이상, 심장이상 등이 나타남

3) 진단과 치료

(1) 조기에 발견과 적절한 치료가 중요
(2) 신생아 선별검사 : 발뒤꿈치에서 채혈하여 T_4 level 측정
(3) 치료 : T_4 투여
(4) 예후 : 적절하게 갑상샘 호르몬을 보충했을 경우 정상적인 발육 가능

3 자가면역성 갑상샘저하증

1) 분류

(1) 갑상샘 조직의 변화에 따라
① 하시모토 갑상샘염(Hashimoto's thyroiditis) : goiter가 있음
② 위축성 갑상샘염(Atrophic thyroiditis) : 정상 갑상샘 조직이 거의 소실

여기서 **잠깐 !!**

- Atrophic thyroiditis는 하시모토 갑상샘염이 진행한 마지막 모습이라고 보면 됩니다. 따라서 자가 면역성 갑상샘 기능 저하증이라고 했을 때는 하시모토 갑상샘염을 지칭한다고 생각해도 큰 무리는 없습니다.

(2) 증상 여부에 따라

① 무증상 갑상샘저하증(Subclinical hypothyroidism)

- 자가면역성 갑상샘저하증에서는 갑상샘 기능이 서서히 떨어지기 때문에 TSH의 증가에 의해 갑상샘 기능이 유지되는 기간이 존재함. 즉 갑상샘 호르몬은 정상이지만 TSH가 증가되어 있는 상태
(개념상 제2형 당뇨병에서 인슐린이 증가하는 당뇨 전 단계와 비슷)
- 정의상 증상은 거의 없음
- TPO 항체 존재 시 → 1년에 4%가 현성 갑상샘저하증으로 진행함

② 현성 갑상샘저하증(overt hypothyroidism, Clinical hypothyroidism)
보통 TSH가 10mU/L를 넘어가면 fT_4 레벨이 떨어지면서 증상이 나타남

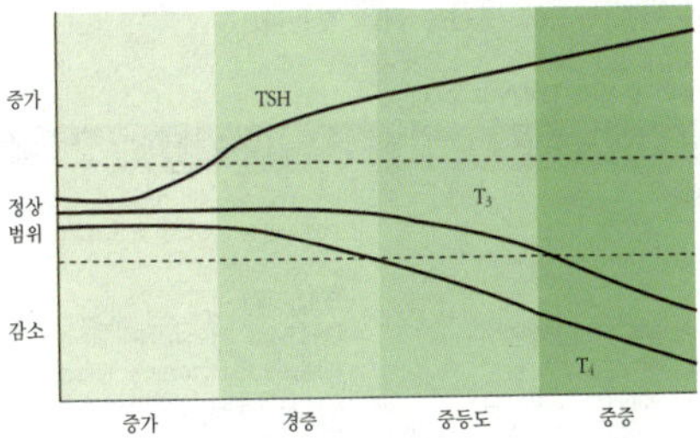

그림 3-12 갑상샘저하증의 경과

2) 유병률

(1) 1(남)~4(여) / 1000명 per year

(2) 평균 진단 시기 : 60세

(3) 여자에서 더욱 흔함

(4) 요오드 섭취가 많은 지방에서 더 흔함

3) 병인론

(1) 조직학적으로 다량의 림프구성 침윤이 특징적

(2) 갑상샘 세포의 파괴는 주로 $CD8^+$ cytotoxic T cell에 의해서 일어남

(3) 만성적으로 천천히 진행되므로 갑상샘 세포 파괴에 따른 T_3, T_4 유리가 없음 → 아급성갑상샘염(subacute thyroiditis)과 다른 점

(4) 유전적 요인 : HLA-DR polymorphism이 가장 잘 알려져 있음(HLA-DR3, −DR4 & −DR5)

(5) 제1형 당뇨병. Addison's disease, 악성 빈혈, 백반증 등과 같은 자가면역성 질환과 연관성이 있음(예, PGA syndrome). → Chapter 10 참조

4) 임상양상

(1) 서서히 발생

(2) Goiter(enlarged thyroid gland)

① 통증이 없다.

② 다른 증상이 나타나기 전부터 발생하기 때문에 많은 하시모토 갑상샘염 환자가 이것 때문에 병원을 처음 찾는다.

표 3-3 갑상샘저하증의 증상과 징후(빈도 순 나열)

Symptoms	Signs
Tiredness, weakness	Dry coarse skin; cool peripheral extremities
Dry skin	Puffy face, hands, and feet(myxedema)
Feeling cold	Diffuse alopecia
Hair loss	Bradycardia
Difficulty concentrating and poor memory	Peripheral edema
Constipation	Delayed tendon reflex relaxation
Weight gain with poor appetite	Carpal tunnel syndrome
Dyspnea	Serous cavity effusions
Hoarse voice	
Menorrhagia(later oligomenorrhea or amenorrhea)	
Paresthesia	
Impaired hearing	

(3) 전신 증상 : 피로, 무기력감, 추위에 약함(cold intolerance) 등

(4) 중추신경계 : 기억력 및 집중력이 감퇴

(5) 점액 부종, 체중 증가

① 진피(dermis)에 있는 glycosaminoglycan이 수분을 가두기 때문에 생김

② 특징적으로 눈썹 부종을 동반한 얼굴에 부종과 비함요성 전경골 부종(nonpitting pretibial edema)이 나타남

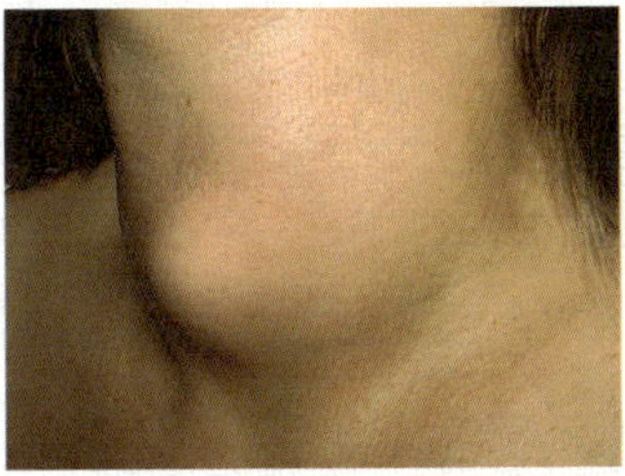

그림 3-13 Goiter

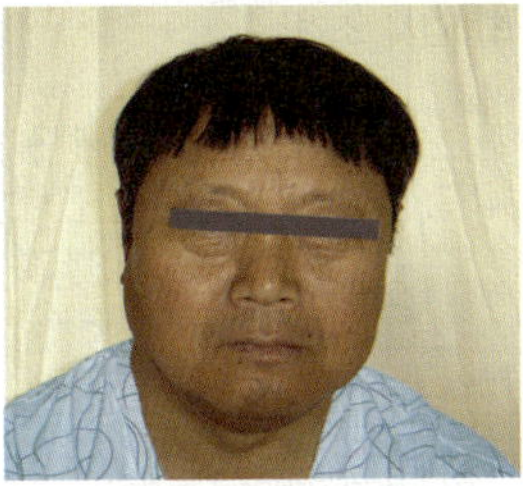

그림 3-14 Puffy face

(6) 피부 : 건조하고 거칠어짐

(7) 심혈관계

① 심근 수축력 감소로 인한 심박출량 감소와 서맥이 발생

② 말초 혈관 저항 증가 : 이완기 혈압 상승

③ 심낭삼출(Pericardial effusion) : ~30%

(8) 생식 기능

성욕감퇴, 출생률(fertility) 감소 및 유산 증가, 월경과다와 무배란

(9) GI

변비, 마비성장폐색증(paralytic ileus) 등

(10) 호흡기

① 흉막삼출(Pleural effusion), 수면무호흡(sleep apnea)

② Ventilatory drive 감소

(11) 기타

① 수근관증후군(Carpal tunnel syndrome), DTR 감소

② 쉰 목소리(Hoarse voice, 성대와 혀에 수분 축적)

③ 전도성 난청(Conduction deafness, 중이에 수분 축적)

④ 안병증(Thyroid-associated ophthalmopathy)

Graves' disease에서 흔히 보이지만 하시모토 갑상샘염에서도 5% 정도 발생한다.

여기서 잠깐 !!

- 내분비 질환답게 전신에 걸쳐 증상이 나타납니다. 너무 많아서 다 외우기는 힘들지만 Goiter와 myxedema는 꼭 외우시고 나머지 증상은 **basal metabolic rate가 떨어진 것**과 전신에 걸쳐 발생한 **fluid retention**과 관련이 있다고 생각하시면 외우기가 좀 수월할 것 같네요.

5) 검사 소견

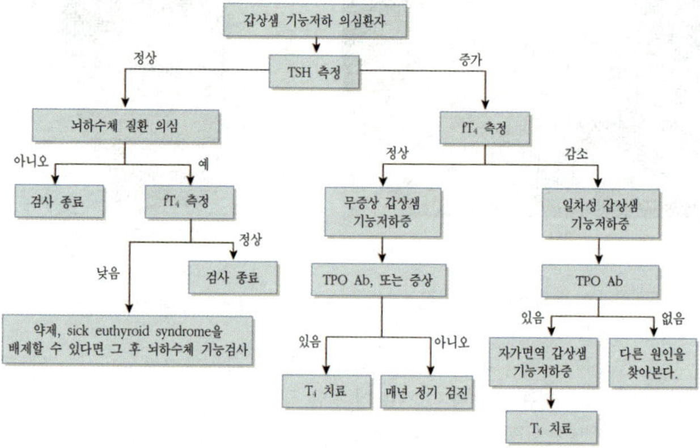

그림 3-15 갑상샘저하증 환자의 평가 알고리즘

(1) **TSH**

① **가장 중요한 검사, 선별 검사 및 치료 효과 평가에 유용**

② 정상이라면 일차성 갑상샘저하증은 배제할 수 있음

(2) 갑상샘 호르몬

① fT_4 : clinical hypothyroidism에서는 떨어져 있지만 subclinical hypothyroidism에서는 정상

② fT_3 : 25%에서는 정상($T_4 \rightarrow T_3$ 전환)으로 나와 측정하는 것이 큰 의미는 없음

(3) **갑상샘 자가항체(+)**

① **Anti-TPO antibody : 90% 이상의 환자에서 양성**

② Anti-Tg antibody : 50~70%

위의 두 항체가 하시모토 갑상샘염에서 자가 면역성을 잘 나타내는 지표이기는 하지만 직접적으로 갑상샘을 공격하지는 않음

③ TBII(대부분 TSH-R-blocking antibody) 20% 가량

가끔 TSI가 섞여 있어 갑상샘 항진증/저하증을 모두 보이는 경우가 있음

4 기타 갑상샘저하증

1) 의인성 갑상샘저하증(Iatrogenic hypothyroidism) : radioiodine 치료 후
2) 요오드 결핍 또는 과다(Iodine deficiency or excess)
   (1) Iodine deficiency : 아이들과 달리 어른에서는 극단적인 결핍이 없는 한 잘 생기지 않음
   (2) Iodine excess : 정확한 이유는 모르지만 자가면역성 갑상샘염을 가지고 있는 환자에서 호발
3) 이차성 갑상샘저하증(Secondary hypothyroidism)
   (1) 일차성 갑상샘저하증에 비해 경미함
   (2) TSH deficiency 단독으로 오는 경우는 드물고, 갑상샘 호르몬 결핍 증상이 모호해짐
   (3) **일차성 갑상샘 기능 저하증과 달리 fT_4로 치료 효과 여부를 판정**
   (4) 부신기능 저하 동반의 경우 hydrocortisone 먼저 투여해야만 함
   → T_4 먼저 투여 시 adrenal crisis 생김
4) 약물 : 아미오다론, 리튬 등
5) 갑상샘염의 경과 중 일정 시기

5 갑상샘저하증의 치료

1) 현성 갑상샘저하증(Clinical hypothyroidism)

(1) Levothyroxine(T_4)
   ① 반감기 길고 장기간 사용에 따른 부작용이 없어 널리 사용
   ② 심장 질환이 없는 60세 이하의 환자 : 50~100μg/day 하루 한번 투여한다.
   ③ 고령이나 허혈성 심질환이 있는 경우, 적은 용량부터 시작하여 서서히 증량해야 함
   ④ 용량이 과할 경우 심방세동이나 골다공증의 위험 등 갑상샘항진증 증상이 나타날 수 있음
   ⑤ 동반 호르몬 결핍을 확인하여 스테로이드 호르몬 결핍 시, 반드시 스테로이드 호르몬을 갑상샘 호르몬보다 먼저 투여해야 함
   ⑥ 일차성인 경우 TSH 레벨 및 임상소견을 관찰하면서 용량을 조절(이차성일 경우에는 fT_4)

(2) Liothyronine(T_3)

① 반감기가 짧아 하루에 3, 4회 복용해야 하며 일중 변동이 심함

② 따라서 단독 요법으로는 적당하지 않고, 단기간 투여가 권장 됨

③ 이론적으로는 T_4와 같이 쓰면 더욱 생리적(physiologic)이나 아직 연구가 더 필요

(3) TSH

① 일차성 갑상샘저하증에서 치료 효과 판정에 중요

② 정상 TSH 레벨을 목표로 함

→ 가능하면 정상범위 안에서 절반 이하로, 즉 정상범위가 0.4~4mIU/L라면 0.4~2mIU/L 사이로 함

③ TSH 레벨은 점차적으로 떨어지기 때문에 갑상샘 호르몬 보충 후 2개월 후에 측정

④ 계속 안정적인 레벨이 유지되면 1년마다, 또는 2~3년마다 검사하면 충분

(4) Self-discontinuation

① 하시모토 갑상샘염 환자는 계속적인 갑상샘의 파괴에 의한 갑상샘저하증이므로 계속적인 갑상샘 호르몬 복용이 중요

② 그러나 T_4는 며칠 복용하지 않아도 증상이 나타나지 않아서(반감기가 7일) 환자들이 병이 완치된 줄 알고 약 복용을 끊는 경우가 많음

2) 무증상 갑상샘저하증(Subclinical hypothyroidism)

(1) 치료 대상

① 증상이 없으므로 치료를 해야 하는지에 대해서는 아직도 논란이 있음

② TSH 10mIU/L 이상, 임신을 원하는 여성, 갑상샘저하증 증상이 있는 경우, TPO Ab(+), heart disease가 있는 경우에는 치료 시행함

여기서 **잠깐 !!**

• 갑상샘저하증 환자의 평가 알고리즘을 다시 한 번 보세요.

(2) 치료방법

① T_4(clinical hypothyroidism보다 적은 양으로 시작하여 점차적 증량)

② TSH의 정상화를 목표로 함

③ T_4를 복용하지 않는 모든 환자는 매년 갑상샘 기능검사를 시행

3) 점액 부종혼수(myxedema coma)

(1) 갑상샘저하증이 보상받지 못하고 있는 상태
치료받지 않은 중증 갑상샘저하증 환자에서 유발인자에 의해, 저체온증, 혼수 등이 나타나는 상태를 일컬음

(2) 유발인자
① 감염, 안정제/진통제 사용, 심근경색증, 추위에 장기간 노출 등
② 주로 치료받지 않은 노인에서 호발한다.

(3) 임상양상
① 의식혼미, 혼수, 발작
② 저체온 : 예후 관련 중요
③ 혈압↓, 심박동수↓
④ 호흡수↓, hypoventilation & 중추 반응의 둔화 → 호흡성 산증
⑤ 저나트륨혈증 & 저혈당, CK↑

(4) 치료 : 내과적 응급 상황!
① 점액부종혼수가 의심되면 검사 결과를 기다리지 않고 바로 치료 시작
② 갑상샘 호르몬
- Levothyroxine(T_4) Ⅳ(Intravenous access) or by nasogastric(NG) tube
- T_3 : myxedema coma에서는 T_4 → T_3 전환 장애가 있으므로 T_4보다 권장되지만, 용량 과다로 인한 부정맥이 생길 수 있으므로 주의요함

③ 스테로이드
- Hydrocortisone Ⅳ
- 심한 갑상샘 기능저하에는 부신 기능 장애가 동반됨

④ Supportive care
- External warming : <30℃ 이하인 경우 시행
- 저나트륨혈증 & 저혈당 교정(hypotonic saline의 사용은 금기)
- 필요하면 ventilator care(대부분 필요)

⑤ 유발인자의 교정

(5) 예후
적절한 치료에도 예후는 굉장히 나쁨

4) 갑상샘저하증 치료 시 기타 고려사항

(1) 임신

① 임신 시 갑상샘저하증은 태아 지능발달 장애를 일으킴

② 임신 전과 임신 초기에는 반드시 정상 갑상샘 상태(euthyroid state)로 있어야 함

③ 임신 중에는 TBG가 올라가므로 복용 중인 갑상샘 호르몬을 증량

(2) 고령 환자, 관상동맥 질환자는 적은 용량으로 시작해야 함

(3) 응급 수술

가능하면 정상 갑상샘 상태로 유지시킨 후 수술하는 것이 좋지만 대부분의 응급 수술은 안전함

갑상샘항진증(Thyrotoxicosis)

1 정의 및 원인

1) 정의

(1) Hyperthyroidism(갑상샘과다증)

과다한 갑상샘 호르몬의 합성 증가

(2) Thyrotoxicosis(갑상샘항진증)

갑상샘 호르몬 과다 상태로 인한 증상. Hyperthyroidism보다 더 넓은 의미

여기서 잠깐 !!

• 대부분의 thyrotoxicosis는 hyperthyroidism 때문에 생기지만 꼭 그런 것은 아니다. 특히 thyrotoxicosis without hyperthyroidism이라는 개념에 주목하자.

2) 원인

(1) 갑상샘중독증은 갑상샘항진증을 수반하는지 여부로 나눌 수 있음

(2) 그레이브스병이 가장 흔하고 그 빈도는 지역에 따라 60~80%로 다양함

(3) 한국에서는 그레이브스병이 94%, 아급성 갑상샘염이 2.8%, 산후 갑상샘염을 포함한 무통성 갑상샘염이 2.5%이고 중독성 선종은 0.5%에 불과함

표 3-4 갑상샘중독증의 분류

분류		병인론적 기전	TSH 분비	방사성 요오드 섭취율
갑상샘 기능항진증을 수반하는 경우				
TSH 과다 분비	종양성 비종양성	TSH-분비 종양 갑상샘호르몬에 대한 뇌하수체 내성	증가 증가	증가 증가
비정상 갑상샘 자극물질	그레이브스병 영양하층종양 갑상샘 자율성 중독성 선종 중독성 다결절성 갑산선종	TSH 수용체 항체 hCG 양성 종양 기능적 자율성	억제 억제 억제 억제	증가 증가 증가 증가
갑상샘 기능항진을 수반하지 않는 경우				
염증질환	아급성 갑상샘염 무통성 갑상샘염	호르몬 누출 호르몬 누출	억제 억제	감소 감소
갑상샘 이외에서 호르몬 공급	갑상샘 호르몬 과다 섭취 이소성 갑상샘의 기능항진	약, 음식 난소갑상샘종, 갑상샘 암의 기능적 전이	억제 억제	감소 감소

2 Graves' disease

1) 역학

(1) 갑상샘항진증의 대부분을 차지하는 질환

(2) 20~50대, 여성에 호발(M : F = 1 : 10)

(3) 일란성 쌍둥이에서 동시 발생률 20~30%, 이란성 쌍둥이 5% 미만

→ 다른 자가면역성 질환과 마찬가지로 환경적 요인과 유전적 요인이 복합되어 있다고 알려져 있음

2) 기전

(1) 자가면역성 병인 : **TSI(Thyroid Stimulating Immunoglobulin)**

① **Graves' disease의 직접적인 원인**

② 주로 갑상샘에서 만들어짐(일부는 골수나 림프 조직에서 만들어진다)

③ TSH-수용체를 자극함

④ 다른 원인들도 관여하기 때문에 TSI와 갑상샘 호르몬 레벨 사이에 정확한 상관관계가 있지는 않음

→ TSI가 높다고 꼭 갑상샘 호르몬 레벨이 높은 것은 아님

⑤ 태반 통과 가능 → 신생아 갑상샘중독증을 유발

여기서 잠깐 !!

• 앞에서 나온 바와 같이 TSI를 직접 재기는 어렵다. 간접적으로 thyrotoxicosis 환자에서 TBII 양성이면 TSI라고 판단하는 경우가 대부분이다.

(2) 환경요인 : 스트레스, 요오드 섭취의 갑작스런 증가, 출산 후

(3) 흡연 : ophthalmopathy와 관련하여 주 위험인자

3) 임상증상

(1) 갑상샘

① 2~3배 정도 전반적으로(diffusely) 커짐, 비대칭, 소엽성(lobular)

② 혈류량 증가로 잡음(bruit)이나 떨림(thrill)이 생길 수 있음

(2) 전신 증상

① 식욕 증가에도 불구하고 체중이 감소

② 땀이 많이 나고 추위를 덜 탐(heat intolerance)

③ 쉽게 피로해지고, 신경과민, 불안, 집중력 저하와 수면 장애가 동반됨(hyper-reactivity, nervousness, irritability)

④ 떨림(tremor)

(3) **심혈관계**

① Sinus tachycardia : 가장 흔한 심혈관계 증상. 심계항진을 동반하기도 함

② 심방세동 : 50세 이상에서 흔함

③ **심박출량의 증가, 말초혈관 저항 감소, 수축기 고혈압**

- **Bounding pulse, widened pulse pressure, aortic systolic murmur**
- **기존의 CHF나 협심증을 악화시킴**

(4) 눈

① Lid retraction, lid lag : 눈깜빡임 어려움. 교감 신경의 항진 때문에 생김

② Graves' ophthalmopathy

- Periorbital edema, 안구돌출증(proptosis), 복시(diplopia) 등을 동반함
- 심하면 각막 궤양(잘 때 눈을 못 감아서), 시신경 손상(눈 주위 근육의 압력증가로) 등으로 인해 실명할 수 있음
- 기전 : 외안근의 자가면역성 질환 동반되어 T cell에서 나온 여러 가지 cytokine에 의해 비가역적인 섬유화가 진행되고(fibroblast의 활성화), 근육 부종(glycosaminoglycan 합성 증가), 근위축이 생김

표 3-5 갑상샘항진증에서 나타나는 증상과 징후(빈도순으로 내림차순)

증상	징후
Hyperactivity, irritability, dysphoria	Tachycardia; atrial fibrillation in the elderly
Heat intolerance and sweating	Tremor
Palpitations	Goiter
Fatigue and weakness	Warm, moist skin
Weight loss with increased appetite	Muscle weakness, proximal myopathy
Diarrhea	Lid retraction or lag
Polyuria	Gynecomastia
Oligomenorrhea, loss of libido	(Graves' disease에 specific한 ophthalmopathy와 dermatopathy는 제외함)

(5) 피부

① Thyroid dermatopathy : 5% 미만의 환자에서, 발병 1년 이후 주로 생김
주로 하지의 앞면과 바깥쪽 면에 생김

② 머리가 가늘어지고 미만성 탈모(diffuse alopecia)가 증가함

③ 피부색소 이상 : 과색소침착(20~40%), 백반(1~8%)

(6) 기타

① 위장관계 운동성 항진 : 배변횟수 증가, 설사

② 생식기 : 남자는 성기능 감소, 여자는 희발월경, 무월경

③ 골흡수 촉진 : 골다공증 유발

④ Thyroid acropachy : 곤봉지(clubbing), 전체 환자의 1% 미만

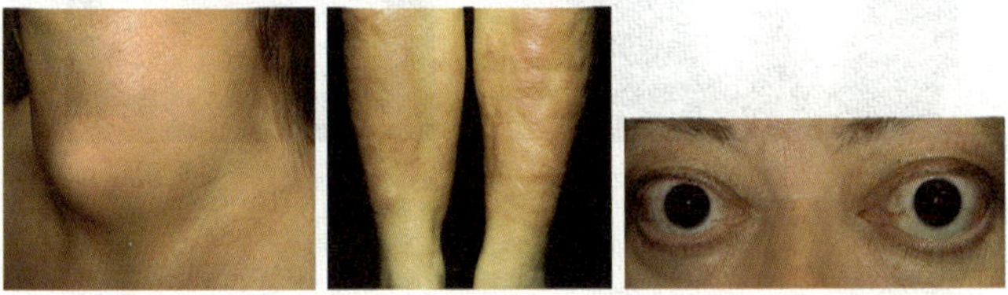

A B C

그림 3-16 Graves' disease 환자의 임상양상. **A,** diffuse goiter. **B,** Pretibial myxedema. **C,** ophthalmopathy

여기서 잠깐 !!

• 기본적으로 Graves' disease의 증상은 ophthalmopathy를 제외하고는 갑상샘 호르몬의 과다상태와 연관이 있습니다. Ophthalmopathy는 여러 cytokine에 의해 발생하므로(갑상샘 호르몬 과다로 생긴 것이 아니라) 다른 증상들과 다른 경과를 보인다. 치료도 일반적인 Graves' disease의 증상과는 다릅니다.

4) 검사 소견

(1) TSH와 갑상샘 호르몬

① TSH : 감소

② 갑상샘 호르몬

- Unbound thyroid hormone : 증가
- T_3 toxicosis : 2~5%의 환자는 T_3만 증가

(2) 자가항체

① TPO antibody : 80% 이상의 환자에서 양성, 감별진단에 유용

② TBII or TSI

- 확진에 도움이 되지만 기본 검사는 아님
- 치료에 반응하면 감소함 → 예후 및 재발 여부의 지표로 사용함

(3) 핵의학 영상(Nuclear image)

① Scan 상 크기가 커져 있으며 조영증강이 균일하게 일어남

② RAIU 증가함

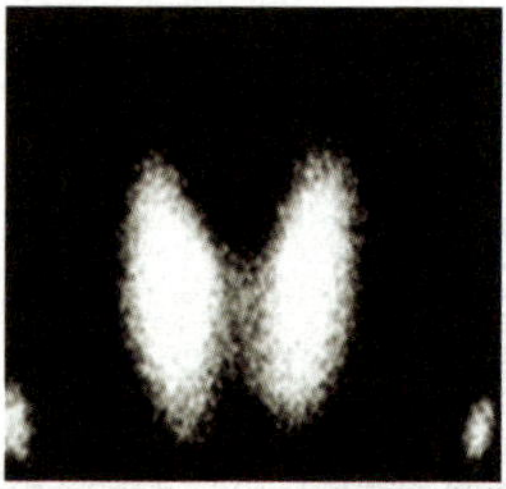

그림 3-17 정상 갑상샘 scan

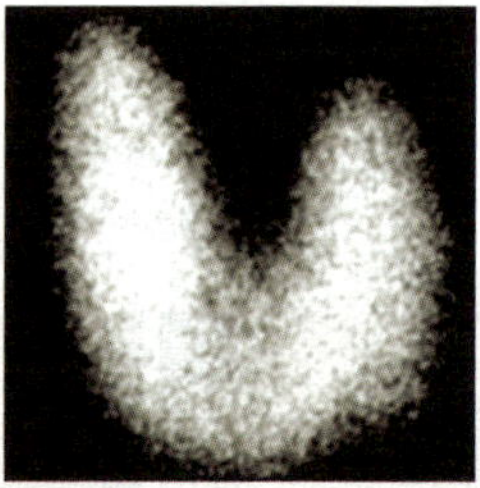

그림 3-18 Diffuse하게 uptake가 증가된 Graves' disease의 갑상샘 scan

5) 감별진단

(1) TSH와 unbound T_4를 검사하여 다른 갑상샘항진증 질환을 감별 〈그림 3-20〉

(2) 공항발작, 조증, 갈색세포종, 암과 연관된 체중감소

(3) 갑상샘항진증 환자에서 Graves' disease가 의심되는 경우는 다음과 같음

① 촉진에서 diffuse goiter가 만져짐

② Ophthalmopathy(진단 전후로 75%의 환자에서 나타난다)

③ TPO 또는 TSH-R antibody가 존재

④ 자가면역질환의 가족력, 또는 과거력이 있음

여기서 잠깐 !!

- 애매할 경우 thyroid scan이 도움이 됩니다.

6) 임상 경과

(1) 일부에서는 호전과 재발을 반복하지만 치료하지 않으면 대부분 악화

(2) 15%의 환자는 약물치료에 의한 관해 후, 자가면역 과정이 진행하여 10~15년 후 갑상샘저하증으로 진행하기도 함

(3) Ophthalmopathy는 Graves' disease의 경과와 일치하지 않음

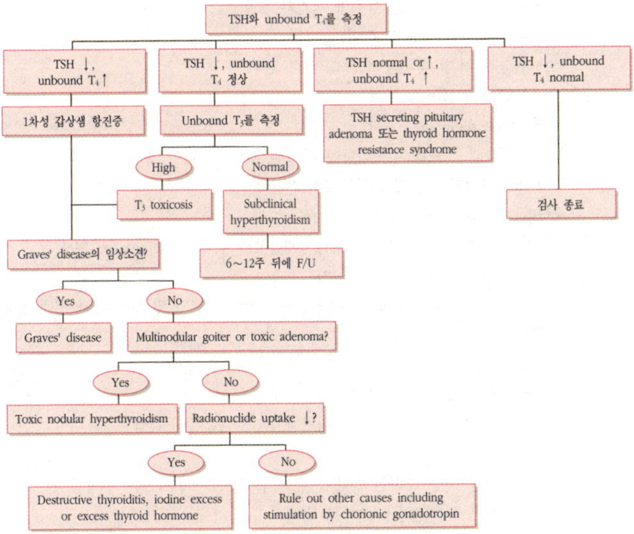

그림 3-19 갑상샘항진증의 평가 알고리즘

7) 치료

(1) **항갑상샘 제제(주로 thionamide 계열)**

Methimazole, propylthiouracil(PTU)

① 작용 기전

- TPO의 작용을 억제 → 요오드의 oxidation 및 organification 억제
- Thyroid autoantibody↓ : 아직 기전은 명확하지 않음
- PTU : 추가적으로 T_4 → T_3 전환을 억제하는 효과가 있음

② 적응증

- 경도의 갑상샘항진증
- 나이가 어리고, 갑상샘종의 크기가 작을 때
- 임산부(PTU, 최소량 투여)
- 수술 전처치, 방사선 요오드 치료 전후
- thyrotoxic crisis

③ Titration regimen

- 항갑상샘 제제를 투여하다가 갑상샘 기능항진증이 호전 시 용량을 줄임
- 18~24개월 복용해야 관해율이 최대로 올라감

④ Block-replace regimen

- Drug-induced hypothyroidism을 예방하기 위해 levothyroxine 병용 투여
- 6개월 후 최대 관해율을 보임
- 관해율이 titration regimen보다 높다고 하는 보고가 있으나 추가연구가 필요

⑤ **F/U**

- **fT_4**
  - **복용 시작 후 3~4주 후 시행**
  - 대부분의 환자는 정상이 되기까지 6~8주 정도 걸림
- TSH
  - 수개월 이상 저하된 상태가 유지되므로 초기 F/U에는 부적절
  - 관해가 유지된다면 그때는 F/U로 사용 가능

(2) 항갑상샘 제제의 부작용

① 흔한 부작용

- 발진, 두드러기, 열, 관절통, 일시적 백혈구 감소증
- 대부분 저절로 없어지며 다른 약제로 바꾸어서 다시 시작 가능

② 흔하지는 않지만 심한 부작용 : 발생하면 항갑상샘 제제 중단하고 다시 써서는 안 됨(다른 약으로 바꾸어서도 안 된다)

- 과립구감소증(**Agranulocytosis**)(<1%)
  - Granulocytes(neutrophile, basophile, eosinophile) <500/mm^3
  - 개인 특이적(Idiosyncratic)으로 갑자기 발병하기 때문에 routine WBC monitoring은 소용없음
  - **치료시작 1~3개월 이내, 전구증상(−), 고열, sore throat, mouth ulcer로 시작**
  - **용량이 많을수록, 연령이 높을수록 잘 나타남**
  - 치료 : 항갑상샘 제제를 모두 끊고, 광범위 항생제 투여, G-CSF 투여
- 간염
- SLE-like syndrome

여기서 잠깐 !!

- 항갑상샘 제제를 먹고 있는 환자가 감기라면서 목이 아프다고 하면 빨리 CBC 확인해야 합니다.

(3) **Radioactive iodine(^{131}I)**

① 작용기전

- ^{131}I에서 방출되는 β선을 이용하여 갑상샘세포를 파괴
- 갑상샘에서 iodine 동위원소 섭취가 잘 일어나게 하기 위해 methimazole은 3일 전에, PTU는 수주 전에 끊어야 함

② 부작용

- 갑상샘저하증
  - 5~10년 뒤면 대부분 발생하게 됨
  - 재발이 적고 갑상샘 저하증이 발생했을 때 thyroxine(T_4) 투여가 간편하므로 보통 euthyroidism보다는 ablation을 목표로 함
- Radiation thyroiditis : 치료 후 1~2주 사이에 발생(RAIU↓)
- 암 발생 위험도가 성인에서는 올라가지 않으며, 불임의 위험도 없음

③ **적응증**

- 중년 이후(30~35세)의 환자, 주로 노인층에서 사용
- 더 이상 아이를 원하지 않을 경우
- 항갑상샘 제제 치료 후 재발하였으나 환자의 순응도가 나쁠 경우
- **수술 후 재발**
- **수술 거부, 또는 심장, 폐질환 등 다른 중증질환이 합병되어 수술 못하는 경우 사용**

④ 절대적 금기 : 임신(치료 후 최소 6개월은 피임 권장) 중 이거나, 수유중인 경우에는 금함, 어린 소아에서도 금기

⑤ 주의 사항

- 잔류 방사선의 위험이 있으므로 치료 후 며칠간은 어린이나 산모와의 접촉을 피함
- **심한 갑상샘항진증의 경우에는** β-blocker **전처치를 반드시 시행**

여기서 잠깐 !!

- 갑상샘항진증 치료법 중 가장 효과적이며 경제적이어서 미국은 1차 치료로 쓰이나 우리나라와 유럽 등은 방사선 피폭에 대한 우려 등으로 항갑상샘 제제가 1차 치료임

(4) **β-adrenergic blocker(propranolol or atenolol)**

주로 항갑상샘 제제가 효과를 나타내기 전에 adrenergic symptom을 조절하기 위해 쓰임

① 기전

- 갑상샘에 직접적인 영향을 미치지는 않음
- β-blocker effect : 전신 증상이나 심계항진 등의 증상을 완화시킴
- 말초에서 $T_4 \rightarrow T_3$ 전환 억제

② 적응증

- Thyrotoxic crisis에서 항갑상샘 제제와 병용
- 수술 전 치료
- Radioiodine 투여 전후

③ 금기

- 임신 : 태반 통과 → fetal bradycardia 유발함
- 기관지 천식, 심각한 심혈관계 질환 등 → 자세한 내용은 순환기 부분 참조

(5) 루골 용액(**Lugol's solution, potassium iodide, KI**)

① 기전

- 산화 및 유기화(iodination of tyrosine)를 억제
- 갑상샘 호르몬 방출을 억제
- 과증식된 갑상샘의 크기와 혈관분포를 감소시킴

② 적응증

- Thyrotoxic crisis 신속한 교정을 원할 때, 신생아 thyrotoxicosis
- 수술 전 처치

③ 단점 : 결국 반동현상(rebound phenomenon)으로 갑상샘 호르몬이 증가하여 장기 치료에는 유용하지 않음

(6) 수술 : subtotal or near total thyroidectomy

갑상샘항진증 치료 중 가장 빠른 치료 효과

① 방법

- 전처치
  - 갑작스런 thyrotoxic crisis 예방을 위해 시행
  - 수술 전 약 2개월 간 항갑상샘 제제 등으로 정상기능 상태로 만들어야 하며, 수술 전 7~10일 동안 갑상샘의 **혈류량 줄이기 위해 Lugol's solution 사용함**
  - β-blocker 투여

② 적응증

- 젊은 연령에서 갑상샘종이 매우 클 때(large obstructive)
- 갑상샘암이 의심되는 결절 동반(cold nodule, toxic adenoma)
- **항갑상샘 제제 치료 후 재발하였거나, 부작용으로 투여할 수 없을 때**
- **항갑상샘 제제를 쓸 수 없고, ^{131}I 사용 거부한 경우**
- 통증, 연하곤란 등의 국소적 증상
- 임신 시 항갑상샘 제제로 갑상샘항진증을 조절하기 힘든 경우

③ 부작용

- 재발 <2%
- 갑상샘저하증(10~20%), 부갑상샘저하증
- 성대마비(recurrent laryngeal nerve), 고음발성장애(superior laryngeal nerve)

표 3-6 갑상샘항진증의 치료법 비교

치료법	장점	단점
Antithyroid drug	치료 후 갑상샘저하증은 적다.	재발 多 치료 부작용 치료 오래 걸림 고비용
Radioactive iodine	경제적 높은 완치율	치료 후 기능 저하
Surgery	신속한 효과	고비용 수술 부작용

8) 임신 시 Graves' disease 치료

(1) **항갑상샘 제제가 원칙!**

① **PTU가 선호 됨**

- PTU가 태반을 적게 통과
- T_4 → T_3 전환도 억제

② 최소한의 용량으로 조절해야 함(평상시 용량의 1/2～2/3)

③ TSI가 태반을 통과 하여 태아에 영향을 줌

④ TSI가 감소하는 임신말기(last trimester)에는 약을 끊을 수도 있음

(2) 수술 : 항갑상샘 제제로 증상이 조절되지 않으면 2nd trimester 때 시행

(3) Radioactive iodine : 임신 시 금기

9) 안병증(Ophthalmopathy)의 치료

(1) 증상이 심하지 않으면 치료가 필요치 않음(저절로 호전된다)

(2) 증상이 심한 경우

① High-dose glucocorticoid

② Medical treatment에 반응 없으면 수술(orbital decompression)을 하기도 한다.

3 갑상샘중독발증(thyrotoxic crisis, thyroid storm)

1) 정의

(1) 갑상샘항진증의 증상 악화로 인한 생명 위협 상황

(2) 몇 안 되는 내분비 응급질환. 치료해도 사망률이 30% 이상

2) 원인

(1) 수술 전의 불충분한 처치(surgical storm) : 과거
불충분한 치료로 인해 발생(medical storm) : 현재

(2) 갑상샘 관련 응급수술이나 급성질환(stroke, infection, DKA 등)에 의해 유발

3) 증상

(1) 극도의 흥분성(extreme irritability), 섬망(delirium), 혼수(coma)

(2) 고열(hyperthermia)

(3) 빠른맥(tachycardia), 부정맥(arrhythmia), 심장기능상실(cardiac failure)

(4) 오심, 구토(vomiting & diarrhea), 황달(jaundice)

4) 치료

(1) 지지요법

① 수액 공급, 전해질 불균형 교정

② 체온하강조치 : Cooling blanket, acetaminophen(aspirin은 안 됨)

(2) 치료요법

① 고용량의 PTU(methimazole보다 PTU가 더 좋음)

- $T_4 \rightarrow T_3$ 전환을 억제
- 작용시간이 빠름

② Lugol's solution

- Wolff-Chaikoff effect를 통해 갑상샘 호르몬의 생성을 막음
- PTU 투여 후 한 시간 뒤에 투여(요오드가 갑상샘 호르몬으로 변환되는 것을 막아야 하므로)

여기서 잠깐 !!

- Wolff-Chaikoff effect : 다량의 요오드를 섭취하면, organification에 장애가 생겨 갑상샘 호르몬 합성에 문제가 생기는 현상입니다.

③ β-blocker

- 주로 propranolol을 사용
- 빈맥과 다른 adrenergic Sx.을 조절하기 위해 사용
- $T_4 \rightarrow T_3$ 전환을 막는 역할도 함

④ Glucocorticoid(IV Hydrocortisone)

- $T_4 \rightarrow T_3$ 전환을 막음
- 갑상샘 호르몬 분비를 억제
- 동반된 부신기능장애를 치료

⑤ 금기

- 아스피린 : 갑상샘 호르몬의 단백 결합을 막아 유리형이 증가함
- **Radioactive iodine : 초기에 갑상샘의 파괴로 증상이 더 악화될 수 있음**

(3) 유발 인자를 찾아 교정하도록 노력

4 인공적 갑상샘중독증(Thyrotoxicosis factitia)

1) 고의로 갑상샘 제제를 먹는 경우 발생

2) 아급성갑상샘염처럼 RAIU가 떨어져 있음

3) 갑상샘 호르몬 합성이 증가한 것은 아니므로 Tg 레벨이 낮음

5 갑상샘 중독 주기적 마비(Thyrotoxic(=hypokalemic) periodic paralysis)

1) 개요

(1) 동양인 > 서양인, 남성 > 여성

(2) 가족력은 없음(있다면 familial periodic paralysis이다)

(3) 전체 thyrotoxicosis의 10%에 해당

2) 임상증상

(1) 주로 하지 근육 마비(이완성), 감각소실, 의식장애는 없음

(2) 양측성이며 상행성으로 진행(머리쪽으로)

(3) 유발 요인이 있은 후 휴식 시 발생(주로 야간)

(4) Serum K^+ 농도는 떨어져 있으나 total serum K^+는 정상

3) 유발 요인 : 저칼륨혈증 유발되는 상황

(1) 과식, 고 탄수화물 식사(∵ 인슐린 분비로 K^+이 세포내로 이동)

(2) 음주

(3) 격렬한 운동 등

4) 진단 및 치료

(1) 갑상샘 기능 검사, 혈청 전해질 검사

(2) 갑상샘항진증을 조절하면 대부분 회복됨

(3) K^+ 교정(KCl 투여)이 증상 호전에 도움이 됨

여기서 **잠깐 !!**

• 주로 문제에는 젊은 남자가 술 마시거나 운동한 후에 하지에 힘이 없어 응급실로 실려서 오는 증례로 나옵니다.

6 T_3 toxicosis

1) 대부분 fT_4만으로 thyrotoxicosis를 진단할 수 있음

2) 2~5%의 환자는 T_3 레벨만 증가

→ TSH가 낮은데 fT_4가 정상이면 fT_3로 T_3 toxicosis를 확인해야 함

여기서 **잠깐 !!**

• 갑상샘항진증 evaluation algorithm을 다시 한 번 보세요.

갑상샘염

1 급성 갑상샘염(Acute thyroiditis)

갑상샘염은 다양한 형태의 갑상샘 염증 질환을 통칭하는 것으로, 원인, 병리 및 임상소견에 따라 여러 가지로 분류하는데 일반적으로 다음 표와 같다.

표 3-7 갑상샘염의 원인

급성	아급성	만성
세균성 : Staphylococcus, Streptococcus 등 진균성 : Aspergillus, Candida 등 Radiation thyroiditis(radioablation 후) 약제 유발성(아미오다론)	바이러스성 갑상샘염(육아종성) Silent thyroiditis(postpartum thyroiditis 포함) 결핵성(거대구성)	자가면역성 갑상샘염 Riedel's thyroiditis 기생충에 의한 갑상샘염 Traumatic

1) 원인

(1) 세균 감염이 대부분

(2) 정상적으로는 감염이 되지 않으나 기저 질환이 있는 상태에서 주로 발생

2) 증상

(1) 갑상샘 동통, 압통 → 목과 귀로 방사통

(2) (화농성의 경우)갑상샘 열감, 주변 피부 발적, 일측성의 물렁농양 형성, 발열, 연하곤란

(3) 백혈구 수 증가, 좌방 이동

(4) 갑상샘 기능 대부분 정상이나 일부에서 여포세포의 파괴로 약간 상승 가능

3) 진단 및 치료

(1) 세침흡인을 시행하여 화농성 물질을 확인할 수 있으나 우선 항생제 투여

(2) 농양은 수술적 배액

(3) 대부분 후유증 없이 회복, 염증이 광범위한 경우 갑상샘저하증 유발 가능

(4) 젊은 환자에서 반복적으로 급성 갑상샘염이 생기는 경우에는 갑상설관이나 갑상샘과 주위 조직의 누관이 있는가를 찾아봐야 함

2 아급성갑상샘염(Subacute thyroiditis)

1) 원인 및 특징

(1) 동의어 : de Quervain's thyroiditis, granulomatous thyroiditis(육아종갑상샘염), viral thyroiditis

(2) 원인

① 여러 가지 바이러스 → 치료에 도움 안 되기 때문에 배양검사 필요 없음

② Subacute onset : 주로 감기 1~3주 후

(3) 특징

① 주로 30~50대 여성에서 호발

② 뒤에 나오는 painless thyroiditis와 함께 **대표적인 'thyrotoxicosis without hyperthyroidism' 질환**

③ 재발은 드물지만 한쪽 엽에서 다른 쪽 엽으로 이동 가능(creeping)

꼭 알아둡시다!!

Thyrotoxicosis without hyperthyroidism

- 주로 갑상샘의 파괴나 갑상샘 호르몬 섭취로 인해 발생한다.
  - Subacute thyroiditis
  - Silent thyroiditis
  - 기타 갑상샘 조직의 파괴 : 아미오다론, 방사선 등
  - Thyrotoxicosis factitia

2) 병인

염증 세포 침착으로 정상적인 소포 구조가 파괴되고 갑상샘 호르몬과 Tg 방출

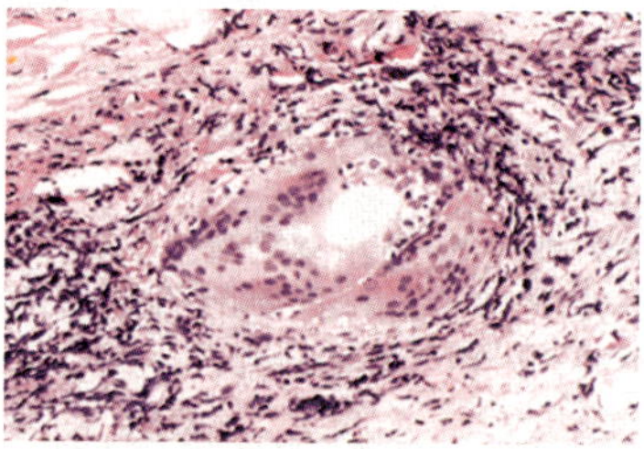

그림 3-20 아급성갑상샘염의 조직 소견. 정상적인 소포 구조가 파괴되고 염증세포가 침윤되며 multinucleated giant cell로 구성된 granuloma가 보인다.

3) 임상양상

갑상샘 기능에 따라 갑상샘중독 급성기, 갑상샘저하기, 회복기로 나눌 수 있음

(1) 갑상샘중독 급성기(Thyrotoxic phase)

① 갑상샘이 커지고 심한 통증을 호소(갑상샘 통증의 가장 흔한 원인 질환)

② 갑상샘 세포가 깨지면서 갑상샘 호르몬과 Tg이 방출. 4~10주 지속

③ 전구증상 : 발열, 위약감, 근육통(상기도 감염 증상)

④ 갑상샘중독증상 : 갑상샘항진증 증상 나타남(갑상샘 호르몬의 과다 방출)

(2) 갑상샘저하기(Hypothyroid phase)

① 저장된 갑상샘 호르몬이 거의 다 방출되어 fT_4가 감소

② TSH는 약간 상승. 4~8주까지 지속

(3) 회복기(Recovery phase)

① 갑상샘 여포 재생, 콜로이드 보충. 완전 회복까지 보통 6개월 걸림

② 영구적인 갑상샘저하증으로 진행하는 경우는 적고(15%), 영구적 기능저하는 주로 자가면역성 갑상샘 질환을 가지고 있는 환자에게서 일어남

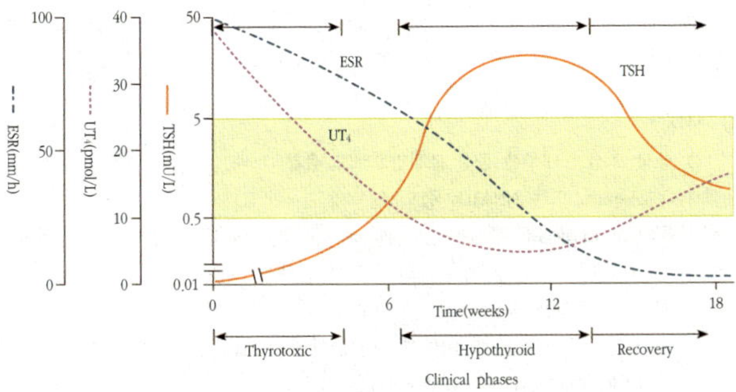

그림 3-21 Subacute thyroiditis의 임상 경과

4) 검사소견

(1) **RAIU**

① **Thyrotoxic phase에서는 거의 uptake가 보이지 않음(<5%)**

② 소포가 파괴되어 요오드를 흡수할 수도 없고 갑상샘항진증 상태이므로 TSH 레벨도 낮음

그림 3-22 Subacute thyroiditis의 RAIU. 거의 uptake가 없다.

(2) **ESR↑ : 감별진단에 중요**

(3) 갑상샘 호르몬과 TSH〈그림 3-22〉

① Thyrotoxic phase에서 갑상샘 호르몬 증가, TSH는 감소

② Hypothyroid phase에서는 반대

여기서 잠깐 !!

• 갑상샘항진증 환자에서 목의 통증, 낮은 RAIU와 ESR 증가가 나오면 망설임 없이 아급성갑상샘염임을 알아야 합니다.

5) 치료

(1) **증상 조절 : 대부분 증상 조절만으로도 충분**

① Aspirin 또는 NSAIDs 등의 진통제

② Glucocorticoid : 증상이 심하거나, aspirin이나 NSAIDs로 증상 조절이 안 될 경우

③ β-blocker : 갑상샘항진증의 증상이 심하면 사용

(2) 치료 시 주의할 점

① 항갑상샘 제제는 오히려 환자에게 해가 됨(갑상샘저하증 기간이 늘어남)

② ESR, TSH와 fT_4를 추적 관찰해야함

3 Silent thyroiditis

1) 분류 및 병인

(1) 분류 : 산발적으로 나타나는 painless thyroiditis와 postpartum thyroiditis

(2) 병인

① 갑상샘에 림프구 침윤이 현저하고, 대부분의 환자가 혈청 안에 갑상샘 자가

항체를 갖고 있음

② 많은 환자에서 자가면역성 갑상샘질환의 가족력이 있음

③ 상당수의 환자가 영구적 갑상샘기능저하증으로 이행하며, 갑상샘종이 지속되는 등 하시모토 갑상샘염의 여러 임상소견과 비슷하여 하시모토 갑상샘염의 한 변형이라고 여겨짐

④ 기존에 자가면역성 갑상샘 질환을 가지고 있는 환자에게서 임신 이후에 많이 발생

2) 임상양상

(1) 목에 통증이 없는 것을 빼면 아급성갑상샘염과 비슷한 임상 경과를 보임

(2) 갑상샘 : 커지기는 하나 통증은 없음

(3) **postpartum thyroiditis의 경우 출산 후 3～6개월에 발생함**

① 병 진행 초기(2～4주)에 thyrotoxic phase

② 4～12주 사이에는 hypothyroidism

③ 일부 환자는 영구적인 갑상샘저하증으로 진행하므로 매년 갑상샘 기능 검사를 받아야 함

3) 검사소견

(1) RAIU ↓

(2) ESR : 정상 또는 약간 증가

(3) anti-TPO antibody : 양성

(4) 갑상샘 호르몬과 TSH

Subacute thyroiditis와 같은 경과

여기서 **잠깐 !!**

- 통증이 없는 goiter, 정상 ESR, TPO antibody의 존재 여부, 상기도 감염의 병력이 없는점, 또한 장기 추적시 영구적 갑상샘저하증의 발생, 지속적인 갑상샘종과 갑상샘 자가항체의 양성률, 재발률 등이 높은 점이 아급성갑상샘염과의 감별점입니다.

4) 치료

지지 요법

(1) Thyrotoxicosis시 beta-blocker, aspirin, mild sedation 사용

(2) Steroid는 필요 없음

(3) 기능 저하가 너무 심한 경우 단기적으로 T_4 사용

표 3-8 갑상샘염의 비교

	Subacute thyroiditis	Painless thyroiditis	Graves' disease
갑상샘 통증/압통	+	−	−
이전의 URI 병력	+	−	−
출산 후 발병	−	+	−
ESR 상승	+	−/경미	−
Serum T_3, T_4	↑	↑	↑
Antithyroid Ab(anti-TPO)	−	+	+
TSH-R Ab(TSI)	−	−	+
RAIU	↓	↓	↑
조직소견	Granuloma	Lymphocyte 침윤	Lymphocyte 침윤
증상지속 기간	3개월 이내	3개월 이내	3개월 이상

4 만성 갑상샘염(Chronic thyroiditis)

자가면역성 갑상샘염이 대부분이고 하시모토 갑상샘염이 가장 흔함

5 약제 유발 갑상샘염(Drug-induced thyroiditis)

1) 갑상샘염

일부 약제(amiodarone, Li^+, IFN-α, IL-2)에서 자가면역을 증폭시키거나 또는 파괴성 갑상샘염을 초래한다고 밝혀져 있음

2) 아미오다론(amiodarone)

(1) 특징

① Class Ⅲ antiarrhythmic agent

② 전체 질량의 39%를 요오드가 차지함

③ 갑상샘 호르몬과 구조적으로 비슷

④ 지방세포에 침착되어 약을 끊어도 6개월 이상 요오드 수치가 증가되어 있음 (섭취량 증가 효과)

(2) 갑상샘 기능에 미치는 영향

① 갑상샘저하증

- Wolff-Chaikoff effect에 의해 갑상샘 기능이 약간 저하됨
- 대부분 시간이 지나면 정상으로 회복

② Amiodarone-induced thyrotoxicosis(AIT)

- Type 1 AIT : 주로 underlying Graves' disease와 관련이 있음
  요오드에 의해 갑상샘 자체에서 호르몬의 생산, 분비가 증가
  치료는 항갑상샘제, 과염소산을 사용
- Type 2 AIT : 약제에 의해 이미 저장된 호르몬의 누출로 갑상샘의 파괴가 진행됨. 치료는 다량의 당질코르티코이드 투여

여기서 **잠깐 !!**

- AIT의 경우 amiodarone을 끊어야 하지만, 보통 환자의 심장 상태 때문에 amiodarone을 끊기 힘든 경우가 있어 문제가 됩니다.

표 3-9 각종 갑상샘염의 임상상

임상상	급성 갑상샘염	아급성 갑상샘염	무통성 갑상샘염		하시모토 갑상샘염	리델 갑상샘염
			산발성	산후		
발병 연령(년)	소아 20~40	20~60	모든 연령 (30~40)	가임 연령	모든 연령 (30~50)	30~60
성비 (남자 : 여자)	1 : 1	5 : 5	2 : 1	–	8 : 1	3~4 : 1
원인	감염	바이러스	자가면역	자가면역	자가면역	모른다
병리소견	농양 형성	육아종성, 거세포	림프구 침윤	림프구 침윤	림프구 침윤, 섬유화, 배중심	심한 섬유화
갑상샘기능	대부분 정상	기능 항진, 기능 저하 또는 모두	기능 항진, 기능 저하 또는 모두	기능 항진, 기능 저하 또는 모두	기능 저하, 정상	대부분 정상
항 TPO 항체	무	무, 일과성의 저 역가	지속적인 높은 역가	지속적인 높은 역가	지속적인 높은 역가	대부분 양성
ESR	증가	증가	정상	정상	정상	정상
24시간 RAIU	정상	5% 이하	<5%	<5%	다양	정상, 감소

갑상샘종과 결절

1 갑상샘종(Goiter)

1) 정의 : Enlarged thyroid gland
2) 기전
   (1) 갑상샘 기능 저하로 인한 보상작용으로 TSH가 증가
   → TSH의 자극으로 갑상샘이 커짐
   (2) 요오드 결핍(Iodine deficiency)
   (3) 자가면역 질환(Autoimmune disease)
   Graves' disease : TSI가 TSH-R을 자극하여 갑상샘의 크기가 증가
   (4) Nodular disease : 갑상샘 세포의 비정상적인 증식

2 갑상샘 결절

1) 역학

(1) 여성, 경산부(multiparous)에서 굉장히 흔함. 그리고 나이가 들수록 더 흔함
(2) 신체검진상 소견 → 전체 성인의 약 5%에서 발견
(3) 부검에서 발견 → 전체 성인의 13~51%
(4) 대부분(95%)이 benign nodule

2) 갑상샘 결절의 분류

(1) 양성 결절
선종(adenoma), 선종양 갑상샘종(adenomatous goiter), 콜로이드성 갑상샘종(colloid goiter)과 낭종(cyst)이 있으며 갑상샘염에서도 부분적으로 섬유화되어 결절을 형성할 수 있음

(2) 악성 결절
상피성 종양으로 분화암인 유두암(papillary carcinoma), 여포암(follicular carcinoma)과 미분화암인 역형성암(anaplastic carcinoma), 칼시토닌 분비세포에서 유래된 암인 수질암(medullary carcinoma)이 있고 림프종(lymphoma), 비상피성 종양이 포함됨

3) 갑상샘 결절의 악성 위험인자

(1) 병력

① 가족력 : 수질암을 앓는 가족, MEN 2, Gardner 증후군 환자나 가족에서 갑상샘암의 빈도가 높음

② 연령은 20세 이전, 60세 이후에 암의 빈도가 높음
(사춘기 이전에 발생하는 결절의 15%가 악성(성인은 5%)임)

③ 남자에서 악성 빈도 높음

④ 두경부에 방사선 조사를 받은 경우 유두암의 빈도가 높음

(2) 임상소견

① 대부분의 갑상샘 결절, 특히 양성 결절은 특이 증상이 없음

② 다음과 같은 경우 악성을 의심

- 결절이 매우 크거나 최근에 갑자기 커진 경우
- 결절에 의한 압박 증상으로 호흡곤란과 연하곤란이 있는 경우
- 성대 마비와 목소리 변화가 있는 경우
- 결절이 주위 조직과 유착되어 고정되어 있는 경우
- 결절이 매우 딱딱하게 촉지되는 경우
- 결절과 동측에서 림프절이 촉지되는 경우

4) 갑상샘 결절의 진단

(1) 갑상샘호르몬, TSH 측정

① 악성 결절에서는 보통 갑상샘기능 정상

② TSH 낮은 경우 자율기능성 결절 확인위해 thyroid scan과 유리 T_4 측정

③ TSH 높은 경우 하시모토 갑상샘염을 감별하고, 우성 결절이 있으면 FNAB (Fine-Needle Aspiration Biopsy)을 시행함

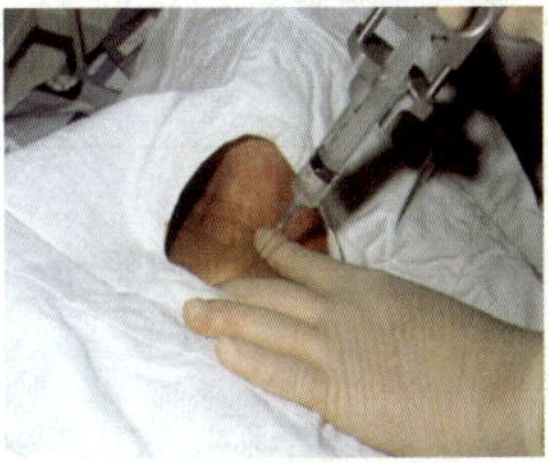

그림 3-23 Fine needle aspiration biopsy

(2) 미세침흡인 세포검사(FNAB)

① 1차 검사로 간단하고 유용

② 양성, 악성, 중간형(indeterminate, suspicious), 부적절한 검체로 판정됨

③ 예민도 83~99%, 특이도 70~90%, 위양성은 3~6%, 위음성은 1~6%

④ Follicular thyroid neoplasm의 악성여부는 주위 조직 침범으로 구별하므로 FNAB로는 양성, 악성 구별이 불가능. 따라서 follicular neoplasm이 나오면 수술해야 함

(3) 갑상샘 스캔(Thyroid scan) : 결절의 기능 여부 파악

① Cold nodule : 5~10%는 악성, FNAB 등 다른 검사가 필요

② Hot nodule : 악성인 경우는 거의 없음

여기서 잠깐 !!

• TSH와 thyroid scan을 통해 불필요한 FNAB를 줄일 수 있다.

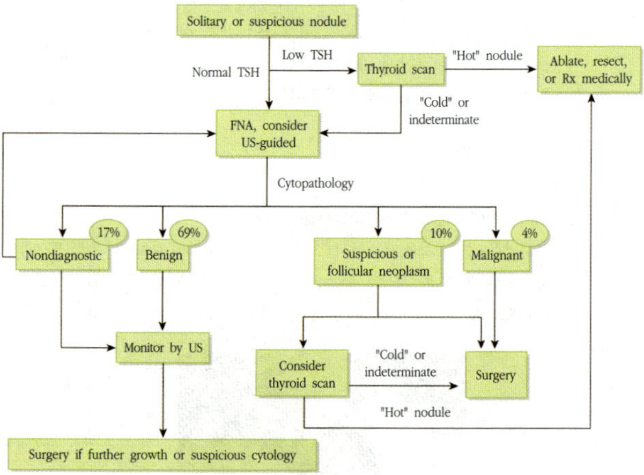

그림 3-24 갑상샘 결절의 평가 알고리즘

(4) 초음파 검사(Ultrasonography ; US)

① 위치, 크기, 개수, 갑상샘 외의 종괴 여부를 정확하게 확인

② 결절의 성질(solid or cystic, homogeneous or inhomogeneous)을 파악

③ 크기의 정확한 측정이 가능하여 F/U이 가능함

④ FNAB가 실패했을 때, 혹은 intial biopsy로 US-guided biopsy를 실시함

⑤ US에서 악성이 의심되는 경우(정확한 감별은 안됨)

→ Microcalcification, hypoechogenicity, irregular border, taller than wide, increased vascularity

3 중독성 선종(toxic adenoma, Hyperfunctioning solitary nodule)

1) 개요

(1) 자율적으로 기능하는 단일 갑상샘 결절(갑상샘항진증의 1~3% 차지)

(2) 대부분 TSH-R 또는 $G_{S\alpha}$의 활성화 변이가 원인

2) 임상양상

(1) 대부분 갑상샘 기능은 약간 항진

(2) 촉지 될 만큼 커진 갑상샘 결절로 내원

(3) Thyroid scan : 확진검사, 기능성 결절 부위만 uptake ↑, 나머지 uptake ↓

3) 치료

(1) Radioactive iodine : 40세 이상에서는 우선적으로 고려

(2) 수술적 제거

(3) US-guided ethanol ablation : 크기를 줄일 수 있음

(4) 항갑상샘 제재, β-blocker : 대증적 요법, 장기 치료에는 적합하지 않음

4 단순 갑상샘종(Diffuse nontoxic goiter, Simple goiter)

1) 개요

(1) 갑상샘항진증과 결절이 없는 갑상샘의 비대, 여자에서 흔함

(2) 주로 요오드 결핍에 의한 보상작용으로 발생하나 TSH의 상승은 거의 없음

2) 임상양상

(1) 정의에 따라 euthyroid 상태(주위 장기를 누르는 경우도 거의 없다)

(2) 갑상샘 : 대칭적으로 커지며 촉진 시 딱딱하지 않으며 통증은 없음

3) 치료 : Goiter의 크기 감소가 목적

(1) 소량의 요오드 또는 갑상샘 호르몬 투여
→ TSH 레벨을 low normal로 낮추어 갑상샘 크기를 줄임

(2) 수술 : 주로 미용 목적(cosmetic)으로 시행함

5 단순 다발성 갑상샘종(Nontoxic multinodular goiter)

1) 개요

(1) 어른의 12%에서 발견되는 흔한 소견, 여성에서 흔하며, 나이가 들수록 ↑

(2) 한 사람의 goiter에서 나타나는 nodule들은 대부분 polyclonal origin을 갖음 (nodule마다 크기, 형태 등이 하나의 갑상샘 안에서도 서로 다르다)

2) 임상양상 및 치료

(1) 정의에 따라 대부분 증상은 없음

(2) 갑상샘 초음파 : 여러 가지 크기의 결절들이 나타남

(3) 대부분 보존적 치료로 충분함

6 중독성 다발성 갑상샘종(Toxic multinodular goiter)

1) 임상양상

(1) Nontoxic multinodular goiter와 다른 점은 결절들이 자율성(autonomy)을 획득하여 갑상샘 기능이 항진되는 것(아직 자세한 기전은 모른다)
→ Mild thyrotoxicosis를 보임. 심방세동, 심계항진, 체중감소 등

(2) 주로 노인에게서 발병

2) 진단 및 치료

(1) TSH는 감소하고 T_3는 증가

(2) Thyroid scan : uptake가 증가된 결절과 나머지 부분이 불균일하게 퍼져 있음

(3) 치료가 쉽지 않아 현재 여러 가지 방법을 모색 중

① Radioiodine ablation : autonomy가 발현된 곳이 억제되면 다른 곳에서 autonomy가 발생, 새로운 결절이 나타나기도 함

② 항갑상샘 제제 : goiter 크기가 줄어들지 않을 가능성과 갑상샘 항진증의 위험이 있음

(4) Surgery : 환자 대부분이 고령이므로 모든 환자에게 적용하기 어려움

갑상샘암

꼭 알아둡시다!!

갑상샘암의 분류

- Epithelial cell origin
  - Well differentiated carcinoma
    - Papillary carcinoma 80~90%
    - Follicular carcinoma 5~10%
  - Undifferentiated carcinoma
    - Anaplastic carcinoma 1~3%
  - C cell(calcitonin-producing cell) origin
    - Medullary thyroid carcinoma <10%
- Malignant lymphoma
    - Lymphoma 1~2%
    - 기타

1 개요

가장 흔한 내분비암

1) 갑상샘암 치료의 특징

(1) **갑상샘 결절은 쉽게 만져져서 FNAB와 조기 진단이 가능**

(2) **치료 후 완전 제거 여부나 재발 여부를 판정할 수 있는 혈청 표지자가 있음**

① 유두암 & 소포암 : Tg

② 수질암 : 칼시토닌

(3) 요오드를 이용한 동위 원소들이 갑상샘에서 집중적으로 uptake 되므로 scan(^{123}I) 이나 치료(^{131}I)에 유용

2) 예후

(1) 분화가 잘 된 암

① 유두암(papillary thyroid cancer, PTC)이나 소포암(follicular thyroid cancer, FTC)

② 조기 발견이 가능하며 예후가 좋은 편

(2) 미분화암

① 역형성암(Anaplastic Thyroid Cancer, ATC)

② 예후가 가장 나쁘다.

(3) 나쁜 예후 인자 : 고령(>65세), male sex

(4) 기타 위험 인자 : 어렸을 때 두경부 방사선 조사력, large nodule(>4cm)
국소 종양 고정 또는 림프절로의 침습, 전이 발생

2 유두암(papillary thyroid cancer)

1) 역학

(1) 가장 흔한 갑상샘암

(2) 여자가 2~3배 많고, 20~40세 사이에 많이 발병

2) 조직 소견

(1) Psammoma body(laminated calcified clumps)

(2) Large nucleoli in cleaved nuclei(Orphan-Annie's eye)

(3) 대개 papillary 구조를 갖음

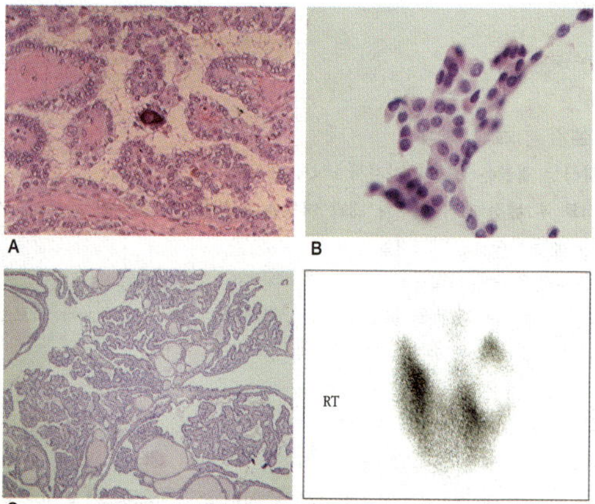

그림 3-25 유두암의 조직소견. A, 사진 중앙에 붉은색의 psammoma body. **B,** FNAB. **C,** 저배율에서 papillary projection하는 모습이 보인다. **D,** thyroid scan. cold nodule

3) 임상양상 및 예후

(1) 혈행성 전이도 가능하지만 주로 림프절을 따라 전이됨(특히 경부 림프절)

(2) **주로 초기(stage Ⅰ or Ⅱ)에 발견되며 따라서 예후도 좋음**

(3) F/U : serum Tg, iodine scan

(4) 10년 생존률이 90~98%

3 여포암(follicular thyroid cancer)

1) 역학

(1) 요오드 결핍지역에 빈도 높음

(2) PTC보다 발병 연령이 조금 높음

2) 조직 소견

(1) Follicular neoplasm의 악성여부는 세포 모양이 비슷하기 때문에 혈관이나 신경, 주위 장기 침범 여부로 판단

(2) FNAB로는 follicular adenoma와 감별이 안 됨
→ follicular neoplasm이 나오면 수술이 필요

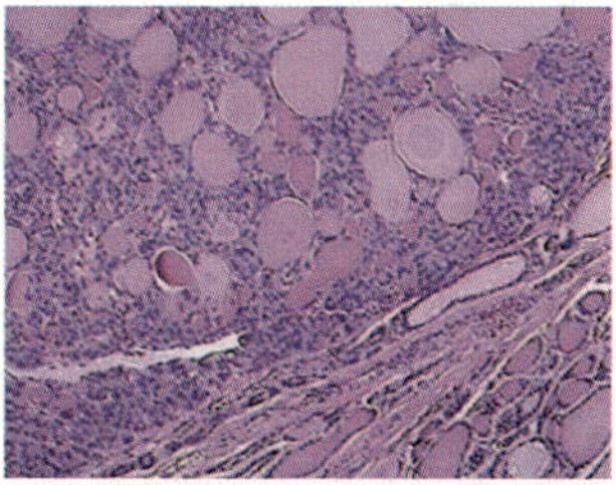

그림 3-26 **갑상샘 소포암.** Follicular neoplasm이 혈관 및 주위 장기를 침범하고 있다.

3) 임상양상 및 예후

(1) 원격 전이 : 주로 혈행성 전파(lung, bone, brain metastasis)

(2) Stage Ⅳ로 진행된 후 발견되는 경우가 많아 PTC보다는 예후가 안 좋음

4 분화가 잘 된 갑상샘암의 치료(PTC & FTC)

1) 수술 : total or near-total thyroidectomy

(1) 분화가 잘 된 갑상샘암은 꼭 수술을 통해 제거해야 함
- ① 원발 병소를 제거한다.
- ② 반대편 엽(lobe)에 추가 병변이 있는 경우가 많음
- ③ 정확한 조직학적 진단과 병기 설정이 가능
- ④ 림프절 전이 여부 확인 및 제거

(2) Near-total thyroidectomy의 특징
- ① Tg과 갑상샘 scan으로 F/U이 가능
- ② 수술 후 radioiodine 치료가 더욱 효과적이게 됨
- ③ 정상조직이 남아 있다면 Tg이 계속 분비되고 F/U scan에 영향을 미쳐 F/U이 어려움
- ④ 부갑상샘저하증과 recurrent laryngeal nerve 손상은 좀 더 많음

(3) 수술 후 radioablation : 남아 있는 병변을 제거하는 데 효과적

(4) F/U
- ① Serum Tg
- ② Iodine scan

여기서 잠깐 !!

- 대부분의 환자에게 lobectomy보다는 near-total thyroidectomy가 선호된다.

2) TSH 억제 요법

(1) 기전
- ① 대부분의 갑상샘암은 TSH에 반응하여 증식함
- ② Levothyroxine(T_4)를 이용하여 TSH를 억제시킴

(2) 부작용 및 F/U
- ① 부작용 : 갑상샘항진증 증상들(심방세동, 골다공증, 불안감 등)
- ② F/U은 fT_4를 이용

3) Radioablation

(1) 기전
- ① 분화가 잘 된 갑상샘암이(NIS를 통해) 요오드를 uptake하는 성질이 남아 있는 것을 이용

② 이런 성질은 TSH에 의해 자극이 되며 따라서 TSH-R의 발현을 촉진시킬 필요가 있음

(2) 적응증

① FTC 환자 모두

② PTC 환자 중 stage I이면서 크기가 2cm 미만인 환자를 제외하고 모두(PTC 환자 중 stage I이면서 1 크기가 2cm 미만인 환자는 recurrence rate가 낮아서 추가적인 radioablation의 이득이 없음)

(3) 치료

① ^{131}I을 이용한다.

② 정상 조직이 가능하면 적어야 하며 TSH-R가 많아야 더욱 효과적임(near-total thyroidectomy를 시행해야 함)

③ Protocol(TSH-R의 발현을 촉진시키는 방법)

- 수술 후 몇 주간 liothyronine(T_3)을 복용
- T_3를 끊고 TSH가 상승하기를 기다림(약 3~4주)
- TSH가 상승하면 ^{131}I scan을 실시(3~5mCi), 남아 있는 조직 양을 파악
- ^{131}I의 양을 정한 후(50~100mCi) ablation을 시행

④ Recombinant human TSH(rhTSH)

- 인위적으로 TSH를 상승시키기 위해 사용
- T_3를 끊고 기다리는 동안 나타나는 갑상샘저하증을 막을 수 있음
- 남아 있는 조직이 많아 TSH 상승이 어려운 경우 유용
- TSH 올라가면 radioablation 시행

(4) F/U

① Serum Tg : 증가 시 재발이나 전이를 의미함

② 갑상샘 초음파 검사 : Radioactive iodine 치료가 완료된 환자에서 scan을 이용해서는 검사를 더 이상 할 수 없기에 초음파로 추적 관찰 함

여기서 **잠깐 !!**

- F/U에 Tg와 iodine scan이 유용한 것은 이 암들이 요오드를 흡수하고 갑상샘 호르몬을 만들어내는 것들과 관련이 있다. 따라서 미분화암이나 수질암에서는 다른 전략이 필요하다.

4) 역형성암(Anaplastic Thyroid Cancer, ATC)

(1) 나이 : 50~60대 이상에 주로 발생

(2) 미분화 또는 역분화된 형태 : Poorly differentiated & aggressive cancer

(3) 예후 매우 불량(평균 생존기간 : 갑상샘 내 국한−8개월, 원격 전이−3개월)

(4) 주위 침입이 흔하고, 압박 증세를 보이기도 함

(5) 대부분 수술 불가하고, 미분화 암이라서 radioiodine에 반응이 없음
→ 항암요법, 외부 방사선 조사로 부분적 효과 얻을 수 있음

5) 수질암(Medullary Thyroid Cancer, MTC)

(1) 80%는 산발성으로 40~50대에 호발, 20%는 가족형으로 MTC로 진단 시 MEN 2A나 2B의 가능성을 한번쯤 고민

(2) 치료

① 주된 치료는 수술(역시 radioiodine은 반응 없음)

② 재발 시 RET oncogene targeted therapy 고려

(3) 예후는 가족성 > MEN 2A > 산발성 > MEN 2B순으로 좋음

(4) F/U : calcitonin

6) 림프종(Thyroid lymphoma)

(1) 주로 하시모토 갑상샘염을 가진 환자에서 발생

(2) 조직학적으로 diffuse large-cell lymphoma가 가장 흔함

(3) 종괴의 갑작스런 크기 증가가 특징적

(4) 치료

① 항암 요법과 External radiation에 매우 반응이 좋음

② 주위 조직으로 번질 수 있기 때문에 초기 치료로 수술을 시행해서는 절대 안됨

③ 예후도 양호한 편

표 3-10 갑상샘암의 비교

	Papillary ca.	Follicular ca.	Anaplastic ca.	Medullary ca.
빈도(한국)	80~90%(여자가 3배)	5~10%	1%	1~2%
요오드 결핍 지역의 빈도	50~70%	20~30%	5%	5~10%
호발 연령	20~40세	30~50세	60세 이상 고령	Sporadic : 40대 Familial : 20대
FNA	Psammoma body & cleaved nuclei	진단 어렵다.		
사망률	5%이내/10y(예후 좋다)	10~20%/10y(중간)	98%/10y(아주 나쁘다)	50~60%/10y
주변	림프행성 전이	혈행성 전이	빨리 자라고 빨리 전이	
^{123}I uptake	+	+++	−	−
치료	원격 전이와 무관하게 대부분 total 혹은 near-total thyroidectomy ± ^{131}I ablation		Local resection + Palliative chemo	Total thyroidectomy + LN dissection

부신 질환

Adrenal disease

부신겉질은 세 가지 종류의 스테로이드 호르몬 생산에 중요한 역할을 하는 기관입니다. 하지만 성호르몬은 잠시 잊으시고 cortisol과 aldosterone에 주목하여 각 호르몬의 hyperfunction 및 hypofunction에 대해 알아보기로 합시다. 여러 가지 검사들이 특히나 여러분을 괴롭히겠지만 너무 고민하지 말고 검사의 원리를 이해하는 데 주력하시면 될 것 같습니다. 또한 부신속질에도 간략하지만 중요한 질병이 있으니 짚고 넘어갑시다.

개 요

1 해부학

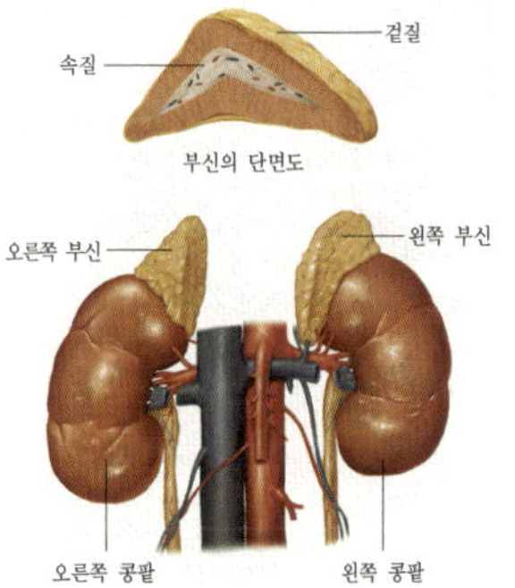

그림 4-1 오른쪽 부신은 삼각형, 왼쪽 부신은 반월형

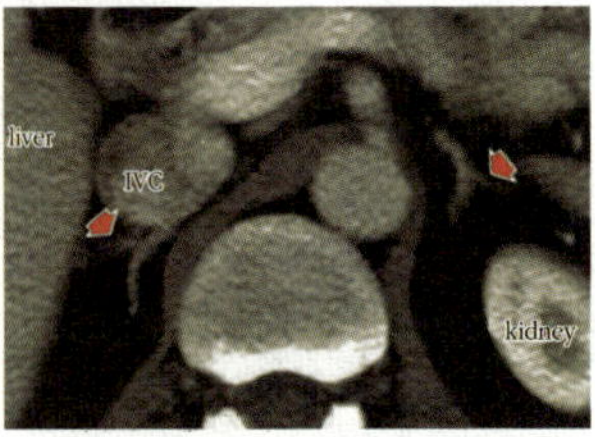

그림 4-2 정상 부신의 CT 소견. 오른쪽 부신은 간에 나오는 하대정맥(IVC) 옆에 위치한다. 대부분 선형이며 IVC로부터 가로막 각부(crus)와 간의 우엽 사이의 공간까지 후방으로 뻗는다. 왼쪽 부신은 뒤집힌 Y자 모양을 하고 있고 위(stomach)의 하방에 위치한다. 오른쪽 콩팥은 사진의 단면보다 아래에 위치한다.

1) 해부학적 구조

(1) 양쪽 콩팥 위쪽 끝에 위치

(2) 동맥 : 상, 중, 하 부신 동맥

(3) 정맥 : 좌부신정맥은 좌신정맥으로 들어가지만 우부신정맥은 직접 IVC로 들어감

2) 조직학적 구조

(1) 발생기원이 다른 겉질(간엽성)과 속질(외배엽성 신경 조직)로 구성됨

(2) 부신겉질(피질) : 조직학적으로 구분되는 세 층으로 나뉨
3가지 종류의 스테로이드 생산

① 토리층(Zona glomerulosa) → 염류코르티코이드(알도스테론)를 분비

② 다발층 & 그물층(Zona fasciculata & zona reticularis) → 당질코르티코이드(코르티솔), 부신 안드로겐(dehydroepiandrosterone)을 분비

(3) 부신속질(수질) : 에피네프린과 노르에피네프린, 도파민을 합성

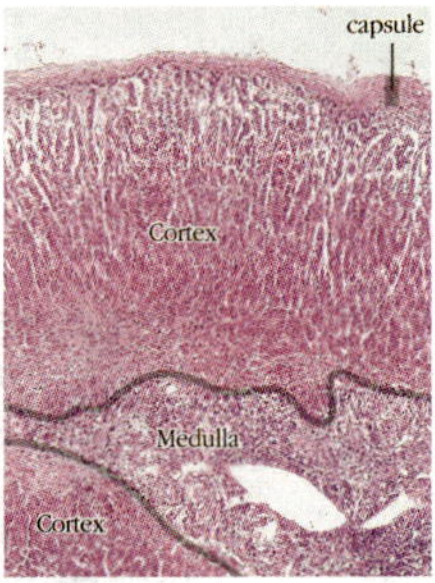

그림 4-3 부신 단면. 조직학적으로 구분되는 층으로 이루어져 있다.

04

2 생화학과 생리

1) 부신 스테로이드(Adrenal steroid) 합성

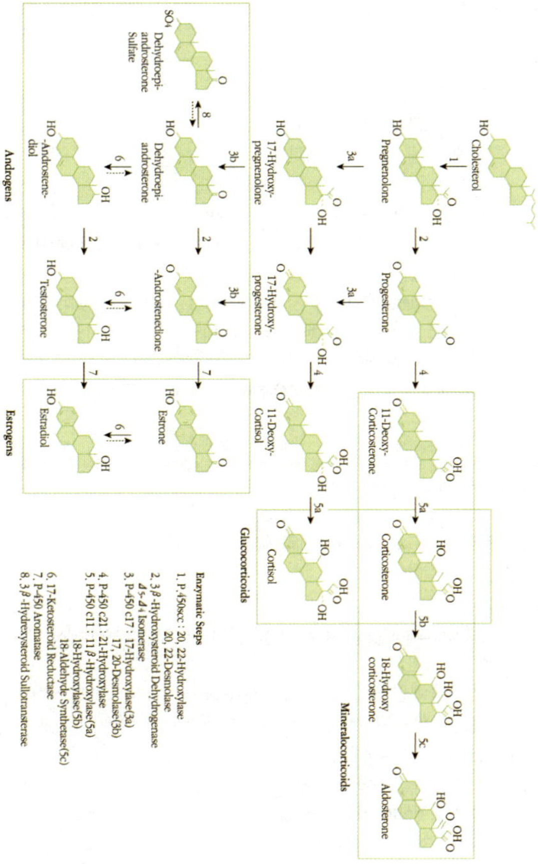

그림 4-4 Adrenal steroid 합성과정

여기서 잠깐 !!

- 〈그림 4-4〉를 전부 외울 필요는 없지만 중요 흐름은 알고 있어야 합니다. cholesterol이라는 전구물질에서 여러 가지 변화를 거쳐 최종 산물(aldosterone, cortisol, testosterone)이 만들어진다는 것을 이해해보시길 바랍니다.

2) 운반

(1) 코르티솔(Cortisol)

① 유리 코르티솔(Free cortisol)

- 생리적으로 유효한, 활성화된 형태
- 전체 혈중 코르티솔의 5~10%를 차지

② 단백질결합 코르티솔(Protein-bound cortisol)

- 코르티솔은 대부분 CBG(Cortisol Binding Globulin; transcortin)나 알부민과 결합한 상태로 존재함
- CBG : High-affinity, low-capacity(80%의 코르티솔이 결합)
- 알부민 : Low-affinity, high-capacity(10~15%의 코르티솔이 결합)

(2) 알도스테론(Aldosterone)

코르티솔에 비해 대부분이 유리상태이고 짧은 반감기를 갖음

여기서 잠깐 !!

- Cortisol 유사 합성 물질이 낮은 용량에서도 강한 효과를 나타내는 이유는 단백질 결합능이 낮기 때문에 대부분이 free form으로 존재하기 때문이다.

3) 당질코르티코이드(Glucocorticoid)의 작용

대표물질 : 코르티솔

(1) 대사

① 당대사 : 포도당(glucose)의 생산을 증가시키고, 말초에서는 사용을 감소시켜 혈당을 올림

- 간 : 단백질 분해, 당신생합성(gluconeogenesis)↑, 포도당 생산↑
- 말초 : 인슐린 저항성 증가 → 포도당 세포 내 섭취↓

② 단백대사 : 이화작용↑

- 간 : 단백질 분해하여 포도당을 합성
- 말초 : 핵산(nucleic acid) 합성 억제
- 코르티솔 과잉 시 팔 다리의 단백질 이화로 말단이 여위어 보임

③ 지질대사 : 이화작용↑↓
- 신체 부위에 따라 다른 반응을 보임
- 말초 : 지방조직량↓, 복부, 견갑골 : 지방량↑
→ 코르티솔 과잉 시 간이나 복강 내 지방 침착이 잘됨

여기서 잠깐 !!

- 당뇨에서 다시 나오지만 cortisol은 인슐린의 counterregulatory hormone으로 정반대 역할을 한다고 보면 됩니다.

(2) 골격계
① 비타민 D의 기능을 억제하여 위장관 칼슘 흡수를 억제
② 골다공증이 발생한다.

(3) 체액
세포 내로의 수분 이동 억제하고 신장에서 유리 수분 청소(Free-water clearance)를 통해 water intoxication에 대한 보호 작용을 함 → ECF volume 유지

(4) 항염증작용(Anti-inflammatory action)
① 면역－부신 축을 이용하여 면역 체계를 변화시킴
② 특히 세포매개면역(cell mediated immunity)을 억제함
③ 발열 기능이 약화됨(대식세포에서 IL-1 생산을 억제)

(5) 염류코르티코이드 작용 : 당질코르티코이드는 약간의 염류코르티코이드 작용이 있음

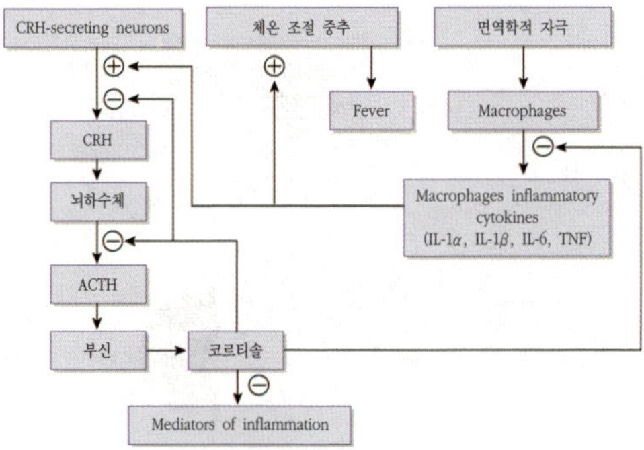

그림 4-5 면역－부신 축 immune-adrenal axis. 패혈증과 같은 스트레스 상황에서 부신호르몬 분비가 증가되고 증가된 코르티솔이 면역 반응을 억제한다.

4) 염류코르티코이드(Mineralocorticoid)의 작용 → 대표물질 : 알도스테론

(1) ECF volume을 조절

① Na^+의 재흡수가 증가하여 수분유지 역할

② 드물게 고나트륨혈증 및 고혈압 유발(순환혈액량의 증가)

(2) K^+과 H^+의 대사를 조절한다(특히 K^+).

① K^+ 분비 증가 → 칼륨 농도 저하

② H^+ 분비 증가 → 알칼리증 진행

→ 저칼륨혈성알칼리증(Hypokalemic alkalosis)이 발생함

여기서 잠깐 !!

• Escape phenomenon : aldosterone에 의한 혈장량의 증가 뒤에는 보상적 ANP↑에 따른 natriuresis 및 diuresis가 동반되어 새로운 평형을 맞추게 된다. 이런 이유로 부종이 생기지는 않는다. Hypokalemia가 동반된 고혈압 환자는 hyperaldosteronism을 생각해 봐야 한다.

5) Hypothalamus-Pituitary-Adrenal gland axis에 의한 분비조절

(1) ACTH 유리 조절 인자

① 증가 : CRH, 스트레스, coeruleus/교감신경계, AVP, 염증성 cytokine

② 감소 : Serum free cortisol 농도, 고용량 스테로이드 투여(음성되먹임)

(2) ACTH 분비 양상

① 박동성으로 분비되며, 반감기가 짧고(10분 이내) 작용이 빠름

② 일중 변동이 심해 기상 직전에 최고 농도, 취침 직전에 최저 농도

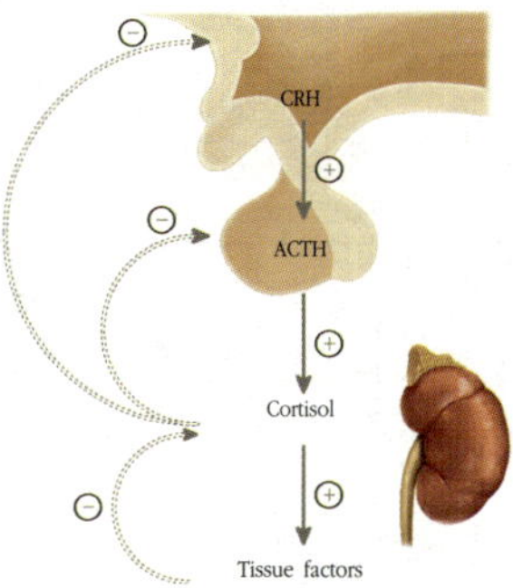

그림 4-6 코르티솔의 되먹임 기전

CRH; corticotropin-releasing hormone; ACTH; adrenocorticotropic hormone

6) Renin-Angiotensin-Aldosterone axis에 의한 분비조절

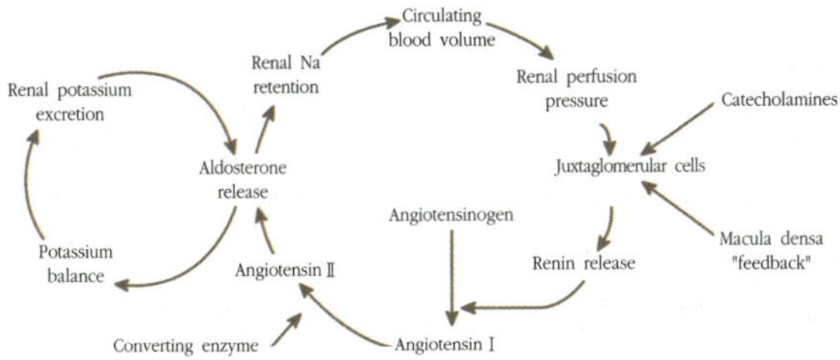

그림 4-7 Aldosterone의 분비와 조절

(1) Renin

① 신사구체 구심성 소동맥 주변의 토리곁장치(juxtaglomerular apparatus)에서 합성됨

② Angiotensinogen에 작용하여 angiotensin Ⅰ을 형성

③ 다음과 같은 경우에 renin의 분비가 증가

- 혈장량이 감소하였을 때(juxtaglomerular cell에 의해서)
- Na^+ 농도가 감소하였을 때(macula densa cell에 의해서)
- 기립 자세를 취할 때(sympathetic nerve system에 의해서)

(2) Angiotensin

① 간에서 전구체인 angiotensinogen이 합성됨

② 혈중 renin에 의해 angiotensin Ⅰ을 형성함

③ 폐혈관 내피세포에 존재하는 안지오텐신전환효소(Angiotensin Converting Enzyme ; ACE)에 의해 angiotensin Ⅱ로 전환됨

(3) Angiotensin Ⅱ의 작용

① 부신 토리대 세포의 세포막 수용체에 결합, 알도스테론의 합성을 촉진

② 소동맥 평활근 수축 → 강력한 승압제로 작용

(4) 기타

① K^+ : 위의 조절체계에 관계없이 알도스테론 분비를 직접 촉진

② ACTH, Serotonin 등도 알도스테론 분비를 자극

쿠싱 증후군(Cushing's syndrome)

1 개요

1) 정의

만성적 당질코르티코이드 및 부신 안드로겐의 과잉에 의해 나타나는 질환

여기서 잠깐 !!

- Cushing's disease(쿠싱병)는 쿠싱 증후군 중에서 pituitary ACTH overproduction에 의해 생기는 것을 지칭합니다.

2) 원인

(1) **외인성(Exogenous), 의인성(iatrogenic) 원인이 가장 흔함**
내인성(Endogenous) 원인 중에는 쿠싱증후군이 가장 흔함

(2) 부신 결절성 과증식(Adrenal nodular hyperplasia)
① 과증식의 원인이 쿠싱증후군이나 이소성 ACTH일 가능성이 높음
② 양측성인 경우가 많음

(3) 부신 신생물(Adrenal neoplasm)
① 쿠싱 증후군의 20~25%
② 주로 일측성

(4) 이소성 ACTH 분비의 경우 : 소세포폐암(SCLC), 카르시노이드(carcinoid)

표 4-1 쿠싱 증후군의 원인

ACTH-dependent Cushing's (90%)	ACTH-independent Cushing's (10%)
Cushing's disease (= ACTH-producing pituitary adenoma) : 75% Ectopic ACTH syndrome (due to ACTH secretion by bronchial or pancreatic carcinoid tumors, small-cell lung cancer, medullary thyroid carcinoma, pheochromocytoma and others) : 15%	Adrenocortical adenoma : 5~10% Adrenocortical carcinoma : 1% Rare causes (macronodular adrenal hyperplasia, primary pigmented nodular adrenal disease(micro and/or macronodular), McCune-Albright syndrome : <1%

* 전체적으로는 iatrogenic cause가 가장 많다.

2 임상양상

임상양상은 세 가지로 나눌 수 있다.

- 코르티솔 과잉에 의한 증상
- 안드로겐 과잉에 의한 증상
- ACTH 과잉에 의한 증상

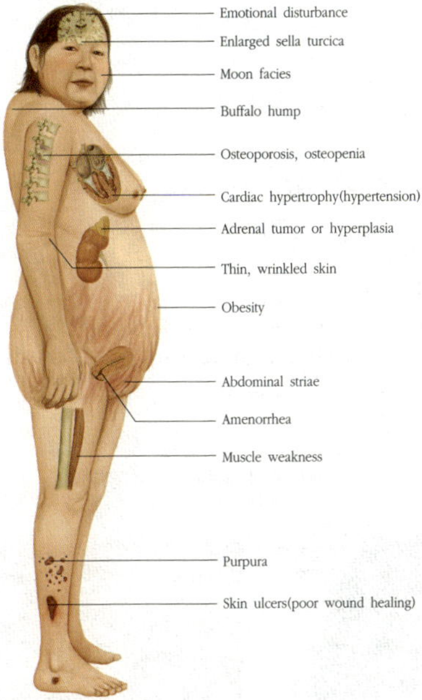

그림 4-8 쿠싱 증후군의 임상양상

표 4-2 쿠싱 증후군의 임상증상

Sign or symptom	Percent of patients	Sign or symptom	Percent of patients
Typical habitus(centripetal obesity)*	97	Amenorrhea	66
Polyuria, polydipsia	94	Broad violaceous cutaneous striae*	65
Hypertrophy of clitoris	87	Personality changes	62
Increased body weight	82	Ecchymoses*	62
Fatigability and weakness	80	Proximal myopathy*	23
Hypertension(blood pressure >150/90)	77	Edema	19
Hirsutism*	67		

* 다른 증상들보다 쿠싱 증후군에 좀 더 specific한 임상증상이다.

1) 코르티솔 과잉에 의한 증상

(1) 지방 조직 재분포

① 체중 증가

② **월상안(Moon face)**

③ **코뿔소 등(Buffalo hump)**

④ **체간 비만증(Central(truncal) obesity)**

⑤ **자주색 선조(violaceous striae)**

여기서 잠깐 !!

• 임신이나 비만 때 나타나는 선조는 자주색이 아니다. 매우 특징적이다.

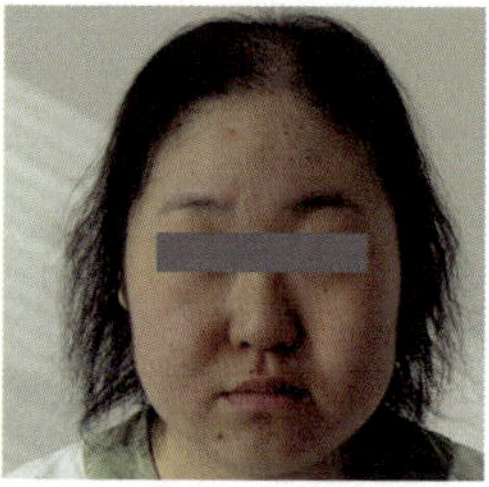

그림 4-9 Moon face

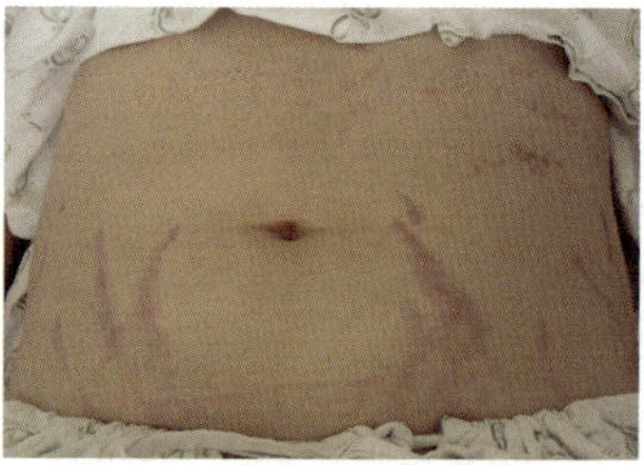

그림 4-10 자주색 선조

(2) **Catabolic effect**

① 전신적인 피곤감

② **피부가 얇아지고 쉽게 멍이 듦(easy bruising)**

③ 근위약

④ 골다공증 → 병적 골절이 증가

(3) 포도당 불내성(Glucose intolerance)

① 인슐린 저항성 증가, 포도당 신생 합성 증가

② 현성 당뇨병은 흔치 않음(<20%)

(4) 고혈압

① 코르티솔에는 일부 염류코르티코이드 효과가 있음

② 이완기 고혈압(Diastolic hypertension)이 주로 발생

(5) 정신 이상, 과민, 감정 불안정 등이 생길 수 있음

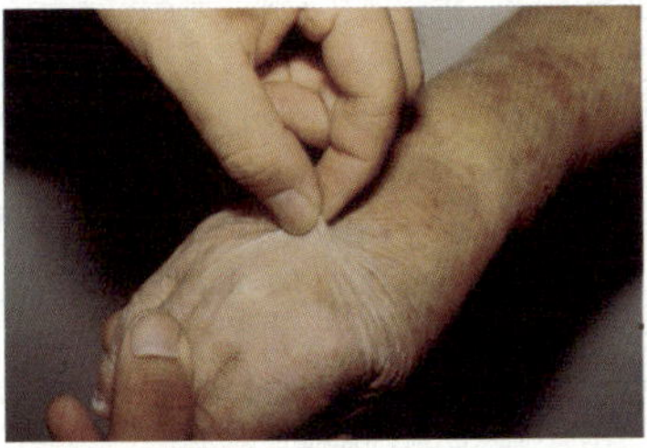

그림 4-11 **쿠싱 증후군 환자의 피부.** 피부가 얇아져 쉽게 늘어난다. 손목 위로 수많은 멍들이 보인다.

2) 안드로겐 과잉에 의한 증상

주로 여성에서 나타남

(1) 여드름, 다모증(hirsutism)

(2) menstrual dysfunction : 희발월경(Oligomenorrhea), 무월경(amenorrhea)

3) ACTH 과잉에 의한 증상

색소 과침착이 일어난다.

→ Ectopic or pituitary Cushing으로 ACTH 과다 분비인 경우에 발생하고, ACTH 과다 분비가 없는 의인성 쿠싱 증후군에서는 없음

3 진단

여기서 잠깐 !!

• 쿠싱 증후군의 검사에는 여러 가지가 있어 복잡해 보이지만 일단 크게 3가지 검사로 나눌 수 있다. 선별검사, 확진검사, 감별진단에 필요한 검사. 이 중에서 굳이 중요한 것을 고르면 선별검사와 확진검사는 꼭 알고 넘어가야 합니다.

1) 선별검사

(1) **하룻밤 1mg 덱사메타손 억제검사(Overnight dexamethasone suppression test)**

① 방법

- 1mg dexamethasone을 밤 11~12시에 투여
- 다음 날 아침 8시에 채혈, 코르티솔 레벨을 측정

② 특징

- 2μg/dL 이하이면 정상적으로 억제된 것으로 판단, 쿠싱 증후군을 완전히 배제할 수 있음
- 1mg은 너무 적은 용량으로서 정상인에서도 억제되지 않을 수도 있지만 쿠싱 증후군 환자는 절대 억제되지 않으므로 선별검사로 유용
- 5μg/dL 이상이면 강력히 의심

(2) **24시간 요중 유리 코르티솔(24hr urine free cortisol)**

① 24시간 소변을 모아 검사

② 80~120μg/day이 정상범위, 정상치 3배 이상인 경우 의심

(3) 자정 혈청 코르티솔 농도 >130nmol/L

(4) 선별검사에서 양성 소견을 보인 환자는 확진검사를 시행

2) 확진검사

(1) **저용량 덱사메타손 억제 검사(low dose dexamethasone suppression test)**

① 방법

- 6시간 간격으로 dexamethasone 0.5mg을 이틀 간 투여(총 8번, 4mg)
- 혈청 코르티솔이 2μg/dL 이하로 억제되지 않거나 urine free cortisol이 10μg/day 이하로 억제되지 않으면 쿠싱 증후군으로 확진

② 특징

- 저용량이긴 하지만 선별검사보다는 고용량을 사용
- 대부분의 쿠싱 증후군 환자는 urine free cortisol이 100μg/L 이상

여기서 **잠깐 !!**

• ACTH와 cortisol은 일중 변동이 심하기 때문에 쿠싱 증후군 진단에는 별 도움이 되지 않습니다. 다만 쿠싱 증후군 환자에서는 cortisol 레벨이 밤에도 떨어지지 않는 모습을 보입니다.

3) 감별진단

(1) **혈중 ACTH 농도 측정**

① 혈중 ACTH 농도가 높으면 코르티솔의 분비는 2차적인 것이고, 낮다면 부신 자체의 문제일 것(정상치 10~60pg/mL)

② 10pg/mL 미만이라면 부신 신생물(adrenal neoplasm)일 가능성이 높음

③ 30~150pg/mL라면 뇌하수체미세선종이나 뇌하수체-시상하부 기능이상일 가능성이 높음

④ 이소성 ACTH 분비(주로 암이거나 carcinoid)인 경우에는 대부분 200pg/mL를 넘음

⑤ ACTH 농도가 <10pg/mL라면 감별진단에 문제가 없지만 그 외의 경우에는 (③, ④) 경계가 모호하여 각 질환을 감별하는 데 문제가 있다. 따라서 또다른 감별진단이 필요하다.

(2) **고용량 덱사메타손 억제 검사(high dose dexamethasone suppression test)**

① 6시간 간격으로 dexamethasone 2mg 투여(총 8번, 16mg)

② 24hr Urine free cortisol을 측정

③ H-P-O axis가 정상이라면 코르티솔 분비가 억제되어야 함

④ 기저치의 <90%로 측정된다면 양성(specificity 100%)

⑤ 억제되어 있다면(양성이라면) 뇌하수체미세선종일 가능성이 높음

⑥ 억제되지 않는다면 H-P-O axis가 정상이 아닌 경우, 즉 뇌하수체거대선종, 이소성 ACTH or CRH 분비, 부신 신생물(adrenal neoplasm) 등을 의심해 보아야 함

(3) CRH 또는 metyrapone 자극 검사

① CRH나 metyrapone은 정상 시상하부-뇌하수체 축을 가지고 있는 사람에게서 ACTH의 분비를 증가시킴

- CRH : ACTH 분비 촉진
- Metyrapone : 코르티솔 합성 억제(by inhibiting 11β-hydroxylase) → ACTH 분비 촉진

② 이소성 ACTH or CRH 분비, 부신 신생물의 경우에는 시상하부-뇌하수체 축이 억제되어 있으므로 CRH나 metyrapone을 투여해도 반응이 없음

③ 뇌하수체 종양은 미세선종, 거대선종을 불문하고 ACTH와 스테로이드 생성이 증가함(90% 이상)

④ 위양성과 위음성이 제법 높음

표 4-3 쿠싱 증후군의 종류를 결정하기 위한 진단적 검사

Test	Pituitary macroadenoma	Pituitary microadenoma	Ectopic ACTH or CRH production	Adrenal tumor
Plasma ACTH level	↑ to ↑↑	N to ↑	↑ to ↑↑↑	↓
Percent who respond to high-dose dexamethasone	<10	95	<10	<10
Percent who respond to CRH	>90	>90	<10	<10

여기서 **잠깐 !!**

• 약간 복잡하기는 합니다만 pituitary adenoma와 그 외의 질환을 감별하는 데 주력하시고 각 검사의 원리를 이해해야 합니다. 사실 (3) 검사는 별로 중요한 것 같지 않네요.

(4) **IPSS(Inferior Petrosal Sinus Sampling)**

① 쿠싱증후군과 이소성 ACTH 분비 구분이 어려울 때 시행

② 방사선 사진(MRI 등)에서 정상 소견인 미세선종을 수술하기 전 위치확인을 위해서 시행하기도 함

③ 방법

- 한 쪽 Inferior petrosal sinus에 카테터를 위치시킴
- CRH를 주입하고 ACTH 농도를 측정(baseline, 2, 3, 5, 10분 후)
- 다른 쪽에서 같은 방법으로 다시 시행

④ 해석

- Petrosal

peripheral ACTH의 농도 비율 중에서 가장 큰 것이 3 : 1을 넘으면 뇌하수체에서 ACTH를 분비하는 종양(Cushing's disease)이 있다고 판단

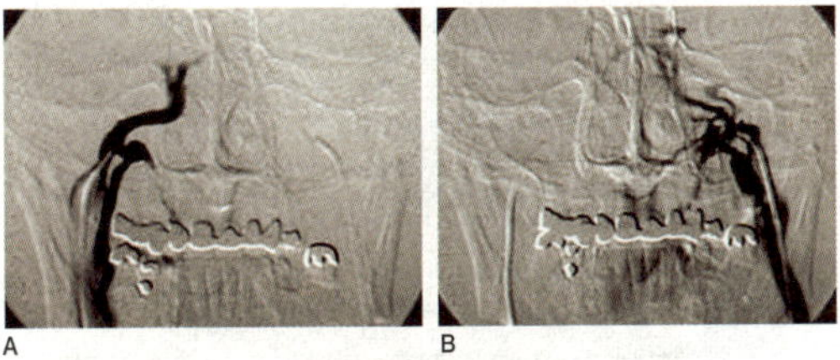

그림 4-12 IPSS

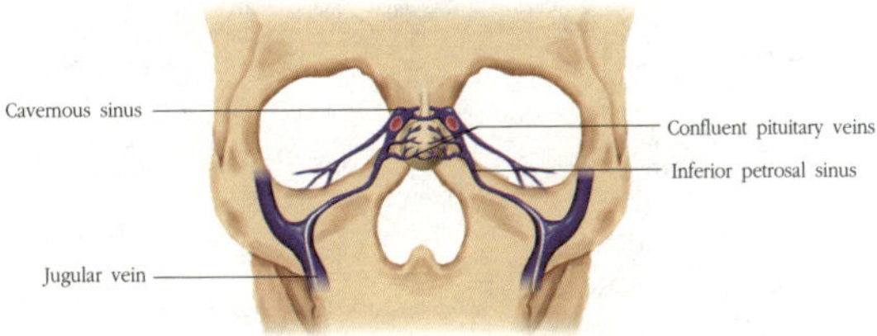

그림 4-13 IPSS 모식도

(5) Pituitary MRI

① Plasma ACTH가 높은 경우 시행

② 40%에서는 크기 작은 경우 발견되지 않을 수 있음

(6) Abdomen CT

① Plasma ACTH가 낮은 경우 시행

② 6cm을 넘으면 adenoma보다는 carcinoma를 의심해야 함

(7) Urinary 17-KS or DHEA

부신암종(Adrenal carcinoma)에서 매우 증가해 있음

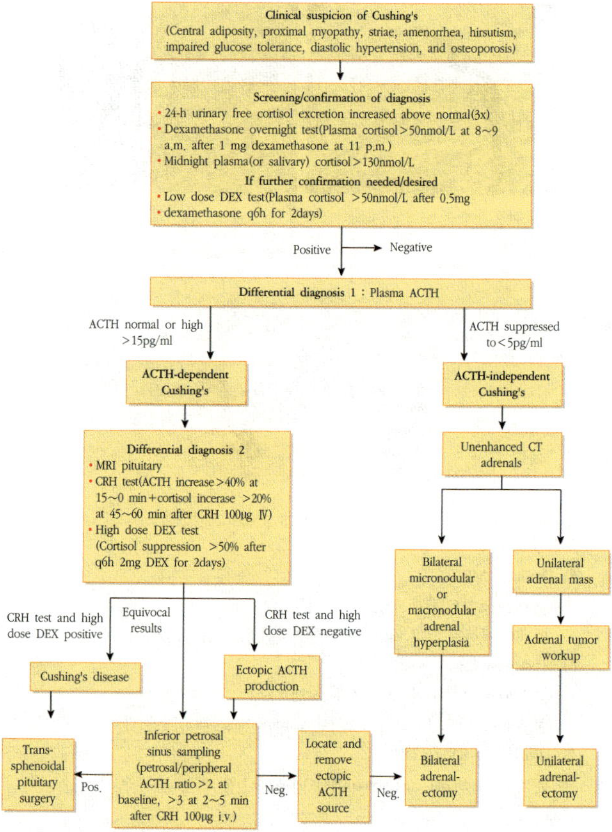

그림 4-14 쿠싱 증후군의 진단 알고리즘

여기서 잠깐!!

- Plasma ACTH 밑의 알고리즘은 좀 혼란스러울 수도 있습니다.
  - ACTH level이 높으면 pituitary adenoma나 ectopic ACTH production을 생각할 수 있습니다. 이때 pituitary MRI나 CRH test, high dose DEX test를 해보고 필요시 IPSS 통해 감별해 나가면 됩니다.
  - ACTH level이 낮은 경우는 CT를 통해 감별해 나가면 됩니다.

4 치료

1) Cushing's disease(secondary adrenal hyperplasia)

(1) **수술적 치료**

① **나비굴경유접근법(Transsphenoidal Approach) → 1차 치료**

② 양측부신절제술(Bilateral adrenalectomy)

- 100% 완치 가능
- 평생 당질코르티코이드와 염류코르티코이드를 투여 받아야 함

(2) 뇌하수체 방사선 치료 : 수술 후 재발 시 사용(1차 치료는 아님)

(3) 내과적 치료(medical adrenalectomy)

① 수술이 불가능한 경우 사용 또는 수술/방사선 요법의 보조로 사용

② Metyrapone, ketoconazole, mitotane 등

③ 장기생존율은 변하지 않음

꼭 알아둡시다!!

Nelson syndrome

- 정의 : Cushing's disease에서 bilateral adrenalectomy 후 pituitary tumor가 성장하는 질환(약 30%에서)
- 원인 : 과도한 cortisol의 negative feedback에 의해 어느 정도 suppression되고 있던 pituitary tumor가 suppression이 없어지자 갑자기 자람
- 증상 : Hyperpigmentation(by ACTH↑), hypopituitarism, headache, visual field defect
- 치료 : 예방을 위해 수술전 뇌하수체 방사선치료, 그 후 TSA & 호르몬 보충
- 예후는 좋다.

2) 부신 신생물(Adrenal neoplasm)

(1) 선종(Adenoma) → 편측부신절제술(unilateral adrenalectomy)

(2) 암종(Carcinoma)

① 완전 절제가 가능하다면 수술로 제거, 필요시 항암요법 등 사용

② 불가능하다면 medical adrenalectomy를 시행

3) 이소성 ACTH 분비종(Ectopic ACTH producing tumors)

(1) 완전 절제가 가능하다면 수술로 제거

(2) 불가능하다면 증상 조절을 목적으로 양측 부신절제술 시도

(3) 역시 증상조절로 내과적 치료 Metyrapone, ketoconazole, mitotane 사용 가능

부신기능부전(Adrenal insufficiency)

1 분류

1) 일차성 : 부신 자체의 손상으로 인한 부신겉질의 기능 저하

(1) 해부학적 파괴

① 특발성, 자가면역성, 수술적 제거, 감염(결핵, 바이러스)

② 출혈, 암의 전이

(2) 호르몬 합성 실패

① 선천성 부신 증식증(Congenital Adrenal Hyperplasia, CAH)

② 효소 억제제(metyrapone, ketoconazole)

③ 세포 독성제(mitotane)

2) 이차성 : ACTH 감소로 인한 부신겉질의 2차적인 기능 저하(1차보다 흔함)

(1) 시상하부-뇌하수체의 질환 : 뇌하수체선종, 두개인두종 등

(2) 시상하부-뇌하수체 축의 억제

① 외인성 스테로이드 → 모든 부신 기능저하증의 가장 흔한 원인

② 종양에 의한 내인성 스테로이드

2 일차성 부신기능부전(Primary adrenal insufficiency, Addison' disease)

1) 특징

(1) 계속적인 부신의 파괴로 인한 만성적 일차성 부신기능부전

(2) 90% 이상 파괴되면 증상이 발생

(3) 결핵 : 과거 Addison's disease의 가장 흔한 원인, 개발도상국에서 가장 흔함

(4) 현재는 특발성이 가장 흔한 원인(자가면역성 기전이 관여할 것으로 생각된다)

(5) 단독 자가면역 30~40%, Autoimmune polyglandular syndrome(APS) 60~70%

2) 임상양상 및 검사 소견

(1) 임상양상

① 무력감(asthenia), 위약감 : 초기에는 간헐적 → 계속적인 피로감이 나타남

② **식욕 부진, 체중감소, 오심, 구토, 설사, 복통**

③ **색소침착(hyperpigmentation)** : **ACTH가 만성적으로 높을 때 나타남**

④ 체위성(postural) 저혈압 : ≤80/50mmHg. 염류코르티코이드 부족 때문

⑤ 여성 음모, 액모 감소 : 부신 안드로겐 생성 감소로 인해

(2) 검사 소견

① 코르티솔 감소 : 평소에는 정상이라도 스트레스에 대비할 수 있는 예비능은 감소함

② ACTH 증가 : 일차성에서만 증가

③ 염류코르티코이드 작용의 감소

Na^+, HCO_3^- 감소, K^+ 증가, 탈수 증세

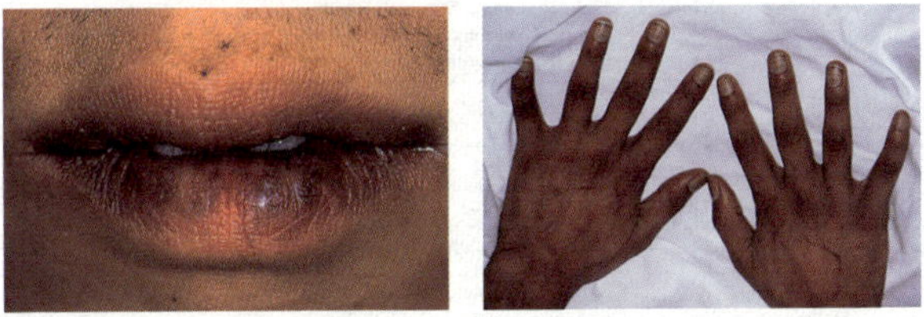

A B

그림 4-15 Hyperpigmentation. **A,** 입술. **B,** 손

3) 진단

(1) 확진검사 : **rapid ACTH stimulation test**

① 부신이 코르티솔 **분비할 능력이 있는지 알아보는 검사**

② Cosyntropin(synthetic corticotropin)을 투여 후 30~60분 후 코르티솔을 측정

③ 18μg/dL 이상이면 정상

→ 정상적인 시상하부－뇌하수체－표적장기 축(H－P－O axis)을 가지고 있어 외부 상황의 변화에 따라 코르티솔의 분비를 증가시킬 수 있다는 의미임

(2) 감별검사를 위해(일차성 vs. 이차성 부신기능부전) 알도스테론과 ACTH를 측정

(3) 알도스테론

① Rapid ACTH stimulation test에서 양성인 경우 알도스테론도 측정

② 일차성인 경우 부신 자체에 문제가 있으므로 코르티솔, 알도스테론 모두 반응이 없음

③ 이차성인 경우 알도스테론의 분비 기능이 보존되는 경우가 대부분이어서 알도스테론의 반응은 정상임

(4) 혈장 ACTH 농도

① 일차성 : ACTH 농도 250pg/mL 이상

② 이차성 : ACTH 농도 50pg/mL 미만(보통 20pg/mL 미만)

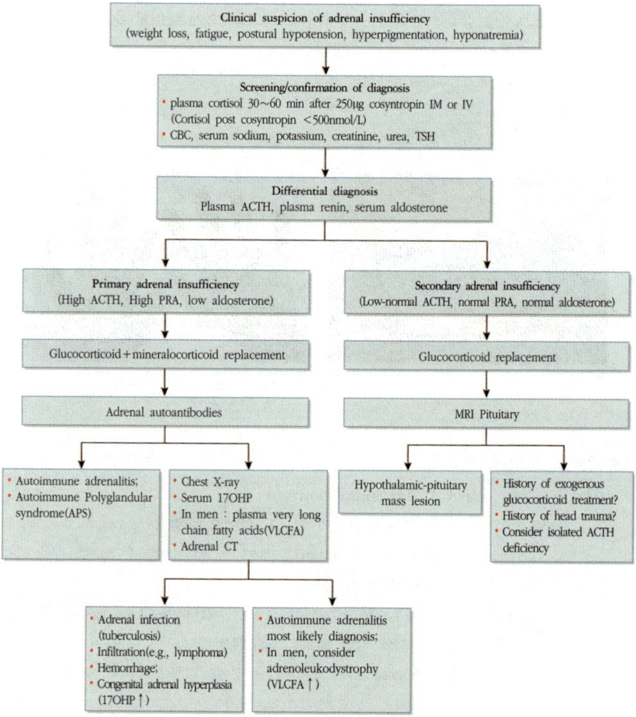

그림 4-16 Adrenal insufficiency 환자의 진단 알고리즘

4) 치료

호르몬 대체 요법 : 당질코르티코이드+염류코르티코이드+안드로겐 공급

(1) 당질코르티코이드 보충

① 보통 하루에 hydrocortisone 15~25mg을 투여

② 코르티솔의 정상 일중 변동에 맞추어 투여(2/3는 아침에, 1/3은 오후)

③ 발열이 있거나 수술 등의 스트레스가 있다면 용량을 증량시켜야 함

(2) 염류코르티코이드 보충

① 0.05~0.1mg의 fludrocortisone 추가

② 하루 코르티솔 용량이 100mg 이상인 경우는 자체 염류코르티코이드 효과로 fludrocortisone 추가할 필요 없음

(3) 안드로겐 보충(여성)

① 25~50mg DHEA 경구 투여

② 삶의 질 향상 및 골밀도 증가

3 이차성 부신기능부전(Secondary adrenal insufficiency)

1) 특징

(1) 뇌하수체의 ACTH 분비 장애로 인해 발생함

(2) Exogenous steroid에 의한 억제가 가장 흔함 → 보통 ACTH만 억제

(3) 뇌하수체저하증 → 보통 범뇌하수체저하증으로 발현됨

2) 임상증상 및 검사 소견

(1) 임상양상 및 검사 소견은 Addison's disease와 거의 비슷

(2) **차이점**

① ACTH가 오히려 부족하므로 색소 침착은 없음

② 알도스테론 분비는 정상이므로 Na^+, HCO_3^- 감소, K^+ 증가, 심한 탈수 등은 없음

(3) 장기 스테로이드 요법에 의해 발생한 경우, 쿠싱 증후군의 임상소견을 보임

(4) 범뇌하수체저하증의 경우, 다른 뇌하수체 호르몬의 결핍에 의한 증상이 있을 수 있음(PRL은 증가할 수 있음)

3) 치료

(1) 당질코르티코이드 보충

(2) 보통 염류코르티코이드 보충은 필요 없음

4 급성 부신기능부전(Acute adrenal insufficiency, adrenal crisis)

1) 원인

(1) 장기 스테로이드 투여로 부신 위축이 발생한 환자에서 갑작스러운 투약 중지(가장 흔함)

(2) 만성 부신겉질저하증+수술, 패혈증 등의 급성 스트레스 상황

(3) 양측 부신의 출혈성 파괴

2) 증상

(1) 기존 스테로이드 부족 증상의 악화

(2) 조절되지 않는 복통, 오심, 구토

(3) 심한 고열이 나거나, 혹은 전혀 열이 나지 않을 수도 있음

(4) 기면상태, 지남력 상실 → 의식 소실 → 사망

(5) 심한 탈수, 전해질 이상, 쇼크 등이 나타남

(6) 장기 스테로이드 투여 환자의 경우 염류코르티코이드의 분비는 정상이므로 탈수나 저혈압의 증상이 없을 수도 있음

3) 진단 및 검사 소견

(1) Rapid ACTH stimulation test → Addison's disease 참조

(2) **저나트륨혈증, 고칼륨혈증, 고칼슘혈증, 저혈압, 저혈당**

(3) 영상검사 : 급성에서 회복된 이후에 시행

① 복부 CT : 결핵에 의한 일차성 부신겉질저하증인 경우 부신 종대 및 석회화 존재

② 터키안 MRI : 이차성 부신겉질 저하증인 경우

4) 치료

(1) 수액 공급, 당질코르티코이드 보충, 그 외 응급환자에 대한 처치

(2) 수액 공급

① **5% glucose in normal saline(5DS)를 사용**

② 탈수가 있는 경우 적극적으로 Na^+와 수분 부족을 보충

(3) **Hydrocortisone**

① **수액과 함께 가능한 대량을 빨리 투여(200~400mg/day)**

② Bolus로 준 후 continuous infusion을 시행

③ 증상 호전 시 수일에 걸쳐 감량
④ 고용량 hydrocortisone에 의한 염류코르티코이드 효과가 있으므로 추가적인 염류코르티코이드 투여는 필요 없음

(4) 예방 및 교육
스트레스 상황에서 스테로이드의 용량을 미리 증량하도록 함
① 가벼운 스트레스(심한 감기, 설사 등)에는 용량을 2～3배로 증량
② 심한 스트레스(대수술, 심한 감염)에서는 정맥으로 대량 투여
③ 진단명과 연락처가 기록된 확인증을 착용

여기서 잠깐 !!

• Adrenal insufficiency가 있는 경우 cortisol의 공급없이 갑상샘 호르몬을 투여하면 adrenal crisis가 올 수 있습니다.

원발성 알도스테론증(Primary aldosteronism)

1 개요

1) 특징

(1) Renin-angiotensin-aldosterone system(RAA system)과 관계없이 부신피질 토리층 세포에서 부적절하게 알도스테론을 과잉 생성하는 질환
(2) 주로 알도스테론 분비선종(70%), 특발성 고알도스테론증(양측 증식증) (30%)이 원인
(3) RAA system의 활성화에 의해 알도스테론을 과잉 생성하는 질환은 이차성 알도스테론증이라고 함
(4) 전체 고혈압 환자의 5～12%를 차지

여기서 잠깐 !!

• 완치가 가능한 고혈압이므로 조기 진단이 매우 중요합니다. 고혈압 환자에서 원인없이 hypokalemia가 있다면 꼭 한번 의심해 보아야 합니다.

2) 병태생리

(1) **혈중 알도스테론의 증가**

① Na^+ 재흡수, K^+, H^+ 배설

② 이로 인해 고혈압, 저칼륨혈증, 대사성 알칼리증이 생김

③ 체액 증가로 인한 **Renin 분비 억제, 낮은 renin 활성도**

(2) 정상인에게 알도스테론을 투여하는 경우

① 처음에는 Na^+의 저류가 일어나지만 2일 후에는 Na^+ 배설 증가

② 3~5일 후에는 Na^+ 균형이 유지되어 부종은 발생하지 않음

→ 'Escape phenomenon'

2 임상 및 검사 소견

고혈압 환자에서 충분한 식이 염분 섭취를 하는 동안 저칼륨혈증을 보이면 의심

1) 심혈관계

(1) **고혈압 : 경도에서 악성고혈압까지 다양함**

① **ECF volume의 증가로 인해 이완기성 고혈압이 특징적**

② 좌심실 비대, 심부전

(2) 뇌혈관, 망막혈관, 콩팥의 구조적 손상(단백뇨, 콩팥기능상실 多)

(3) 두통

2) 검사 소견

(1) **저칼륨혈증**

경미한 원발성 알도스테론증(양측성 증식증의 경우)에서는 K^+ **low normal**

① **근육 쇠약, 마비, 피로감**

② 소변 농축력 감소 : 다뇨, 다음, 야뇨

③ EKG 변화 : U파, 심부정맥, 조기수축

(2) 대사성 알칼리증 : 잠재성 테타니(latent tetany)

(3) 저마그네슘혈증, 포도당 불내성 등

3 진단

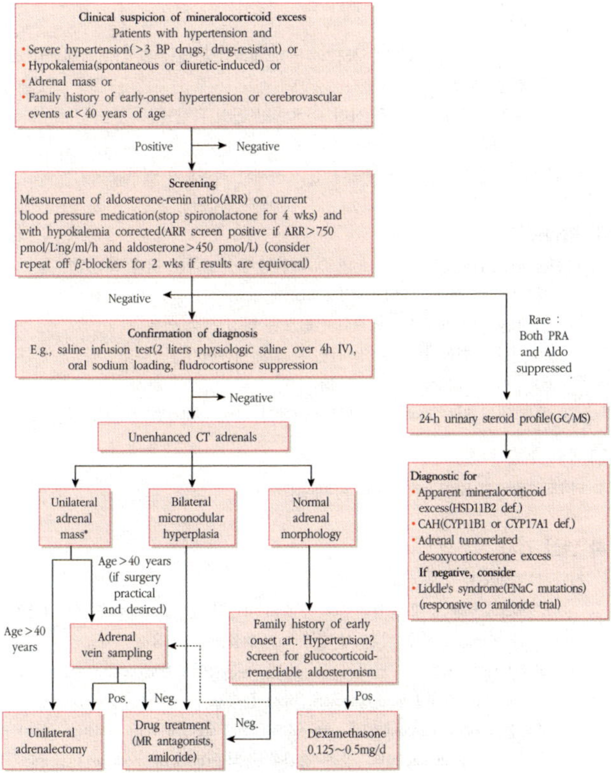

그림 4-17 Mineralocorticoid 과잉이 의심되는 고혈압 환자의 평가 알고리즘
AVS : bilateral adrenal venous sampling

1) 특징

(1) 부종이 없는 이완기성 고혈압

(2) 체액량 부족(기립자세)에 대한 부적절한 renin의 분비(분비 억제)

(3) 체액 증가 상태에서 알도스테론의 과분비

2) 선별검사

(1) 알도스테론/레닌 비[혈장 알도스테론(ng/dL)/혈장 레닌 활성도(ng/mL/hr)]

① **선별검사로 유용**

② >20~25이면 의심을 하며, >50이면 거의 확진할 수 있음

(2) 알도스테론 : 대부분 >15ng/dL, 증가된 상태임

(3) Renin : 감소된 상태가 많으나 진단 자체의 특이도가 떨어짐

3) 확진검사

확진을 위해서는 알도스테론 분비 억제에 장애가 있다는 것을 확인해야 함

(1) 생리식염수 정맥 투여(IV saline loading test)

① 혈장 알도스테론이 억제되지 않으면 확진할 수 있음

② 심한 고혈압이나 심부전이 있는 경우 시행해서는 안 됨

③ 검사 전 저칼륨혈증을 교정해야 함

(2) 밤새 누워 있은 후의 기저 알도스테론과 기립 후(4시간)의 알도스테론을 비교

여기서 **잠깐 !!**

• 그 외에도 수많은 검사들이 있지만 별로 중요하지 않습니다.

4) 영상 검사

(1) 복부 HRCT

① 알도스테론 분비 종양의 크기가 1cm 미만인 경우가 많기 때문에 일반 CT보다 유용, 검사 후 발견 시 선종으로 추정할 수 있음

② CT에서 위치가 확인되지 않는다면 부신정맥도자법(percutaneous femoral bilateral adrenal vein catheterization)이 필요

(2) 부신정맥도자법(Percutaneous femoral bilateral adrenal vein catheterization)

① 선종(보통 unilateral)과 양측 결절형 증식증(bilateral nodular hyperplasia)의 감별시 유용

② 선종 : 보통 정상인 쪽보다 알도스테론 농도가 2~3배 이상

③ 양측 결절형 증식증 : 양쪽의 알도스테론 농도가 비슷

④ 양쪽 부신에서 동시에 채혈해야 함

⑤ 코르티솔도 같이 채혈하여 false localization의 가능성을 줄임

5) 감별진단

(1) **고혈압 동반하는 이차성 알도스테론증**

① 알도스테론의 분비가 체액 결핍에 의한 이차적인 현상

② **원인 : 신혈관성 고혈압, 악성 고혈압, 레닌 생성 종양, 임신, 에스트로겐 투여, 본태성 고혈압 환자의 이뇨제(thiazide, furosemide)투여**

③ **감별점 : 레닌과 알도스테론이 둘 다 증가되어 있음**

(2) 다른 원인에 의한 염류코르티코이드 과잉상태

① 원인 : 감초(licorice, 한약) 과다복용, 리들(Liddle)증후군, 선천성 부신증식증 일부 쿠싱 증후군(특히 이소성 ACTH 분비)

② 감별점 : 레닌과 알도스테론이 둘 다 감소되어 있음

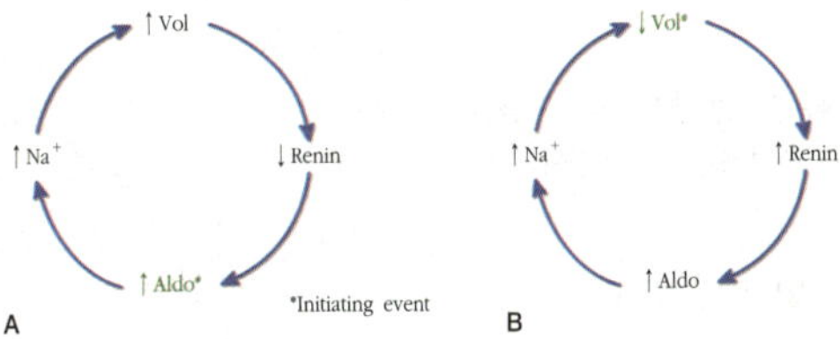

그림 4-18 일차성과 이차성 aldosteronism의 차이. **A,** Primary aldosteronism. **B,** Secondary aldosteronism

4 치료

1) 선종

(1) 대부분 수술이 선호됨 : 복강경 편측 선종절제술+수술 전 처치(약물 치료)

(2) 약물 치료

① 염분 섭취 제한

② 알도스테론 길항제(**spironolactone**)

- 수술 없이 고혈압과 저칼륨혈증 조절이 가능함
- 부작용 : **여성형유방증(gynecomastia)**, 발기부전 등

2) 특발성 양측 결절형 증식증(Idiopathic bilateral nodular hyperplasia)

(1) 주로 약물로 치료 : Spironolactone, Triamterene, Amiloride

(2) 수술은 비효과적이서 증상이 심하지 않으면 시행하지 않음

선천성 부신 과형성(Congenital Adrenal Hyperplasia)

1 개요

1) 병태생리

(1) 상염색체 열성 변이에 의한 효소 결핍으로 코르티솔 합성에 장애가 생김

① 혈중 코르티솔 농도 감소 → ACTH 생산의 증가 → 부신겉질의 증식

② 안드로겐과 염류코르티코이드는 결핍 효소에 따라 증가 또는 감소

(2) 결핍된 효소에 따라 나타나는 임상이 다르며, 진단은 전구물질의 측정, 염색체 검사, 임상양상을 종합하여 진단함

2) 역학

(1) 소아의 가장 흔한 부신 질환

(2) 다모증이 있는 여성 환자의 5~25% 차지

2 분류 및 진단

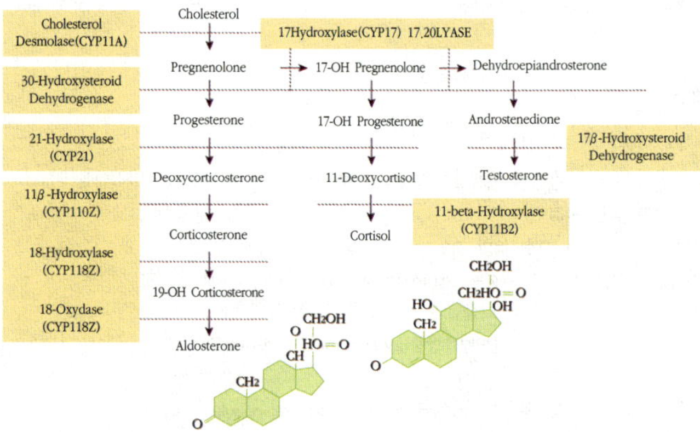

그림 4-19 **스테로이드 호르몬의 합성 과정.** 일부 호르몬 합성 경로는 효소를 공유하기 때문에 각각의 효소 결핍에 따라 다양한 양상이 나타날 수 있다.

1) 21-hydroxylase 결핍

(1) CAH 중 가장 흔한 type(95%)

① 염분소실형 : 여자에서 음핵비대, 남자에서는 근육질화, 부신결핍증, 구토 허탈, 과색소화, 저혈당, 심한 탈수 징후를 보임

② 단순 남성화형 : 여자에서는 외부생식기의 남성화, 남자에서는 근육질화, 탈수증은 없음

(2) Hormone profile

① 코르티솔↓

② 알도스테론↓(~30%) → 염분소실형

③ 테스토스테론↑ → 단순 남성화형

2) 11β-hydroxylase 결핍

(1) 코르티솔↓

(2) 11-deoxycorticosterone↑ → 염류코르티코이드 성질에 의해 염분 재흡수↑ → 고혈압, 저칼륨혈증, 알칼리증

(3) 테스토스테론↑ → 단순 남성화형

3) 17α-hydroxylase 결핍

(1) 코르티솔↓

(2) 부신 안드로겐↓

(3) 생식샘 안드로겐↓, 에스트로겐↓(∵ 생식샘에서도 같은 효소가 결핍) → 성적 미성숙, urinary LH↑/FSH↑

(4) 염류코르티코이드↑ → 저칼륨혈증 알칼리증, 고혈압

4) 3β-hydroxysteroid dehydrogenase(HSD) 결핍

(1) 코르티솔↓

(2) 염류코르티코이드↓ → 염분 소실형

(3) DHEA↑↑(약한 안드로겐 기능이 있음), 테스토스테론↓(∵ 생식샘도 같은 효소가 결핍) → 남성의 여성화, 여성의 남성화

5) 진단

(1) 각 효소에 대한 cDNA가 클로닝 되었으나 이를 진단에 이용하는 것은 실용적이지 못함

(2) 위의 대표적인 효소 결함의 임상상을 진단에 이용

(3) 각 효소의 이상이 있을 때 전구물질의 소변 농도, 혈장 농도를 진단에 이용

예 소아 소변중 DHEA 상승 → 3β-hydroxysteroid dehydrogenase 결핍

표 4-4 CAH에서 나타나는 효소 결핍 양상에 따른 androgen, mineralocorticoid의 변화

Enzyme deficiency	Androgen	Mineralocorticoid
21-Hydroxylase deficiency(가장 흔함)	↑	↓
17α-Hydroxylase deficiency	↓	↑
11β-Hydroxylase deficiency	↑	↑
3β-HSD deficiency	↑(DHEA)	↓

여기서 잠깐 !!

• 21-hydroxylase 결핍 정도만 자세히 알아두시면 될 것 같습니다.

3 치료

1) 당질코르티코이드를 공급하여 ACTH분비 억제
   (1) Prednisolone이나 hydrocortisone(영유아)
   (2) 소변중 17-ketosteroid와 혈중 DHEA로 코르티솔용량을 결정
2) 필요한 경우 염류코르티코이드를 투여
3) 탈수증 교정
4) 성기의 성형

부신우연종(Adrenal incidentaloma)

1 개요

1) 특징

(1) 다른 목적으로 시행한 복부 영상검사 상 우연히 발견된 부신의 종양

(2) 가장 먼저 고려해야 할 사항은 환자에게 암의 과거력이 있는지 확인하는 것

(3) 그 다음에는 종양이 기능성인지 비기능성인지 확인

2) 역학

전체 CT 및 부검 중 2% 이상에서 발견됨 (40대 : 1%, 70대 : 7%)

2 암과 샘종의 감별

1) 악성의 가능성 큰 경우

(1) 크기 ≥4cm

(2) 소변 중 17-KS 또는 혈중 DHEA ↑ 〈그림 4-12〉

(3) Irregular margin and inhomogeneity

(4) High attenuation value on CT(>20HU)

(5) CT contrast wash-out <40%

2) 미세침 흡입법(Fine Needle Aspiration, FNA)

(1) FNA로 전이성 암의 확진은 가능하나 부신 암과 선종의 감별은 불가능하기 때문에 전이성 암이 강력히 시사될 때에만 시행

(2) **갈색세포종이 배제되기 전까지는 절대 시행해서는 안 됨**

3 기능성과 비기능성 종양의 감별

1) 모든 환자에게서 시행해야 하는 검사

(1) 24hr 요중 메타네프린과 카테콜아민 측정

① 갈색세포종을 감별하기 위해

② 무증상인 경우 많으므로 반드시 호르몬 검사를 실시하여 확인

(2) 하룻밤 1mg 덱사메타손 억제검사(Overnight dexamethasone test)

① 전임상 쿠싱 증후군(preclinical cushing's syndrome)을 감별하기 위해 시행

② 기능성 부신 종양 중에서 코르티솔을 분비하는 경우가 가장 많음

2) 증상이 있는 경우

(1) 고혈압 환자 : 일차성 알도스테론증을 감별하기 위해 혈장 알도스테론/혈장 레닌 활성도 비를 측정

(2) 여자에서 남성화 혹은 남자에서 여성화를 보이는 환자 : 소변 중 17-KS, 혈중 DHEA 혹은 에스트로겐을 측정(부신 암의 가능성 때문에)

4 치료

1) 암(부신암 또는 전이성) 또는 기능성 종양이면 수술을 시행

2) 비기능성의 양성 샘종일 가능성이 높으면 정기적인 추적 관찰

갈색세포종(pheochromocytoma)

부신속질의 크롬친화성 세포(chromaffin cell)에서 발생한 카테콜아민 분비 종양

1 개요

1) 카테콜아민

도파민, 노르에피네프린, 에피네프린을 카테콜아민이라고 함

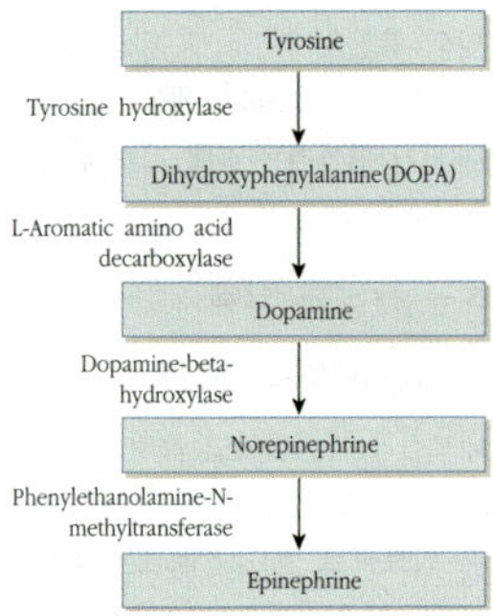

그림 4-20 Catecholamine의 합성 과정

2) Rule of 10

(1) 10%의 환자에서 양측성

(2) 10%의 환자에서 부신외에 존재(extraadrenal)

(3) 10%의 환자에서 악성

(4) 10%의 환자에서 가족성(산발성보다 더 흔하게 양측성, 부신외의 특징)

(5) 10%의 환자에서 고혈압과 관계 없음

3) 임상적 의의

(1) 수술로 완치가 가능한 고혈압

(2) 발작적인 혈압의 심한 상승과 부정맥에 의해 사망할 수 있음

(3) 10%에서는 악성 소견을 보임

(4) MEN 2A와 2B같은 유전성 질환과 연관되어 있는 경우가 있음

2 임상소견

1) 고혈압

(1) 가장 두드러진 증상

(2) **지속적 혹은 간헐적, 변동이 심하고 발작적으로 상승할 수 있음**

(3) 발작을 유발하는 인자 : 물리적인 힘, 약물, 진단을 위한 조작 등에 의해, 또는 뚜렷한 원인 없이 발생하기도 함

2) 저혈압

(1) 혈장량의 감소, blunted sympathetic reflexes의 저하에 의해 기립성 저혈압(postural hypotension)을 보임

(2) **이런 이유로 갈색세포증 환자 중 아직 진단받지 않은 환자의 경우 수술이나 외상 시 저혈압, 쇼크에 빠질 수 있음**

3) 기타 증상

(1) **전형적으로 두통, 발한, 심계항진 등의 증상을 호소함**

(2) 그 외 불안감, 떨림, 신경질, 오심, 구토, 쇠약감, 복통, 흉통, 요통, 시력장애, 손발이 차짐, 체중감소, 변비 등의 다양한 증상이 나타날 수 있음

(3) 사망 원인

① 심근경색, 뇌졸중, 부정맥, 쇼크 등

② 발작적인 카테콜아민 과다 분비에 의해서 발생

여기서 잠깐 !!

• 갈색세포종은 증상이 매우 다양합니다. 심한 증상을 나타낼 수도 있지만, 반면 몇 년간 아무런 증상 없어 종양이 커진 후에 발견되는 경우도 있습니다.

3 진단

1) 임상적 의심

(1) 매우 변동이 심한 고혈압(± 기립성 저혈압), 발작적인 혈압상승

(2) 젊은 연령의 고혈압, 임신 시 고혈압, 가족성 고혈압, MEN 등과 관련이 있는 고혈압

(3) 위에서 언급한 발작적이고 특징적인 증상과 징후를 동반하는 고혈압

2) 카테콜아민의 과잉분비

(1) 카테콜아민의 대사 과정

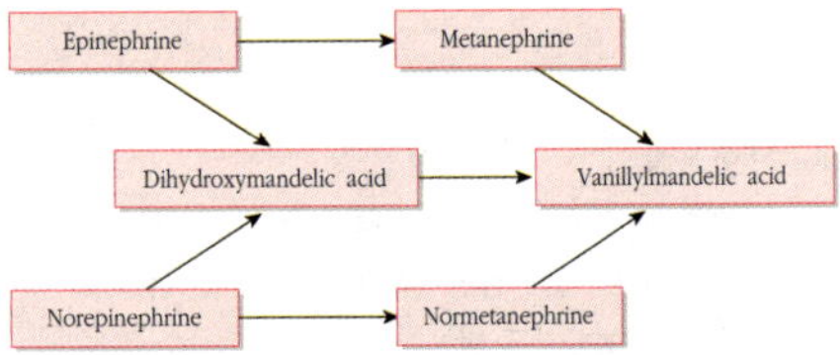

그림 4-21 Catecholamine의 metabolites

(2) **24시간 소변검사**
- ① **Vanillylmandelic acid(VMA)**
- ② **메타네프린(total or fractionated)**
- ③ 카테콜아민
- ④ 초기 검사로 유용하다.
- ⑤ 한번 검사로 확실치 않으면 반복검사를 시행

(3) 혈중 카테콜아민, 메타네프린
- ① 갈색세포종이 의심되는 환자에서 정상의 2~3배 이상 증가 시 의미가 있음
- ② 혈청 메타네프린 측정이 가장 민감하나 위양성이 많음

3) 병소 위치 확인

(1) 복부 97~98%, 흉부 1~2%, 목 <1%

(2) MIBG scintigraphy, CT, MRI

(3) Percutaneous FNA은 금기(∵ 카테콜아민이 급상승하여 adrenal crisis 유발)

4 치료

1) 약물치료

환자들 대부분이 체액 결핍이 있기 때문에 기립성저혈압을 막기 위해 충분한 수분과 염분의 공급이 필요하다.

(1) α-blocker

① **증상완화, 고혈압 치료, 발작예방**

② **Phenoxybenzamine, phentolamine, prazosin**

(2) β-blocker

① 빈맥과 부정맥 치료

② **절대로 α-blocker를 주기 전에 투여해서는 안 됨**

③ 단독으로 사용하면 β-blocker가 혈관확장을 차단하여 인해 혈압이 급격히 상승함

2) 수술

(1) 모든 환자는 수술적 치료를 고려해야 함

(2) 수술 전 처치

① α-blocker : phenoxybenzamine(수술 10~14일 전부터 투여)

② 혈압은 160/90mmHg 이하로 조절

(3) 수술 시 종양을 만지는 조작을 하면 혈압이 심하게 요동침

① 혈압이 올라간다면 nitroprusside IV가 도움이 됨

② 혈압이 떨어지면 fluid infusion을 교정

5 예후

1) 재발 : 10% 이하

2) 3/4에서는 고혈압이 완치됨

표 4-5 부신겉질 호르몬의 상대적 활성도 비교

	Biologic half life	Glucocorticoid 활성	Mineralocorticoid 활성
Hydrocortisone(short-acting)	<12 hr	1	1
Prednisolone(intermediate-acting)	12~36 hr	4	0.25
Methylprednisolone(intermediate-acting)	12~36 hr	5	<0.01
Dexamethasone(long-acting)	>48 HR	30~40	<0.01

여기서 잠깐 !!

• 흔히 쓰는 스테로이드 약제(합성)를 간단히 정리한 것입니다. 참고로 우리 몸에서 생산되는 cortisol은 glucocorticoid 작용 외에 mineralocorticoid 작용도 일부 하지만, aldosterone은 glucocorticoid 작용이 매우 약합니다.

PACIFIC
INTERNAL MEDICINE

5 Chapter

당뇨

Diabetes mellitus

당뇨는 내분비 부분에서 가장 많은 분량을 차지하는 부분입니다. 당연히 외울 것도 많습니다. 우리나라 전체 인구의 10%가량이 가지고 있는 병이니 굉장히 흔한 병이기는 하지만, 오랫동안 병원에 다니시는 환자분들도 기본적인 사항들을 몰라 제대로 관리를 못하는 경우가 많습니다. 분명 여러분 주위 친척들 중에서도 당뇨로 고생하시는 분들이 있을 테니 이것저것 물어 보실 때 하나라도 더 알려드린다는 생각으로 하나하나 차근차근 이해해 가면서 공부하면 좋을 것 같습니다.

포도당과 인슐린

당뇨(diabetes mellitus)에 들어가기 전에 포도당(glucose)과 인슐린에 대해 먼저 알아봅시다.

1 포도당

1) 포도당의 특징

(1) 생리적 상태에서 뇌의 대사활동에 필수적

(2) ATP를 효과적으로 생산

(3) 글리코겐(Glycogen)의 형태로 저장되어 있다가 해당작용(Glycolysis)을 통해 포도당으로 다시 변환

2) 식사 시

(1) 혈중 포도당 변화 : 식후 30~60분 사이에 최고치에 달하고 2시간~2시간 30분 사이가 되면 70~90mg/dL로 유지

(2) 인슐린의 작용으로 식후 고혈당이 조절됨

(3) 대부분의 포도당이 글리코겐으로 저장되거나 지방의 합성에 사용

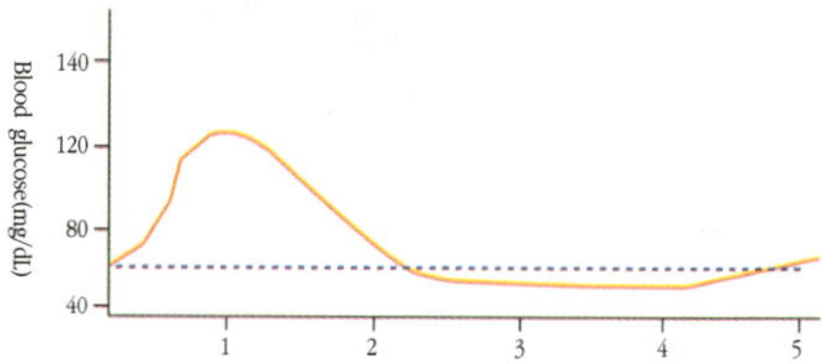

그림 5-1 식사 후 혈당의 변화

3) 공복 시

(1) 정상인에서 혈당치는 식사와 관계없이 70~110mg/dL의 좁은 범위 내로 유지

(2) 포도당의 생성

① 내인성 포도당 생성(Endogenous glucose production)

② 간내 당원분해(Hepatic glycogenolysis : glyco+geno+lysis)

- Glycogenolysis : 글리코겐(glycogen)을 분해해서 포도당을 생성
- 공복 시 간에서 글리코겐 분해가 촉진됨
- 간에 저장된 glycogen은 보통 8~12시간 분량이다.

③ 간내 포도당 신생(Hepatic gluconeogenesis : gluco+neo+genesis)

- Gluconeogenesis : 포도당(glucose)을 새로 만드는 것
- 글리코겐이 고갈되면 간(major)과 콩팥(minor)에서 다른 전구체들을 통해 포도당을 새로 생성
- 근육 조직 : lactate, pyruvate와 alanine 등의 아미노산을 전구체로 제공
- 지방 조직 : 중성지방(triglyceride, TG)이 FFA(free fatty acid)와 glycerol로 분해되어 전구체로 이용됨

여기서 **잠깐 !!**

- 앞으로 'hepatic glucose production'이라는 말이 자주 나오는데 이것은 hepatic glycogenolysis와 gluconeogenesis를 합친 개념입니다.

(3) 에너지원 대체

① 근육과 지방 조직의 포도당 흡수 감소 → FFA로 연료를 대체

② 뇌가 사용하는 에너지의 많은 부분을 포도당이 아닌 케톤체(ketone body)로 충당

(4) 호르몬의 변화

① 인슐린 레벨의 감소(가장 중요한 역할을 함)

- Hepatic glycogenolysis와 gluconeogenesis의 증가
- 말초 조직에서 포도당 이용의 감소

② 길항작용 호르몬(Counterregulatory hormone)

- 인슐린에 길항하는 호르몬 군
- 작용 : glycogenolysis ↑, gluconeogenesis ↑, glucose 사용 ↓
- Glucagon, epinephrine, cortisol, GH(Growth Hormone)

2 인슐린(Insulin)

1) 합성

(1) 이자섬(Pancreatic islet)의 β-cell에서 프리프로인슐린(preproinsulin)을 합성

(2) Preproinsulin의 일부가 떨어져 나가고 A chain과 B chain이 디설피드(disulfide) 결합으로 연결되어 프로인슐린(proinsulin)이 됨

(3) Proinsulin에서 C-펩티드가 떨어져 나가고 비로소 인슐린이 만들어짐

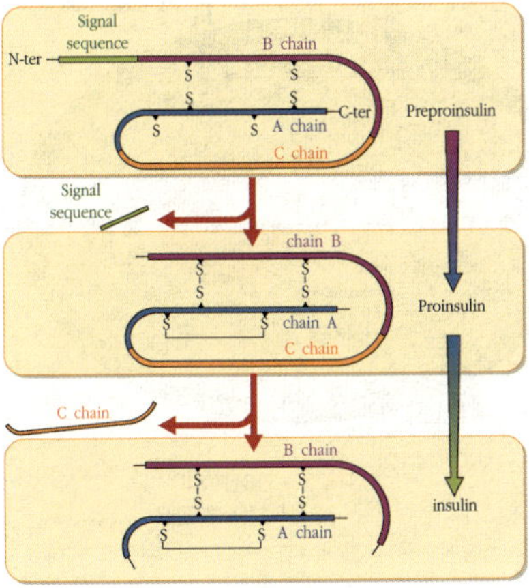

그림 5-2 인슐린의 합성 과정

(4) 인슐린과 C-펩티드는 β-cell의 분비과립(secretory granule)에 같이 저장되어 있다가 같이 분비됨

(5) C-펩티드(Connecting-peptide)

① 체내에서 분비된 인슐린의 양을 반영함(C-펩티드 ∝ endogenous insulin).

② 외부에서 공급된 인슐린에는 C-펩티드가 없음

③ 인슐린 치료를 받고 있는 환자에서 β-cell의 기능을 측정할 수 있는 지표로 쓰임

여기서 잠깐 !!

• **C-peptide**는 외부에서 들어온 인슐린에는 없고, 인슐린보다 오랫동안 체내에 남아 있기 때문에 저혈당 환자에서 원인을 감별할 때 유용하다.

2) 분비

(1) 혈중 포도당 농도에 따라 인슐린 분비량이 결정됨

① 포도당 농도가 70mg/dL 이상으로 증가하면 인슐린 합성과 분비가 증가

② 공복 시에는 인슐린 분비 감소

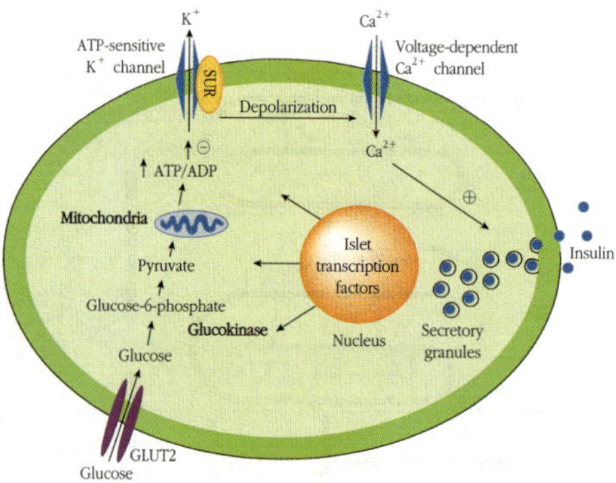

그림 5-3 인슐린 분비

SUR : sulfonylurea receptor

(2) 기전

① 혈중 포도당 농도가 증가

② 포도당 전달체(glucose transporter; GLUT) 중 GLUT 2를 통하여 pancreatic βcell 내로 포도당이 유입

③ Glucokinase에 의해 glucose 6 phosphate로 변화(rate limiting step)

④ 당원분해 경로를 거쳐 pyruvate가 생성, 미토콘드리아로 흡수

⑤ 미토콘드리아에서 ATP 생성(산화적 인산화를 통해)

⑥ ATP sensitive K^+ channel이 닫히면서 K^+ 유입이 차단

⑦ β-cell 세포막이 탈분극 되면 voltage dependent Ca^{2+} channel이 열림

⑧ Ca^{2+}이 세포 내로 유입되면서 인슐린 과립들이 세포막과 융합, 인슐린이 분비되기 시작

(3) 임상적 응용

ATP sensitive K^+ channel을 차단하는 약제로 인슐린 분비 촉진이 가능함(sulfonylurea, meglitinides)

(4) 분비 양상

식후 혈당이 갑자기 올라갈 때 인슐린은 일단 과량으로 분비되며, 혈당을 낮추고 간에서 빠르게 포도당을 흡수하여 이후 미세한 조절이 일어남

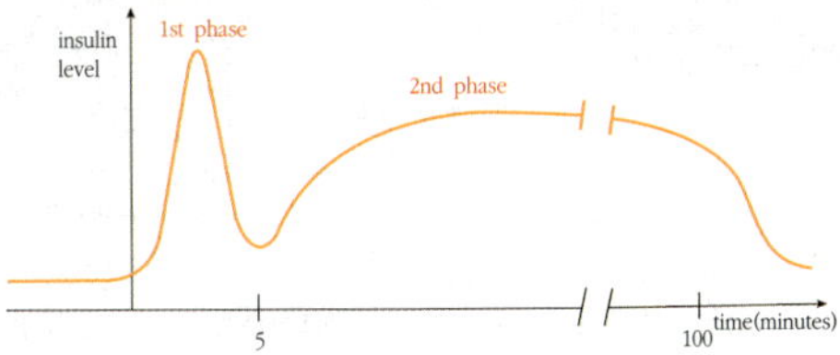

그림 5-4 **인슐린의 분비 양상**. 2번의 peak를 갖는다.

3) 작용

(1) 기전

① 전신순환으로 들어간 인슐린은 각 조직의 인슐린 수용체에 결합

② 인슐린 수용체 티로신 인산화효소(Insulin receptor tyrosine kinase)가 활성

③ 여러 가지 단계를 통해 세포 안에 있던 GLUT 4가 세포 표면으로 이동

(2) 말초 조직에서의 작용

① GLUT 4

- 포도당 수용체로서 혈중의 포도당을 근육이나 지방세포 안으로 끌어들여 혈당을 낮춤
- 또 다른 여러 경로를 통해 글리코겐 합성, 단백질 합성, 지방형성(lipogenesis) 등이 진행

② 근육세포 : 단백질 합성 촉진, 단백질 분해 억제

③ 지방조직 : 지질분해(lipolysis) 억제, 지방산 합성 증가 및 분비 억제

④ 간

- Glycogenesis를 촉진
- Gluconeogenesis 및 glycogenolysis 억제

→ 포도당 섭취가 증가

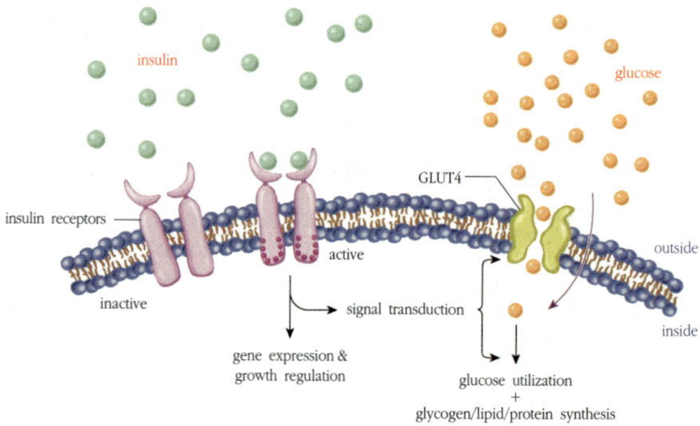

그림 5-5 말초조직에서 인슐린의 작용기전 모식도. 복잡한 신호 전달 과정은 생략한다.

여기서 **잠깐 !!**

- 기본적으로는 insulin은 anabolic hormone으로 우리가 섭취한 에너지원을 몸 안에 저장한다. 포도당을 말초조직으로 이동시켜 혈당을 낮출 뿐만 아니라 단백질이나 지방합성을 촉진시킨다. 또한 hepatic gluconeogenesis의 precursor 생성을 억제한다.

당뇨 개요

1 역학

1) 전 세계적으로 빠르게 증가하는 추세
   (1) 1985년 : 3천만 명, 2013년 : 3억8천만 명
   (2) 2035년에는 5억9천만 명 이상의 환자가 있을 것으로 추정
   (3) 제1형 당뇨병, 제2형 당뇨병 모두 증가하나 특히 제2형 당뇨병이 빠르게 증가

2) 한국인 당뇨병의 특징
   (1) 유병률 10~15%, 연간 발생률 2.5%
   (2) 전형적인 제1형 당뇨병 환자는 드물지만, 제2형 당뇨병 유병률은 서양보다 높음
   (3) 비만형 당뇨 환자가 서양인에 비해 적지만(60% 이상이 비 비만형), 비만할 경우 당뇨 발생 위험이 서양인보다 높음
   (4) 서양인에 비해 인슐린 분비능력의 부족이 특징적
   → 조기 인슐린 공급이 필요한 환자가 많음
   (5) 심혈관계 합병증이 서양인보다 적은 반면 당뇨병콩팥병증(diabetic nephropathy)은 서양인보다 흔함

2 당뇨병의 분류

꼭 알아둡시다!!

당뇨병의 발병기전을 근거로 한 분류법

- 1형 당뇨병 : β cell 파괴에 의한 절대적 인슐린량 감소
  - 1A형 당뇨병 : 자가면역에 의해 β cell 파괴
  - 1B형 당뇨병 : 특발성
- 2형 당뇨병 : 인슐린 저항성과 점진적인 인슐린 분비 장애
- 다른 특수한 형태의 당뇨병(확실하고 근본적인 원인이 밝혀진 경우 이 범주에 속함)
  - β cell 기능의 유전적 결함 : MODY
  - 인슐린 작용의 유전적 결함
  - 외분비 췌장의 질환 : 췌장염, 외상/췌장절제술
  - 내분비 장애 : 말단비대증, 쿠싱증후군, 갈색세포종 등
  - 약물, 화학 물질 유발성 : Glucocorticoid, β-adrenergic agonist, thiazide 등
  - 감염
  - 드문 형태의 면역 매개 당뇨
  - 당뇨와 연관된 다른 유전 증후군 : 다운증후군, 클라인펠터증후군 등
- 임신성 당뇨병(gestational DM)

1) 1형 당뇨병(Type 1 DM)

(1) 특징

유전, 환경, 면역 요인에 의한 βcell 파괴, 용적 감소

→ 인슐린 분비량의 절대적 부족 상태를 일으킴

(2) 유전적 소인

① 특정 HLA type이 1형 당뇨병의 감수성에 중요

대부분의 1형 당뇨 환자는 **HLA DR3 and/or DR4 haplotype** 있음

② 가족력(가족 중에 제1형 당뇨병이 있을 경우 제1형 당뇨병이 걸릴 확률)

- 부모 중 1명이 제1형 당뇨병 이면 3~4%
- 형제 중에 1명이 제1형 당뇨병이면 5~15%
- 일란성 쌍생아의 경우 40~60%에서 일치

→ 유전적 요인이 절대적이지 않음

(3) 병태생리

① 유전적 소인이 있는 환자에서 감염이나 환경요인으로 인해 자가면역성 진행에 발동이 걸림

② 아직 정확한 기전은 알려져 있지 않지만 $CD8^+$ T cell toxicity, nitric oxide metabolites의 생성, 세포 자멸(apoptosis) 등이 관여할 것으로 여겨짐

(4) 면역 표지자

① 종류

- Islet cell autoantibody는 여러 가지 다른 항체로 구성됨
- GAD(glutamic acid decarboxylase), insulin, IA-2/ICA-512, ZnT-8 등

② **의의**

- 많은 수의 제1형 당뇨병 환자에서 양성으로 나타남(>85%)
- 자가 항체들이 βcell을 파괴하는 것은 아님
- 제1형 당뇨병 이외의 환자에서도 발견됨
(제2형 당뇨병 : 5~10%, GMD : <5%)
- **제1형 당뇨병을 진단하고, 비당뇨 환자에 있어서 제1형 당뇨병의 위험성을 알아보는데 도움이 됨**

여기서 **잠깐 !!**

- 제1형 당뇨병을 예방할 수 있는 방법은 없기 때문에 routine으로 검사할 필요는 없다.

(5) 양상

① 제2형 당뇨병보다 어린 나이에서 잘 발병하나 어느 나이에서도 발병 가능

② βcell이 70~80% 이상 파괴되기 전까지는 증상이 없음

③ 보통 인슐린 요구량이 증가하는 상황(주로 감염이나 사춘기 때)이 있을 때 처음으로 당뇨병 진단을 받게 됨

④ 성인에서는 밀월기가 있다가 절대적으로 인슐린이 필요한 단계로 진행

(6) 예방

현재 연구 중이나 아직 효과적인 방법은 없음

꼭 알아둡시다!!

Honeymoon period(밀월기) in type 1 DM

- 1형 당뇨 환자에서는 급성 스트레스 등으로 인슐린 분비능력이 감소하고 인슐린의 부족으로 첫 증상(예, Ketoacidosis)이 발생한다. 스트레스에서 회복되면 인슐린 분비 능력이 다시 증가하여 인슐린 공급이 없이도 증상 없이 지낼 수 있는 시기가 오는데 이를 밀월기(honeymoon period)라 한다. 그러나 절대적 β-cell량은 계속 감소하여 결국 평소에도 인슐린양이 부족해진다.

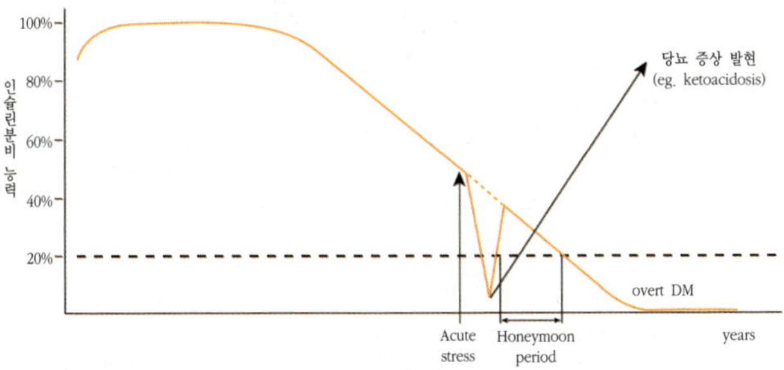

그림 5-6 Honeymoon period

2) 2형 당뇨병(Type 2 DM)

(1) 특징

① **인슐린 저항성(Insulin resistance)**

② **인슐린 분비 장애(Impaired insulin secretion)**

③ 포도당 합성 증가 및 지방 대사 이상

(2) 유전적 소인

① 제1형 당뇨병보다 유전적 소인이 강하고 복합유전질환임

② 제1형 당뇨병과 달리 아직 정확한 원인 유전자는 밝혀지지 않음

③ 일란성 쌍둥이 일치율 70~90% 이상

④ 양쪽 부모 2형 당뇨병일 경우 자손이 2형 당뇨병일 확률 40%

(3) 병태생리

① 말초 인슐린 저항(insulin resistance)

- 근육, 간, 지방세포에서 인슐린의 작용이 약화됨
- 제2형 당뇨병에서 두드러지게 나타나는 현상
- 간 : 포도당 생산 증가 → 공복 시에도 혈당이 내려가지 않음
- 근육, 지방 : 포도당 섭취가 감소 → 식후 고혈당이 발생
- 인슐린이 표적세포의 수용체에 붙은 후의 과정 'postreceptor defect'가 문제로 추정되나 정확한 분자적 기전은 잘 모름〈그림 5-5〉

② 인슐린 분비 장애(impaired insulin secretion)

- 당뇨의 진행 : 처음에는 인슐린 저항성에 의한 고인슐린혈증
  → 포도당 자극에 대한 인슐린 분비 능력 저하
  → 절대적 인슐린 분비량 감소
- 기전 : 아직 명확하지 않음
- 포도당 독성(glucose toxicity) : 혈당이 증가하면 정상에서는 인슐린 레벨이 증가해야 하지만 당뇨 환자에서는 오히려 βcell 기능이 저하, 혈당 조절 시 인슐린 분비 기능이 원상태로 회복
- 지방 독성(Lipotoxicity) : 포도당 독성과 유사한 개념. 유리지방산이 많아지면 오히려 βcell 기능이 저하됨

③ 간에서의 포도당 합성 증가(increased hepatic glucose production)

- 당뇨 환자에서 인슐린이 증가해도 간내 포도당 합성이 억제되지 않음. 또한 포도당이 glycogen으로 변하는 양(glycogenesis)이 감소 → 식후 고혈당이 발생
- 식후 고혈당은 당뇨 초기에 발생하는 현상 중 하나〈그림 5-7의 point C〉

④ 비만

- 내장비만 중심성 비만과 관련하여 비만 세포들이 당뇨를 악화
- 비만 세포에서 유리지방산과 여러 가지 전달 물질(adipokine)을 만듦 → 근육세포에서 인슐린 저항성을 증가, 간에서 포도당 생성을 증가, βcell의 기능을 저하시킴

(4) 양상

① 제2형 당뇨병 발생 초기에는 인슐린 양이 증가하여 인슐린 저항성 극복

② 시간이 지나 어느 시점에서는 췌장에서 충분한 인슐린 생성 불가

③ 식후 고혈당이 발생(IGT), 결국 제2형 당뇨병으로 진행

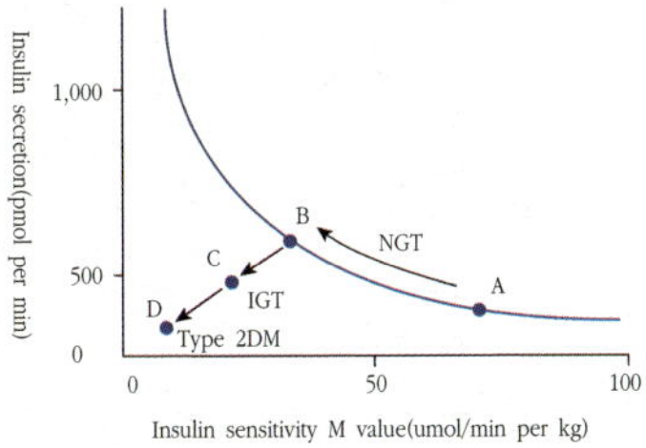

그림 5-7 제2형 당뇨병 환자에서 인슐린 분비의 변화 과정

여기서 **잠깐 !!**

- 제2형 당뇨병의 진행 과정을 잘 나타내는 그림입니다. 꼭 이해하고 넘어가세요.

(5) 예방

① 생활습관 조절

- 식이요법과 운동(하루 30분짜리를 일주일에 5회)
- 제2형 당뇨병의 발병을 늦추거나 막을 수도 있다.

② 약제 사용

- 현재 ADA(American Diabetes Association) 기준에 따르면 IFG, IGT 환자에게 제2형 당뇨병의 예방약으로 인정한 metformin을 고위험군에 한해 사용 권장(60세 미만, BMI > 35, 당뇨의 가족력, 임신성당뇨 기왕력)
- IFG, IGT 환자나 HbA1C 수치가 5.7~6.4%인 경우 매년 당뇨 검사 실시

3) 1형 당뇨병과 2형 당뇨병의 비교

표 5-1 Type 1 DM과 type 2 DM의 비교

	Type 1	Type 2
기전	Pancreatic βcell 파괴	Insulin resistance Impaired insulin secretion Increased hepatic glucose production
Age of onset	40세 이전(13세 peak) (어느 연령에서도 가능)	40세 이후
1. Type of onset 2. Body habitus 3. Acute metabolic Cx. 4. Plasma insulin	Sudden Normal-wasted DKA **Low-absent**	Insidious Obese Hyperosmolar coma **Normal-high**
1. HLA association 2. Familial tendency 3. 일란성 쌍생아 일치율	**(+) DR3, DR4** **Low** **40~60%**	**(-)** **High** **70~90%**
1. Combined endocrinopathy 2. Anti-islet cell Ab 3. Insulin resistance	Frequent **High** Occasionally	Rare **Low** Usually
1. Insulin Tx. 2. Sulfonylurea Tx. 3. Control by diet alone	Responsive Unresponsive Almost never	Often Responsive Frequent

4) MODY(Maturity Onset Diabetes of the Young)

(1) 단일 유전자 결함에 의한 베타세포의 기능장애로 발생

(2) 보통 25세 이전에 발병, 상염색체 우성으로 유전되며 가족력이 강함

(3) 가장 흔한 것은 염색체 12번에 위치하는 hepatic nuclear factor-1(HNF-1α) 유전자의 돌연변이에 의함(MODY3)

(4) 그 외 글루코키나제(glucokinase) 변이, HNF-4α 변이 등이 있음

여기서 잠깐 !!

• 흔한 병은 아니지만 젊은 환자가 DM으로 진단되었는데, 부모나 형제들 중에 당뇨 환자가 많다면 한번쯤 의심해 봐야 합니다. MODY 각각의 defective gene을 외울 필요는 없을 듯합니다.

3 당뇨병의 진단

1) 진단

(1) 당뇨의 진단 기준(ADA, 2011)

① 당화혈색소(HbA1c) ≥6.5%인 경우(단, Diabetes Control and Complications Trial에서 인증된 방법을 이용하는 실험실에서 측정된 것만 사용해야 함)

② 공복 혈장 포도당 농도**(Fasting Plasma Glucose ; FPG) >126mg/dL**

③ 경구 당부하 검사**(Oral Glucose Tolerance Test ; OGTT) 2시간 후 혈장 포도당 농도 >200mg/dL**

④ 임의의 시간에 측정한 혈장 포도당 농도**(Random blood glucose) >200mg/dL + 전형적인 증상(다뇨, 다음, 설명되지 않는 체중 감소)**

- Random blood glucose : 음식물 섭취와 상관없이 측정
- FPG : 8시간 이상 동안 영양소 섭취를 하지 않은 후 측정
- OGTT : 경구 당 부하 검사, overnight fasting 뒤 물에 녹인 무수 포도당(anhydrous glucose) 75g을 투여 → FPG에 비해 민감도가 높지만 검사가 번거롭고 재현성이 적다.

(2) 당뇨병 고위험 부류 혹은 당뇨병 전단계(Pre-diabetes)

① 공복혈당장애(Impaired Fasting Glucose ; IFG)

- 정상 FPG : <100mg/dL
- IFG : FPG 100~125mg/dL
- DM : FPG >126mg/dL

② 내당능장애(Impaired Glucose Tolerance ; IGT)

- IGT : OGTT 2시간 후 혈장 포도당 농도가 140~199mg/dL
- DM : OGTT 2시간 후 혈장 포도당 농도가 200mg/dL 이상

③ 당화혈색소(HbA1c) : 5.7~6.4%

④ 의의

- IFG and/or IGT를 가지고 있는 환자는 심혈관계 질환에 걸릴 확률이 높고, 대사증후군과의 연관성도 알려져 있음
- 내당능장애 환자를 대상으로 5~10%의 체중 감량과 식이요법 및 운동요법 혹은 약물 치료 등을 통하여 당뇨병 발생이 현저하게 줄어듦이 최근 밝혀짐

2) 증상이 없는 성인에서 당뇨병 선별 검사(Type 2 DM screening)

(1) 제2형 당뇨병에서 screening test를 해야 하는 이유

① DM 진단 기준을 만족하는 많은 사람들이 증상 없이 지내며 자기가 질병을 가지고 있는지 모름

② 보통 진단 10년 전부터 이미 진단기준을 만족하고 있으며, 만성 합병증이 진행되고 있음

③ 따라서 많은 환자에서 진단 당시 하나 이상의 당뇨합병증을 가지고 있음

④ 적절한 치료가 적절한 시기에 시작된다면 제2형 당뇨병의 자연 경과에 좋은 영향을 줄 수 있음

여기서 잠깐 !!

- 즉, 진단만 빨리 이루어진다면 10년, 20년 뒤 환자들의 life of quality가 훨씬 좋아질 수 있다. 제1형 당뇨병은 무증상 시기가 거의 없으므로 screening test가 필요 없다.

(2) 선별검사 대상

① 45세 이상 성인 3년마다

② 제2형 당뇨병의 risk factor를 하나 이상 가지고 있는 사람은 검사를 더 빨리 시작, 더 자주 실시

③ 정상으로 결과가 나올 경우 임상적 판단에 따라 1~3년 간격으로 재검

꼭 알아둡시다!!

▌당뇨병의 위험 인자(Risk factors for type 2 DM)

- 당뇨병의 가족력(부모와 형제에서 제2형 당뇨병)
- 비만(BMI 25kg/m^2 이상)
- 운동량 부족
- 당뇨 위험 높은 인종 : 아프리카계 스페인계, 아시아계 미국인, 미국 원주민, 태평양 섬 주민
- 앞선 검사에서 IGT나 IFG 또는 당화혈색소 5.7~6.4%로 진단 받은 경우
- 과거 임신성 당뇨병(GDM)을 앓았거나 4kg 이상의 아이를 출산한 과거력
- 고혈압(≥140/90mmHg)
- 이상지질혈증 : HDL <35mg/dL 혹은 중성지방 >250mg/dL
- 다낭성난소증후군(Polycystic ovarian syndrome) or acanthosis nigricans
- 심혈관질환 병력

여기서 잠깐 !!

- Smoking 포함되지 않는다!

4 당뇨병 치료의 기본사항

1) 치료원칙

(1) 목표

① 고혈당에 의한 증상(polyuria, polydipsia, unexplained weight loss)을 조절

② 당뇨병에 의한 급만성 합병증 예방

③ 환자가 정상인처럼 생활할 수 있도록 함

(2) 당뇨병 환자에서 치료의 일반적 목표(ADA, 2011)

당뇨병 유병기간, 연령, 예측된 여명, 동반 질환, 심혈관 및 미세혈관합병증 여부, 저혈당 불감지증 등 환자의 상태를 고려하여 개별적으로 목표를 잡음

표 5-2 당뇨 환자의 치료목표

Index		목표
혈당 조절	HbA1C(%)[a]	**<7%[b]**
	식전 혈당	**80~130mg/dL**
	식후 최고 혈당	<180mg/dL[c]
혈압		**<140/90mmHg**
Lipids[d]	LDL	**<100mg/dL[e]**
	HDL	>40mg/dL(남자), >50mg/dL(여자)
	TG	<150mg/dL

[a] 당뇨 조절에서 일차적인 목표는 HbA1c 수치

[b] Diabetes Control and Complications Trial-based assay

[c] 식후 1~2시간 후

[d] 과거와 달리 LDL, HDL 조절 순서는 중요하지 않음

[e] **심혈관 질환 동반 시 더욱 철저한 목표로 70미만으로 조절할 것을 권함**

2) 식사요법

(1) 체중감소 – 과체중 혹은 비만이 있는 경우

① 식사요법, 운동요법, 필요시 약물 혹은 수술적 치료가 필요

② 5~10%의 체중감소만으로 제2형 당뇨병 환자에서 인슐린 저항성이 감소, 혈당이 호전, 이상지질혈증이 호전, 혈압이 감소함

③ 500~1000kcal를 제한하는 방법을 전통적으로 이용

(2) 식이조절

① 예전에는 3대 영양소 배합을 적절히 할 것을 권했으나 정답은 없음

② 저탄수화물식이, 저지방 열량제한식이, 또는 지중해식이가 적어도 2년까지는

효과가 있는 것으로 알려짐

③ 제2형 당뇨병의 경우 심혈관 질환의 위험이 높으므로 식염 섭취 제한, 지방 섭취 특히 포화지방 및 트랜스 지방 섭취를 줄여야 함

④ 기존 당뇨병의 식사처방은 엄격하고 따르기가 어렵게 되어 있었으며 우리나라에서도 식품교환군을 나누고, 교환단위를 정하여 사용하고 있으나 환자들이 일상적으로 먹는 음식들을 중심으로 선택의 폭을 넓힐 것을 권장함

3) 운동요법

(1) 권장량(ADA) : 중등도 강도의 유산소 운동으로 150분/주(3일 이상)
중등도 강도 : 최대 심박수(220－나이)의 50～70%에 이르는 운동
금기 사항이 없다면 제2형 당뇨병 환자는 근력 증강 운동 2회/주 권장

(2) 당뇨병 환자에서 운동의 이점
① 심혈관계 질환의 위험이 감소
② 혈압을 낮춤
③ 혈당 및 혈중지질을 낮춤
④ 인슐린 저항성을 개선
⑤ 체중과 체지방을 감소, 근육량은 유지시켜 혈당 조절에 도움

(3) 관상동맥질환 존재 여부 평가 ; Exercise tolerance test
과거에는 많이 시행되었으나 무증상인 당뇨병 환자에서는 검사가 추천되지 않음. 일부 임상적인 판단에 따라 실시

(4) 주의가 필요한 의학적 상황
① 조절되지 않는 고혈압
② 심한 자율신경병증
③ 심한 말초신경병증 혹은 당뇨병성 족부병변의 병력
④ 치료를 받지 않은 증식당뇨 망막병증(proliferative retinopathy) 환자의 경우 심한 운동으로 유리체출혈(viterous hemorrhage)나 망막박리(retinal detachment)가 생길 수 있으므로 운동 요법은 상대적 금기사항이다.
→ 고위험군의 환자여도 전혀 운동을 금하는 것이 아님

(5) 혈당 조절이 불량한 경우 ; Exercise-related hypo-or hyperglycemia
① 제1형 당뇨병에서 흔하고, 제2형 당뇨병에서는 드뭄
② 예방
- 운동 전, 중, 후에 혈당을 측정
- 운동전에는 인슐린을 평소보다 적게 투여
- 운동전 혈당이 불량하면 운동을 미룸(100mg/dL 미만, 250mg/dL 이상)

- 250mg/dL를 넘는 경우 케톤 검사를 하여 케톤이 나오지 않는 경우 운동을 해도 좋다고 판단
- 저혈당에 대비해 탄수화물을 운동 중에 섭취할 수 있도록 준비

4) 당뇨병 조절 상태 모니터

(1) 자가혈당 측정(Self-Monitoring of Blood Glucose ; SMBG)

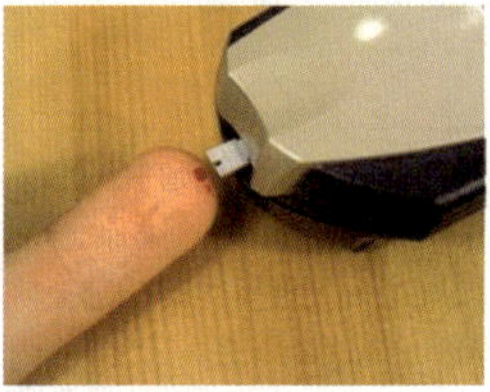

그림 5-8 SMBG 시행 장면

① 당뇨 환자에 있어서 가장 표준적인 혈당 모니터 방법

② 손가락 끝에서 나온 아주 소량의 혈액(3~10uL)으로도 혈당 측정

③ Venous sampling보다는 부정확

④ Optimal time

- 제1형 당뇨병 환자 또는 여러 차례 인슐린을 맞는 제2형 당뇨병 환자 : 하루 3회 이상 시행하는 것이 좋음
- 제2형 당뇨병 환자 : 하루 1, 2회면 충분

(2) 당화 혈색소(HbA1c)

① 원리

- Glycated hemoglobin의 일종, 혈당이 증가되면 상승
- 적혈구 수명이 120일이므로 최근 2~3개월 사이의 혈당을 알 수 있음

② 해석

- 정상은 4~6% 정도
- 치료 반응 추적관찰에 매우 유용
- 6% 이상에서는 평균 혈당치와 높은 일치율을 보임
- 수혈을 받는다든지, 혈색소병증 등이 있으면 신뢰도가 떨어짐

표 5-3 HbA1c와 혈당과의 관계

HbA1c(%)	6	7	8	9	10	11	12
Mean plasma glucose(mg/dL)	126	154	183	212	240	269	298

(3) SMBG vs HbA1C

① SMBG는 정상, HbA1c 상승

- 식후 고혈당이나 야간 고혈당(nocturnal hyperglycemia)이 있는 경우
- 낮은 순응도 : 병원 오기 며칠 전에만 잠깐 약을 복용하거나 인슐린을 맞은 경우

② SMBG 상승, HbA1c 정상

- 최근 심한 질환을 앓은 경우

(4) 케톤체

① DKA의 early indicator

② 따라서 혈당이 300mg/dL 넘는 제1형 당뇨병 환자에서는 꼭 측정해 봐야함

(5) 연속혈당감시(Continuous Glucose Monitoring ; CGM)

① 피하에 센서를 삽입하여 간질액의 포도당 농도 측정

② 실시간 혈당 모니터 가능하여 인슐린 펌프와의 연동을 통해 제1형 당뇨병 환자에서 도움이 됨

5 제1형 당뇨병의 약물치료

1) 특징

(1) **제1형 당뇨병 환자의 특징은 인슐린 생산 부족이므로 인슐린 요법이 절대적으로 필요**

(2) 제2형 당뇨병에서 사용되는 대부분의 경구 약제는 듣지 않음

2) 인슐린의 종류

표 5-4 인슐린의 종류

Preparation		Onset, h	Peak, h	Duration, h
속효성 (short-acting)	Lispro	<0.25	0.5~1.5	3~4
	Aspart	<0.25	0.5~1.5	3~4
	Glulisine	<0.25	0.5~1.5	3~4
	Regular	0.5~1.0	2~3	4~6
지속형 (long-acting)	Detemir	1~4	*[a]	12~24
	Glargine	2~4	*[a]	20~24
	NPH	2~4	4~10	10~16
Insulin Combinations	75/25-75% protamine lispro, 25% lispro	<0.25	Dual[b]	10~16
	70/30-70% protamine aspart, 30% aspart	<0.25	Dual[b]	15~18
	50/50-50% protamine lispro, 50% lispro	<0.25	Dual[b]	10~16
	70/30-70% NPH, 30% regular	0.5~1	Dual[b]	10~16

[a] * : peak가 거의 없다.

[b] Dual : peak가 2번 발생–첫 번째는 2~3시간 후, 두 번째는 수 시간 후

(1) 속효성(short acting)

① RI(Regular Insulin)

현재 대부분 유전자 재조합 기법을 통해 미생물에서 얻어 냄

② Lispro

- 상품명 : Humalog
- B chain의 28번째와 29번째 아미노산 서열(B28, B29)을 뒤 바꿈(lysine-proline → proline-lysine)

③ Aspart

- 상품명 : NovoLog/NovoRapid
- B28인 proline을 aspartic acid로 바꿈

④ Glulisine

- 상품명 : Apidra
- B3(aspragine → lysine)과 B29(lysine → glutamic acid)에서 변환이 있음

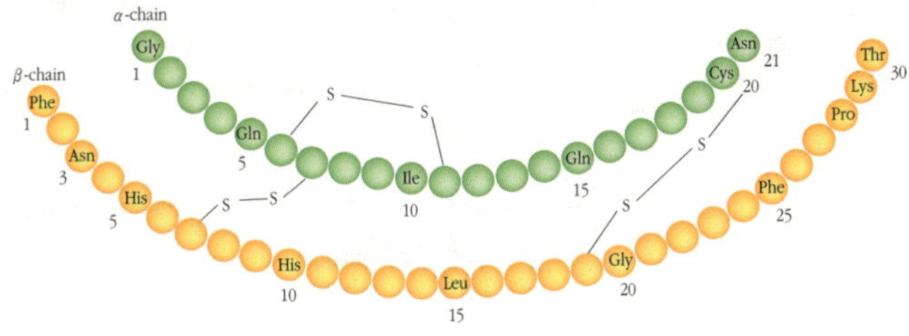

A, Insulin

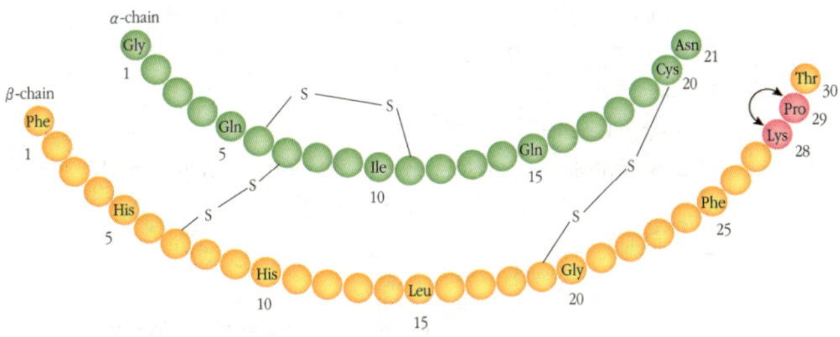

B, Lispro(B28, B29을 뒤 바꿈)

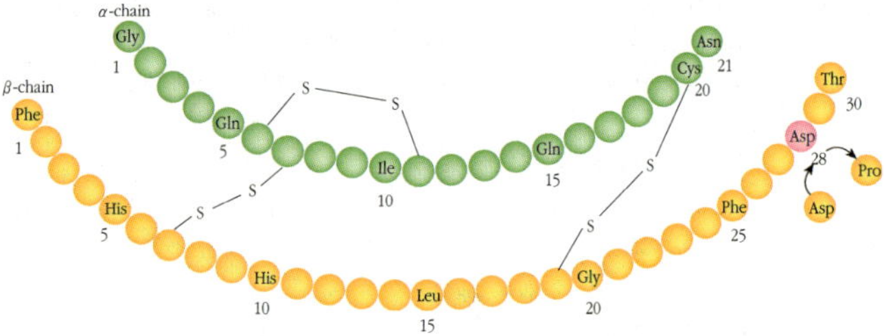

C, Aspart(B28를 proline에서 aspartic acid로 바꿈)

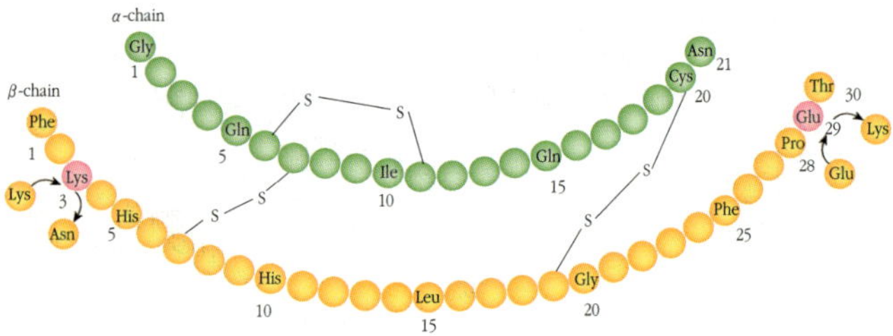

D, Glulisine(B3과 B29의 변환)

그림 5-9 속효성 인슐린 제제

(2) 지속형(long acting)

① NPH(Neutral Protamine Hagedorn)

- Protamine을 첨가하여 작용시간을 길게 만듬(색깔이 뿌옇다)
- 따라서 주사 전에 잘 흔들어야 함

② Detemir

- 상품명 : Levemir
- B29에 myristic acid(14개의 carbon을 갖는 fatty acid)를 붙여 알부민과 가역적 결합을 일으켜 작용시간이 길어짐

③ Glargine

- 상품명 : Lantus
- A21을 치환(aspargine → glycine)시키고 B chain의 C terminal 끝에 arginine을 2개 붙임(B31, B32)

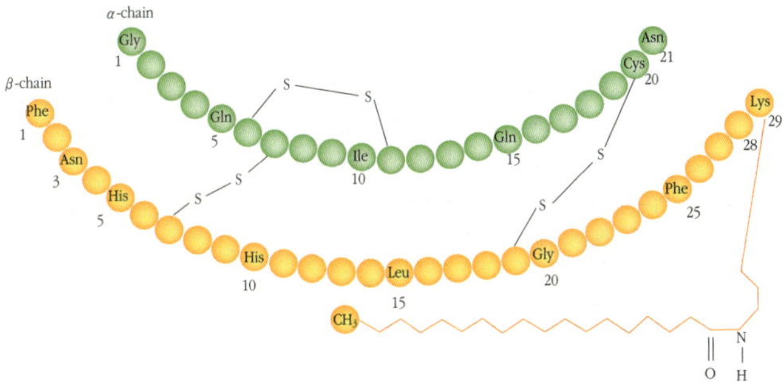

A, Detemir(B29에 fatty acid를 붙임)

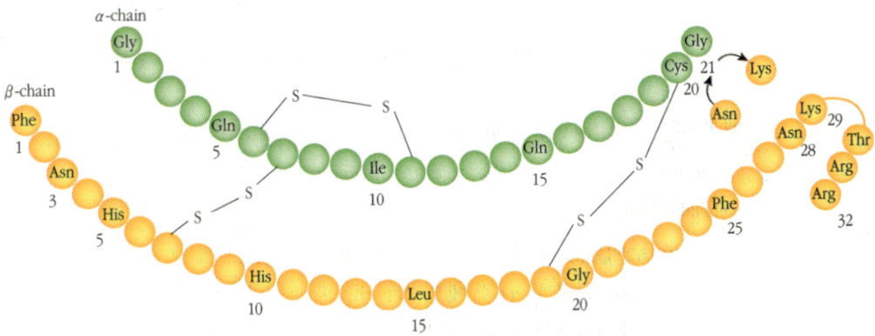

B, Glargine(A21을 치환시키고 B chain의 C terminal 끝에 arginine을 2개 붙임)

그림 5-10 지속형 인슐린 제제

(3) 흡입형

① 상품명 : Exubera insulin

② 최근 FDA의 승인을 받았으나 사용은 불가능

③ 새로운 인슐린이 나온 것은 아니라 RI를 사용

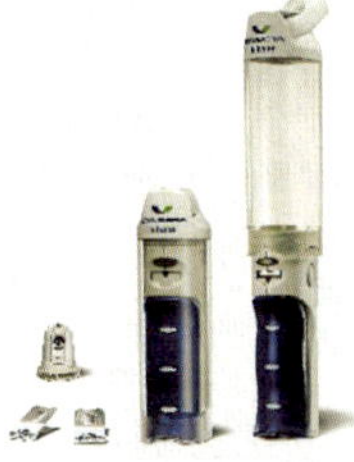

그림 5-11 흡입형 인슐린 제제

3) 인슐린 치료의 실제

(1) 인슐린의 양

① 보통 제1형 당뇨병 환자는 하루에 0.5~1unit/kg의 인슐린이 필요

② 그 중 약 50%는 basal insulin으로 필요

③ 하지만 각 개인에 맞는 용량을 titration 하는 것이 중요

(2) Multiple-component insulin regime

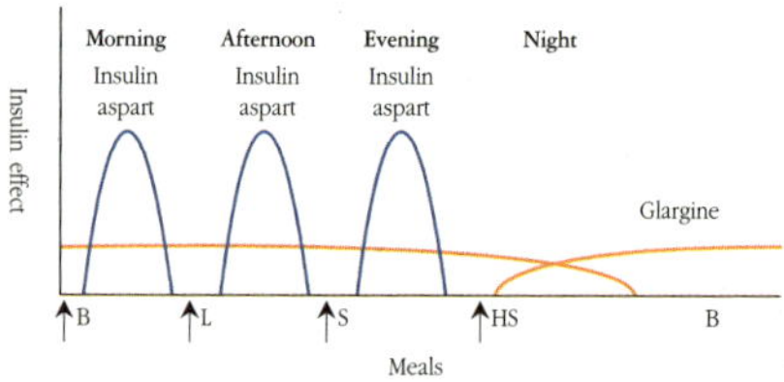

그림 5-12 Multiple-component insulin regimen

① 예전에는 MSII(multiple subcutaneous insulin injection)라고 불렀음

② Basal insulin과 식후에 맞는 preprandial(bolus) insulin으로 구성됨

- Basal insulin
  - Glargine이나 detemir가 사용되고 주로 자기 전에 맞음
  - 말 그대로 원래 우리 몸에서 기본적으로 나오는 basal insulin을 담당
  - NPH를 2회에 나누어서 자기 전에 한번, 아침 식사 때 소량을 또 한 번 맞는 방법도 있음
- Preprandial insulin

  Lispro, glulisine, insulin aspart 등이 쓰이며 식후 고혈당을 낮춤

③ F/U

SMBG를 자주(하루 3회 이상) 시행하여 혈당이 제대로 조절되는지 꼭 확인해야 하고 인슐린 투여량을 탄력적으로 조정해야 함

(3) Twice-daily injection

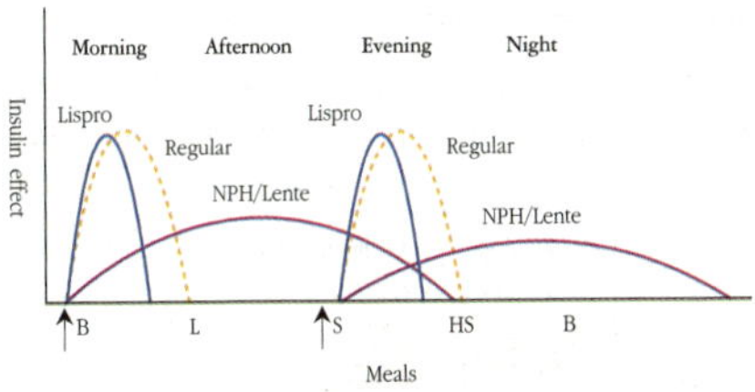

그림 5-13 Twice-daily injection

① 예전에 많이 사용된 방법(현재도 많이 사용하고 있다.)

② 아침 식전과 저녁 식전에 지속형과 속효성 인슐린을 같이, 하루에 두 번 주사

- 총인슐린량의 2/3를 아침에, 그리고 나머지를 저녁에
- 아침에는 지속형과 속효성의 비율이 2 : 1, 저녁에는 1 : 1이 되도록 함

여기서 잠깐 !!

- 20단위가 필요한 환자라면
  - 아침 식전에 지속형 8단위, 속효성 4단위
  - 저녁 식전에 지속형 4단위, 속효성 4단위로 시작한다.
  - 당연히 혈당을 보고 환자 개개인에 맞게 인슐린 투여량을 조정해야 한다.

③ 인슐린 투여량 조정 시 참고 사항

- 아침 식전 혈당은 전날 저녁에 맞은 지속형 인슐린의 영향을 받음
- 점심 식전 혈당은 아침에 맞은 속효성 인슐린의 영향을 받음
- 저녁 식전 혈당은 아침에 맞은 지속형 인슐린의 영향을 받음
- 취침 시 혈당은 저녁에 맞은 속효성 인슐린의 영향을 받음

④ 단점

- 제2형 당뇨병 환자에서 유용하나 제1형 당뇨병 환자에서는 이 방법으로는 혈당이 잘 조절되지 않는 경향이 있음
- 유연한 식사 조절이 어려움

(4) CSII(Continuous Subcutaneous Insulin Infusion)

① 주입 펌프를 사용하여 basal insulin과 preprandial insulin을 체내에 주입

② 엄격한 혈당 조절이 가능하지만 환자의 역할이 중요

③ 주로 속효성 인슐린을 사용(lispro, glulisine, insulin aspart)

④ 단점으로는 피부 염증과 기계 고장과 관련된 고혈당, DKA 등이 있음

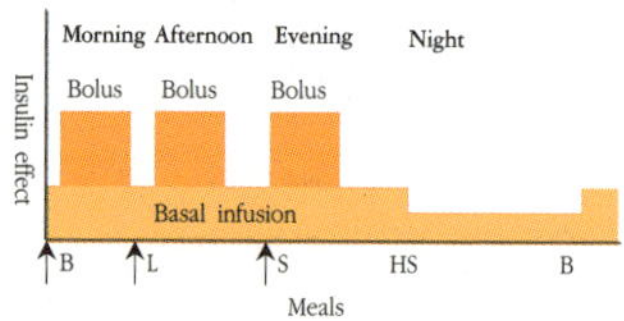

그림 5-14 CSII(continuous subcutaneous insulin infusion)

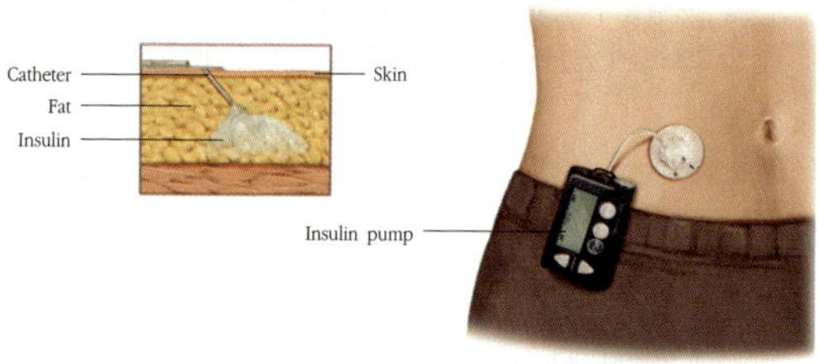

그림 5-15 Insulin pump

4) 인슐린의 부작용

(1) 저혈당

① 가장 심각한 부작용

② 심각한 저혈당을 막는 것이 혈당 조절보다 우선(특히 고령에서)

③ 위험 요인

- 인슐린(또는 insulin secretatogue)의 과량 투여
- 한밤중이나 식사를 빼 먹어서 포도당 공급이 원활하지 못할 때
- 운동 등으로 포도당 사용이 증가할 때
- 체중감소, 혈당조절 등으로 인슐린 저항성이 감소할 때

- 음주 등으로 endogenous glucose 생성이 감소할 때
- 신기능 저하 등으로 인슐린 배설이 감소할 때

(2) 기타 부작용

① 체중증가

인슐린 레벨의 증가와 혈당 조절 때문에 흔히 발생

→ 앞에 나온 인슐린의 작용을 다시 한 번 상기하세요.

② 인슐린에 대한 알레르기 반응

③ 인슐린 주사 부위의 지방이상증(lipodystrophy), 현재는 거의 없음

꼭 알아둡시다!!

Somogyi phenomenon vs Dawn phenomenon

아침 식전 혈당이 주로 높을 때 두 현상을 감별해야 함

- **Dawn phenomenon**
  - 밤중에 발생하는 GH surge에 의해 아침 혈당이 상승
  - 일반인에서도 관찰됨
  - 새벽 3시경의 혈당은 상승되어 있고 치료는 당연히 인슐린 증량
- **Somogyi phenomenon**
  - 인슐린 과다 사용으로 인해 새벽에 저혈당에 빠지면 counter-regulatory hormone이 분비되어 오히려 아침 혈당이 높게 나타남
  - 새벽 3시경의 혈당은 감소되어 있음
  - **치료는 당연히 인슐린 감량임(특히 저녁이나 자기 전에 맞는 용량을 줄임)**

표 5-5 Somogyi phenomenon vs. Dawn phenomenon

	Somogyi phenomenon	Dawn phenomenon
기전	Exogenous insulin 과다/counter-regulatory hormone↑ Rebound hyperglycemia	Nocturnal GH surge
감별	새벽 3시 저혈당	새벽 3시 정상 혈당 or 고혈당
치료	Insulin 감량, 자기 전 snack	Insulin 증량

5) 인슐린 이외의 약제

(1) Amylin agonist

① Amylin

- 췌장 β-cell에서 인슐린과 같이 분비되는 호르몬
- 정확한 기전은 아직 모르지만 인슐린 부족 환자에서 amylin 부족현상이 같이 보임

② Pramlintide

- 최근 FDA 승인을 받은 amylin analogue 제제. 피하주사로 투여
- 위배출시간을 늦추고, 글루카곤을 억제
- 인슐린을 사용하고 있는 제 1형과 제2형 당뇨병 환자에서 식후 고혈당을 조절할 목적으로 사용

(2) α-glucosidase inhibitor → 제2형 당뇨병 치료 참조

6 제2형 당뇨병의 약물 치료

1) 특징

혈당 조절이 주목적인 제1형 당뇨병에 비해 제2형 당뇨병에서는 혈당 조절뿐만 아니라 제2형 당뇨병과 관련된 질환들(비만, 고혈압, 고지혈증, 심혈관계 질환)과 당뇨 합병증의 발견 및 치료에도 관심을 두어야 함

여기서 **잠깐 !!**

- 앞으로 많은 당뇨 약들이 나옵니다. 짜증나더라도 일단 어떤 종류가 있는지를 먼저 외워서 큰 줄기를 잡아 주세요. 제가 줄이고 줄여서 1) 기전, 2) 약제 종류 및 특징, 3) 부작용, 4) 금기순서대로 간단히 정리했으니 길 잃지 말고 잘 따라오시면 될 것 같습니다.

2) 인슐린 분비촉진제(Insulin secretagogues)

(1) 기전

① **기본적으로는 췌장 β-cell에 있는 ATP-sensitive potassium channel을 자극하여 인슐린 분비를 자극**〈그림 5-3〉

② 아직 인슐린 분비 능력이 남아 있는 제2형 당뇨병 환자(주로 발병 5년 이내)에게 유용

(2) 약제 종류 및 특징

① Sulfonylurea

- 현재 대부분 2세대 sulfonylurea가 사용되고 있음
  Glimepride, glipizide, glibenclide(glyburide) 등
- 1세대에 비해 작용시간이 짧고, 저혈당 발생이 적으며, 약물 상호 작용이 적음
- 초기에는 복용 후 인슐린 분비가 급격히 올라가 식전에 복용해야 함

② Nonsulfonylurea

- Repaglinaide, nateglinide, mitiglinide

- Sulfonylurea가 아니지만 ATP-sensitive potassium channel을 자극
- 2세대 sulfonylurea에 비해서도 작용시간이 매우 짧음
- 따라서 주로 식전에 복용하여 식후 고혈당 조절을 목표로 함

(3) 부작용 : 인슐린을 많이 분비하게 하는 약이므로 인슐린의 부작용과 비슷

① 저혈당

② 체중증가

(4) 금기

① 콩팥기능상실, 간부전(Sulfonylurea는 간에서 대사 되어 콩팥으로 분비된다.)

② 임신

3) Biguanides

(1) 기전

① **Hepatic glucose production을 억제**

② **인슐린 저항성을 개선**

여기서 잠깐 !!

- 제2형 당뇨병 환자에서 1차 약제로 많이 쓰인다.

(2) 약제 종류 및 특징

① Metformin이 대표적인 약

② 저혈당이 없음

③ 공복 혈당과 인슐린 레벨을 낮추고, 고지혈증을 개선시키고, 약간의 체중감소를 가져옴 → 비만형 제2형 당뇨병 환자에게 유용

(3) 부작용

① 위장관계 문제
- 가장 흔한 합병증
- 설사, 오심, 구토, 철맛(metallic taste)
- 서서히 용량을 증가시키면 괜찮은 경우가 많음

② 유산증(Lactic acidosis)
- 드물지만 무서운 합병증
- 위험 인자
  - 신기능 저하(남자에서 Cr >1.5mg/dL, 여자에서 Cr >1.4mg/dL)
  - CHF
  - 간질환

- 저산소증
- 모든 종류의 acidosis 환자

(4) 금기

① Lactic acidosis는 철저히 막아야 하기 때문에, 위험 인자 있는 환자에게는 사용하지 말아야 함

② 갑자기 심한 질환을 앓거나 조영제를 사용하는 경우에는 복용 중이던 metformin은 끊어야 함

③ 임신

4) α-glucosidase inhibitor

(1) 기전 : 장내에서 다당류(oligosaccharide)가 단당류로 분해되는 것을 막아 당의 흡수를 제한

(2) 약제 종류 및 특징

① Acarbose, miglitol, voglibose

② 단독으로 복용 시 저혈당이 발생하지 않음

③ 제1형 당뇨병 환자에서도 쓸 수 있는 경구 제제

④ 기전 상 당연히 식전에 복용해야 함

(3) 부작용

위장관계 : 당의 소화를 방해하기 때문에 설사, 복부 팽만 등이 쉽게 나타남

(4) 금기

① 염증성 장질환

② 위마비(Gastroparesis)

③ 신기능 저하(Cr >2.0mg/dL)

5) Thiazolidinediones(TZD)

(1) 기전

① PPAR-γ(Peroxisome proliferator-activated receptor-γ)

- 주로 지방세포에 분포하는 수용체
- Agonist는 지방 축적과 아디포넥틴(adiponectin)의 분비를 증가시켜 인슐린 저항성을 개선시킴

② Thiazolidinediones

- PPAR-γ nuclear receptor agonist
- 중앙부에 있는 지방을 말초로 재분배함

- 인슐린 레벨을 떨어뜨리고 인슐린 저항성을 개선시킴
- 지방세포의 분화를 촉진시키고 간에서의 지방 축적을 방해

(2) 약제 종류

① Rosiglitazone, pioglitazone

② Troglitazone

Drug-induced hepatitis로 시장에서 퇴출되었음

(3) 부작용

① 체중증가(2~3kg)

② 말초부종 및 CHF

인슐린 치료를 같이 받고 있는 환자에서 더 흔함

③ 간독성

아직 rosiglitazone, pioglitazone에서 troglitazone과 같은 간독성이 있다는 보고는 없음. 하지만 간기능검사 F/U이 권장

④ 지질성분 변화

HDL과 LDL이 같이 오르는 경향이 있는데 임상적으로 좋은 영향을 주는지, 아니면 반대인지 아직 밝혀지지 않음

(4) 금기

① 간질환

② CHF 환자(NYHA class Ⅲ or Ⅳ)

③ 임신

6) 인크레틴(Incretins)

(1) 기전

① 인크레틴(Incretin)

- 위장호르몬(GI hormone)의 일종으로 혈당이 오르기 전 췌장의 β-cell에서 인슐린의 분비를 자극
- 위배출시간을 늦추어 영양분의 흡수를 억제
- 또한 α-cell에서는 글루카곤의 분비를 억제하여 위배출을 지연시켜 영양분의 흡수를 막음
- 현재 이런 incretin의 대표적인 물질이 GLP-1(Glucagon-Like Peptide-1)과 GIP(Gastric Inhibitory Peptide). 이 두 물질은 DPP-4(Dipeptidyl Peptidase 4)에 의해 분해됨

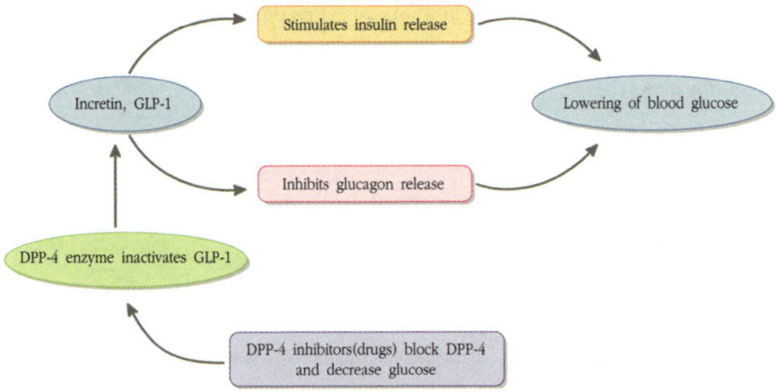

그림 5-16 Incretin의 작용

(2) 약제 종류 및 특징

① GLP-1 agonist(Exenitide, Liraglutide)

- 피하주사로 투여
- 인슐린 분비 자극, glucagon 분비 억제, 장운동 감소 등의 효과
- 체중 증가 없으며 오히려 체중 감소 및 식욕 억제가 일어남
- 현재 제2형 당뇨병 환자에서 metformin이나 sulfonylurea와 병합 요법으로만 시판 승인되어 있음(인슐린 사용 환자에게는 사용하지 말 것)

② DPP-IV inhibitor(Siptagliptin, Saxagliptin, Linagliptin, Vildagliptin 등)

- GLP-1의 분해를 막아 인크레틴 효과를 증가시킴
- 저혈당이나 체중증가 없이 인슐린 분비를 증가시킴

7) Sodium-Glucose Co-Transporter 2 Inhibitors(SLGT2)

(1) 기전 : 콩팔의 근위 세뇨관에 위치한 나트륨-포도당 수송체를 막아 포도당의 재흡수가 억제되며 이로 인해 소변의 포도당 배출이 증가함

(2) 약제 종류 및 특징

① Canagliflozin, dapagliflozin, empagliflozin

② 인슐린 작용과 무관

(3) 부작용

① 요로 또는 비뇨기계 감염 증가

② 이뇨 효과 증가로 intravascular volume 감소

8) 인슐린

제1형 당뇨병 환자는 절대적인 인슐린 부족이 있으므로 당연히 치료 초기부터 인슐린을 사용해야 함

(1) 제2형 당뇨병에서 인슐린이 초기 치료로 사용되는 경우

① 마른 체형, 또는 심한 체중감소가 있을 때

② 간이나 콩팥에 기저 질환이 있을 때

③ 급성 질환을 앓고 있어 인슐린 요구량이 증가할 때

④ DKA, HHS 등의 급성 합병증

⑤ 임신 시

⑥ 식사, 운동요법 및 경구제제로 혈당 조절이 안 될 때

(2) 제2형 당뇨병에서 인슐린 치료

① 투여방법

- 지속형 인슐린 하루 한번 투여로 시작하는 경우가 많음(0.3∼0.4unit/kg)
- 아직 인슐린 분비가 조금 남아 있어서 식후 고혈당을 어느 정도 커버
- 아침 식전에 맞거나(NPH) 자기 전에 맞음(NPH, glargine, detemir)
- 자기 전에 맞는 것이 좀 더 효과적이라는 연구 결과가 있음

② Biguanide, α-glucosidase inhibitor, TZD와 병합해서 사용할 수 있음
인슐린과 TZD의 병합 요법은 체중증가와 부종을 야기할 수 있어 좋은 조합은 아님

③ 제2형 당뇨병이 계속 진행하면 결국 인슐린 분비 장애가 오기 때문에, 오랫동안 당뇨를 앓고 있는 환자는 결국 인슐린이 필요하게 됨

표 5-6 Glucose-lowering therapy for type 2 DM(parenteral)

Class	Drug	기전	특징, 장점	단점, 부작용	금기
Insulin				Injection **저혈당** **체중증가**	
GLP-1 receptor agonist	Exenatide, liraglutide, dulaglutide	↑ Insulin ↓ **Glucagon** ↓ **Gastric emptying**	체중감소	Injection **저혈당** **Nausea**	콩팥질환 GI motility를 떨어뜨리는 약
Amylin agonist	Pramlintide	↓ **Glucagon** ↓ **Gastric emptying**	**식후 혈당 조절** **체중감소**	Injection Nausea Insulin과 같이 사용시 저혈당위험	GI motility를 떨어뜨리는 약

표 5-7 Glucose-lowering therapy for type 2 DM(oral agent)

Class	Drug	기전	특징, 장점	단점, 부작용	금기
Insulin secretagogues sulfonylurea	**Glimepride** **Glipizide** **Glibenclide**	↑**Insulin 분비**	공복혈당 낮춤	**저혈당** **체중증가**	간/콩팥질환
Insulin secretagogues non-sulfonylurea	**Repaglinide** Nateglinide		**빠른 작용** 식후 혈당 낮춤	**저혈당**	
Biguanide	**Metformin**	↓**간포도당 생산** ↓인슐린 저항성 체중감소	**체중감소** **저혈당 없음**	Lactic acidosis GI trouble	간/콩팥질환 CHF, acidosis 조영제 사용
α-glucosidase inhibitor	**Acarbose** Voglibose	↓**당**의 소화와 흡수	↓식후 고혈당	GI trouble	간/콩팥질환
DPP-4 inhibitor	Sitagliptin Vildagliptin	↑**GLP-1 action**	저혈당 없음		콩팥질환 시 용량조절
Sodium-glucose cotransporter 2 inhibitors	Canagliflozin dapagliflozin empagliflozin	↑**소변 포도당 배출**	Insulin 분비와 작용에 무관	요로 & 생식기 감염 탈수 고칼륨혈증	콩팥질환
Thiazolidinedione	Rosiglitazone Pioglitazone	↑**말초 포도당 이용** ↓**인슐린 저항성**	↓**인슐린요구량**	말초부종 CHF 체중증가	CHF, 콩팥질환

꼭 알아둡시다!!

지금까지 나온 약들을 한번 정리해 봅시다.

- Insulin secretagogue, biguanide, GLP-1 agonist, TZD는 HbA1c를 비슷한 정도로(1∼2%) 떨어뜨리며 α glucosidase inhibitor, DPP-4 inhibitor보다 혈당을 떨어뜨리는데 효과적이다.
- Insulin secretagogoue, α glucosidase inhibitor, GLP-1 agonist, DPP-IV inhibitor, SLGT2 inhibitor는 혈당을 바로 떨어뜨리지만 biguanide와 TZD는 효과가 나타나기까지 몇 주에서 몇 개월이 걸린다.
- Biguanide, α glucosidase inhibitor, GLP-1 agonist, DPP-IV inhibitor, SLGT2 inhibitor, TZD는 직접적으로 저혈당을 일으키지는 않는다.
- Insulin secretagogue, TZD는 체중증가와 부종이라는 공통적인 문제점을 가지고 있다.
- 비슷한 정도로 혈당을 떨어뜨린다면 어떤 약이 더 좋다는 연구 결과는 없다.
- 환자마다 잘 듣는 약이 있고, 잘 듣지 않는 약이 있다.
- 제2형 당뇨병 환자는 병의 특성상 시간이 지나면 여러 class의 약을 같이 복용해야 하며, 결국 insulin이 필요하게 된다.

9) 초기 치료 약제의 선택

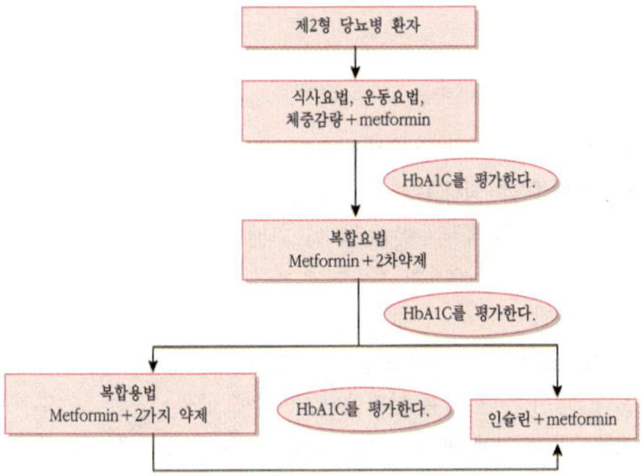

그림 5-17 제2형 당뇨병 환자의 치료 알고리즘

(1) Mild to moderate hyperglycemia(FPG 200～250mg/dL)
단일 경구약제요법에 잘 반응

(2) Severe hyperglycemia(FPG >250mg/dL) 또는 증상이 있는 고혈당 환자

① 병용 요법
- 한 약제에 잘 듣지 않으면 2차적으로 다른 약제를 하나 더하는 방법으로 조절해 나감
- 기전이 다른 2 약제를 사용하므로 효과는 부가적(additive)
- 2가지 약제로도 조절이 안 되면 한 가지를 더 더하거나 basal insulin을 사용

② 인슐린
- 빠른 혈당 조절이 포도당 독성을 줄여 인슐린 분비를 개선시킴
- 따라서 다른 경구 제제가 더 효과적으로 작용할 수 있으며, 심지어 인슐린을 끊을 수도 있음

여기서 잠깐 !!

- 당뇨병의 약물 치료에 기계적인 알고리즘은 없습니다. 전해질 불균형처럼 이것저것 계산해서 혈당을 조절할 수는 없습니다. 1차 약제로 metformin이 선호되고는 있습니다만 여러 가지 상황을 고려해서 각각의 환자에 맞는 조합을 찾아가는 것이 중요한데, 쉬운 일은 아닙니다.

당뇨병의 급성 합병증

1 급성 합병증

1) 당뇨병성 케톤산증(Diabetic Ketoacidosis ; DKA), 고혈당성 고삼투압 상태(Hyperglycemic Hyperosmolar State ; HHS)

(1) 둘 다 환자가 사망할 수 있는 몇 안 되는 내분비 응급 질환

(2) 임상적으로 구분이 어려울 경우도 있음

(3) DKA

① 제1형 당뇨병에서 흔히 발견되며, 제1형 당뇨병의 첫 증상으로 나타날 수 있으나, 이미 진단 받은 환자에서 더 많이 발생

③ 케톤산증에 의한 대사성 산증(increased anion gap)과 HHS에 비해 낮은 혈당 레벨(<600mg/dL)이 특징적

(4) HHS

① 제2형 당뇨병에서 흔함

② 높은 혈당에 따른 volume depletion이 특징이며, 산-염기 장애는 경미한 편

2 당뇨병성 케톤산증(DKA) 급성 합병증

1) 병태생리

(1) 유발인자

① 인슐린 사용 중단 : 가장 흔함

② 감염

③ Infarct(cerebral, coronary, mesenteric 기타)

④ 외상, 수술, 스트레스, 약물, 임신 등

여기서 **잠깐 !!**

• DKA 환자에서 중요한 것 중 하나가 유발인자를 찾아서 빨리 교정하는 것이다. DKA 자체보다는 유발인자가 환자의 mortality에 더 큰 영향을 미친다.

(2) 기전

① 인슐린의 상대적 또는 절대적 부족

② 길항 호르몬의 과잉(특히 글루카곤)

(3) 혈당이 올라가는 이유

① 인슐린 결핍

- Pyruvate가 포도당 합성에 잘 쓰이게 만들며, 해당작용을 억제
  → 포도당신생합성↑ & 해당작용↑(간)
- GLUT4 glucose transporter의 수 감소 → 포도당 섭취 & 사용↓(근육)

② 글루카곤, 카테콜아민의 증가 : 글리코겐분해의 증가

(4) 케톤체가 생기는 이유

① 인슐린 결핍과 카테콜아민, GH의 증가로 인해 지방세포에서 유리지방산의 분비가 과다하게 많아짐

② 일반인 : 유리지방산은 간에서 TG와 VLDL로 변환

③ DKA 환자 : 글루카곤이 높은 상태에서는 유리지방산이 주로 케톤체로 변환됨

④ 이런 케톤체는 중탄산염에 의해 중화되지만 케톤체의 양이 많아져서 중탄산염이 소진되면 산증(high-anion-gap)이 생김

2) 임상양상

(1) 위장관계

① 오심/구토

② 심한 복통(급성 췌장염과 비슷한 양상)

③ 심한 고중성지방혈증의 경우 급성췌장염으로 심한 복통이 생기기도 함

(2) 호흡기

① Kussmaul respiration(대사성산증에 대한 보상으로 깊고 빠른 호흡)

② 과일 냄새(과량 생산된 아세톤 때문에)

③ 빈호흡(Tachypnea)

(3) 고혈당 : 당뇨, 삼투성이뇨, 체액결핍(volume deletion) 등을 유발

(4) 심혈관계 : 저혈압, 빈맥(체액 결핍과 말초 혈관 확장 때문에)

(5) 신경계

① 기면, 혼수

② 뇌부종 : 어린이에게 잘 생김

3) 검사 소견

(1) 특징

① **Mild to moderate hyperglycemia : 250~600mg/dL**

② 케톤증(**Ketosis**)

③ 대사성 산증(**Metabolic acidosis : high-anion-gap**)

(2) 고혈당 : 250~600mg/dL

(3) 케톤체

① 케톤체 : Acetoacetate, acetone, β-hydroxybutyrate로 구성됨

② Nitroprusside를 이용한 dip stick 검사로 소변에서 acetoacetate와 acetone을 쉽게 측정할 수 있음

③ β-hydroxybutyrate

- DKA 환자에서 acetoacetate보다 3배 이상 합성됨
- 실제 체내 케톤체 양을 잘 반영
- 일반적인 검사로 측정이 어려움
- DKA가 호전되면 acetoacetate로 변환됨

여기서 잠깐 !!

- 역설적으로 DKA가 호전되면 urine에서 측정 가능한 ketone body가 일시적으로 증가합니다. 따라서 ketone body level로 치료 효과를 판정해서는 안 됩니다.

(4) 대사성 산증(increased anion gap)

① 케톤체를 중화시키기 위해 중탄산염이 사용됨

② 중탄산염이 소진되면 산증이 진행함

③ Arterial pH 6.8~7.3, plasma HCO_3^- <10mmol/L

④ 보상작용으로 과호흡(hyperventilation)이 일어남

(5) 혈장 내 K^+

① 체내 총 K^+는 감소된 상태

② 산증 때문에 높게 측정된다는 것을 염두에 두어야 함

여기서 잠깐 !!

- DKA 환자에서 정상 K^+ 레벨은 대부분 hypokalemia를 의미한다.

(6) 혈액량감소(Hypovolemia) : Creatinine↑, BUN↑

(7) 저나트륨혈증(125~135mEq/L)

① 혈당이 100mg/dL 증가 때 plasma Na^+는 1.6mEq/L씩 낮아지는 것처럼 보임

② 만약 DKA환자에 Na^+가 정상 범위로 측정되면 volume loss가 있는 것임

여기서 잠깐 !!

- 정상 혈당이 100이라고 가정했을 때 plasma glucose level이 500인 환자의 측정된 Na^+ 농도가 140mEq/L라면 실제로는 $140+1.6\times4=146.4$mEq/L이다. 즉 검사 결과는 정상으로 보이지만 환자는 dehydration 상태에 있다.

(8) 중성지방↑, amylase↑

① Amylase는 주로 salivary gland origin

② 중성지방 자체가 췌장염을 일으킬 수 있으므로 췌장염 의심되면 지질분해효소(lipase) 측정해야 함

(9) 백혈구증가증(Leukocytosis)

(10) 소변검사(Urinalysis)

① 케톤체 검출 : nitroprusside(dip stick) 검사 양성

② 포도당 양성

4) 감별진단

(1) Starvation ketosis : 굶어서 케톤체 과다생성

(2) Alcoholic ketoacidosis : bicarbonate >15mEq/L

(3) 다른 high-anion-gap 대사성 산증

5) 치료

- **기본적으로는 수액 치료, 인슐린 대체요법, 전해질 불균형 교정**
- 또한 유발요인을 찾아서 그에 따른 치료를 병행하는 것이 중요

(1) **Fluid : 보통 3~5L 결핍**

① **Normal saline 또는 Ringer's lactated solution을 2~3L/1~3시간(10~20mL/kg per hour) 투여**

② Urine output이 유지되고 혈류역학적으로 안정이 되는 것을 확인

③ 그 후에 0.45% saline 250~500mL/hour를 혈당이 250mg/dL로 떨어질 때까지 투여(∵나중에 생길 수 있는 고염소혈증을 방지하기 위해)

④ 그 후에는 고염소혈증 방지하기 위해 5% glucose+0.45% saline으로 변경

(2) **인슐린**

① K^+<3.3mEq/L면 K^+를 먼저 >3.3mEq/L로 교정한 뒤에 인슐린 투여

② 처음 Regular insulin 0.1U/kg IV

③ 이후 혈당이 250mg/dL 이하 혹은 acidosis 교정될 때까지 시간당 Regular insulin 0.1U/kg IV continuous infusion을 시행. 2~4시간 안에 반응이 없으면 2~3배로 속도를 올림

④ 이후 시간당 0.05~0.1U/kg IV로 감량

⑤ 식사 시작과 함께 가능한 빨리 지속성 인슐린과 속효성 인슐린을 조합하여 피하 주사를 투여

(3) 케톤산증(Ketoacidosis)

① 인슐린 투여 후 케톤산증이 완화됨

- 지질분해(Lipolysis) 감소
- 간에서의 케톤체 생성 감소
- 중탄산염 생산 증가
- 말초에서 케톤체의 사용이 증가

② 검사상의 문제로 케톤체가 일시적으로 증가하는 것처럼 보임

③ Normal saline 투여로 인한 hyperchloremic acidosis(serum bicarbonate : 15~18mEq/L)가 적절한 치료 후에 올 수 있으나 콩팥에서 중탄산염이 정상적으로 생성된다면 chloride가 배설되면서 정상으로 돌아옴

(4) 칼륨(Potassium)

① 평균적으로 total 3~5mEq/kg 결핍

② 결핍의 원인

- 인슐린에 의한 K^+의 세포 내 유입
- 산증 교정에 의한 K^+의 세포 내 유입
- 소변으로 K^+ 소실

③ 실제로는 결핍이 있으나 혈청 농도는 올라가 있을 수 있음

④ 인슐린 투여는 저칼륨혈증을 더욱 악화시킬 수 있음

→ K^+ < 3.3mEq/L면 K^+ 레벨을 교정하기 전에는 인슐린을 투여하면 안됨

⑤ K^+ 투여 시 유의사항

- Urine output이 원활한지 꼭 확인해야 함
- 목표 : plasma K^+ > 3.5mEq/L으로 유지하는 것이다. K^+ > 5.2mEq/L이면 정상 범위로 떨어질 때까지 K^+ 공급을 연기

⑥ 각 fluid 1L에 20~40mEq 섞는 것이 적당하나 F/U 과정에서 더 투여가능

(5) 중탄산염(Bicarbonate)

① **수액 주입 후에도 중증 이상(pH < 7.0)의 산증이 지속되는 경우가 아니라면 중탄산염의 보충은 권장되지 않음**

② 너무 빠른 산증 교정은 심장 기능 저하, 조직 산소공급의 저하, 저칼륨 혈증 악화를 초래함

(6) 인산염, 마그네슘(Phosphate, magnesium) : 심한 경우에만 투여 고려

6) 예후

(1) 적절한 치료 시 좋은 편 → 사망률 1% 미만

(2) 유발인자에 따라 사망률이 다름(유발인자를 빨리 찾아 교정해야 한다)

3 고혈당 고삼투압성 증후군(Hyperglycemic Hyperosmolar State, HHS)

1) 병태생리

(1) 유발인자

① DKA와 비슷함

② 감염(패혈증, 폐렴) : 가장 흔함

(2) 기전

① 수분 섭취 부족

② 상대적 인슐린 부족

- 간에서 포도당 생산 증가와 골격근에서 당 사용 이상으로 인하여 혈당이 상승
- 삼투성 이뇨(osmotic diuresis)
- 심한 탈수(~10L)와 고삼투압 상태

③ 케톤증(ketosis)이 없다.

아직 원인은 명확하지 않으나 인슐린 부족이 상대적이고 글루카곤 등의 길항호르몬이 높지 않기 때문이라고 생각됨

2) 임상양상

(1) 고령의 제2형 당뇨병 환자에 주로 발생

(2) 서서히 발생

(3) 증상

① 체중감소, 경구 섭취 감소, 다뇨 & 다음

② 심한 탈수

③ 결국 의식 상태의 변화(drowsiness, lethargy, coma)

여기서 잠깐 !!

- DKA의 특징인 GI 증상(N/V, abdominal pain)과 Kussmaul 호흡은 드물다!

3) 검사 소견

(1) 심한 고혈당 상태

혈당 : 600~1,200mg/dL 이상

(2) 심한 고삼투압 상태

Plasma osmolality >350mOsm/L

(3) 심한 탈수

① 콩팥전질소혈증(Prerenal azotemia) : BUN↑, creatinine↑

② Na^+: 정상이거나 약간 낮게 측정되나 실제로는 고나트륨혈증 상태(corrected plasma Na^+ : glucose 100mg/dL당 Na^+ 1.6mEq/L씩 보정)

4) 치료 : 많은 부분에서 DKA와 유사하다.

(1) 수액 요법

① **평균적으로 DKA보다 심한 9~10L의 탈수가 있음**

→ DKA보다 더 많은 fluid를 투여해야 함

② 서서히 증상이 시작되어 보통 오랜 기간 앓고 난 후에 병원 방문하기 때문에 탈수가 심한 상태

③ **초기 안정화(혈류역학적 안정을 위해)**

- **Normal saline 1~3L/2~3h**
- Na^+ >150mEq/L인 환자는 half saline을 투여

④ 그 후에는 free water deficit 교정이 필요

- Half saline을 투여
- Glucose <250mg/dL이 되면 5% DW를 투여
- 200~300mg/h의 속도로 투여하며 free water deficit은 1~2일에 걸쳐 교정하도록 함

여기서 잠깐 !!

- 급격한 교정은 뇌부종 등을 야기하므로 주의해야 한다.

(2) 인슐린 보충 : DKA의 인슐린 보충과 유사

(3) 칼륨 공급

① 대부분의 경우 필요

② 혈청 K^+을 여러 번 측정해야 함

5) 예후

(1) 사망률

~15%(DKA보다 훨씬 안 좋은 예후)

(2) 노인에서 잘생기며, 기저 질환이 있고, 병원에 오기까지 시간이 걸리므로 사망률 높음

표 5-8 DKA와 HHS의 검사실 소견

	DKA	HHS
Glucose(mg/dL)	250~600	600~1,000
Sodium(mEq/L)	125~135	135~145
Potassium	정상~↑	정상
Creatinine	약간 상승	중간 정도 상승
Osmolality(mOsm/L)	300~320	330~380
Plasma ketone	++++	±
Serum HCO_3^-(mEq/L)	<15	정상~약간 감소
Arterial pH	6.8~7.3	>7.3
Arterial Pco_2(mmHg)	20~30	정상
Anion gap	상승	정상~약간 상승

당뇨병의 만성 합병증

1 개요

1) 특징

꼭 알아둡시다!!

분류

- Microvascular
  - Eye disease
    - Retinopathy(Nonproliferative/proliferative)
    - Macular edema
  - Neuropathy : Sensory and motor(mono- and polyneuropathy), Autonomic
  - Nephropathy(albuminuria, declining renal function)
- Macrovascular
  - Coroanry heart disease
  - Peripheral arterial disease
  - Cerebrovascular disease
- Other
  - GI(gastroparesis, diarrhea)
  - Genitourianry(uropathy/sexual dysfunction)
  - Dermatologic
  - Infectious
  - Cataract/glaucoma/periodontal disease/hearing loss 등

(1) 가장 중요한 위험인자는 고혈당의 지속기간

① 미세혈관 합병증은 지속적인 고혈당이 직접적인 영향을 미침

② 혈당 조절로 인한 대혈관 합병증의 감소는 뚜렷하지 않음(혈압, 고지혈증 등의 다른 원인이 복합적으로 작용하는 것 같다)

(2) 당뇨병은 **성인 실명, 말기콩팥기능상실, 사지 절단(사고 외)**의 가장 큰 원인임

(3) 심혈관계 질환의 위험을 2~4배 증가시킴

(4) 무증상 기간이 긴 제2형 당뇨병에서는 진단 시에 벌써 만성 합병증을 가지고 있는 경우가 많음

2) 발병기전

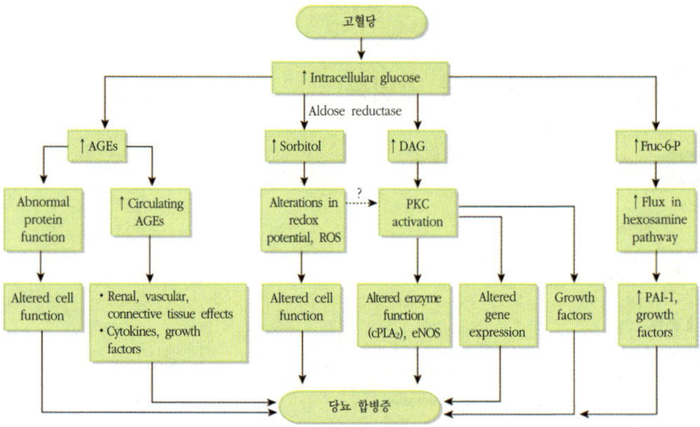

그림 5-18 당뇨병 만성 합병증의 기전

(1) Advanced glycosylation end products(AGEs)

① 비효소적으로 세포내, 외의 단백질이 당화(glycosylation)됨

② 죽상경화증(Atherosclerosis)을 촉진하고, glomerular dysfunction을 초래, 또한 산화질소(NO)의 합성이 감소되며, 세포외기질의 구조가 변경됨

(2) Sorbitol pathway

① 보통 세포내 포도당은 인산화를 통해 해당작용을 거침

② 혈당이 높아지면 포도당은 aldose reductase에 의해 sorbitol로 변환됨

③ 세포내 삼투압 증가 및 reactive oxygen의 증가로 세포 기능이 저하됨

(3) Diacylglycerol(DAG)

① 혈당이 올라가면 DAG 생성이 증가

② Protein kinase C(PKC)를 활성화 → 여러 gene의 transcription을 방해

(4) Fructose-6-phosphate(via hexamine pathway)

① Endothelial NO 생성 저하

② TGF-beta, PAI-1의 발현 변화

3) 혈당 조절과 합병증

주된 연구들과 그 결과들을 살펴보면,

(1) DCCT(Diabetes Control and Complication Trial)

① 1,400명 이상의 **제1형 당뇨병** 환자를 대상으로 한 randomized multicenter clinical trial

② 혈당 조절은 소혈관 합병증을 줄이는 것으로 나타남

(2) UKPDS(United Kingdom Prospective Diabetes Study)

① **제2형 당뇨병** 환자 5,000명 이상을 대상으로 한 대규모 study

② 혈당 조절과 당뇨 합병증에는 연속적인 상관관계가 있음

③ 혈압 조절이 소혈관 및 대혈관 합병증을 줄이는데 매우 큰 효과가 있음

(3) Kumamoto study : 마른 체형의 일본인 제2형 당뇨병 환자를 대상으로 한 소규모 study

(4) 위 study들의 공통적인 결론

① 당뇨병의 종류에 상관없이 conventional therapy에 비해 intensive therapy를 받은 쪽이 합병증이 적었음

② 제2형 당뇨병에서는 조기 진단과 철저한 혈압조절의 병행이 중요함

2 안과적 합병증

1) 역학

(1) 미국에서 **성인 실명의 가장 큰 원인**

(2) 당뇨 환자의 실명 위험은 일반인의 25배

(3) 당뇨병을 앓은 기간과 혈압이 위험인자임

(4) 비증식성 망막병증과 증식성 망막병증의 2 stage로 구분됨

2) 분류 및 병태생리

(1) 비증식성 망막병증(Non-Proliferative Diabetic Retinopathy, NPDR)

① 당뇨병 발병 후 8～12년 후에 발생함

② 20년 이상 된 당뇨병 환자들은 대부분 NPDR을 갖고 있음

③ 특징

- Retinal vascular microaneurysm
- Blot hemorrhage
- Cotton wool spot(면화반)

④ 시간이 지나면서 점점 진행하여 이러한 변화들은 결국 망막허혈을 유발

⑤ 모든 NPDR 환자가 PDR로 진행하는 것은 아니나 NPDR이 심할수록 PDR로 잘 진행

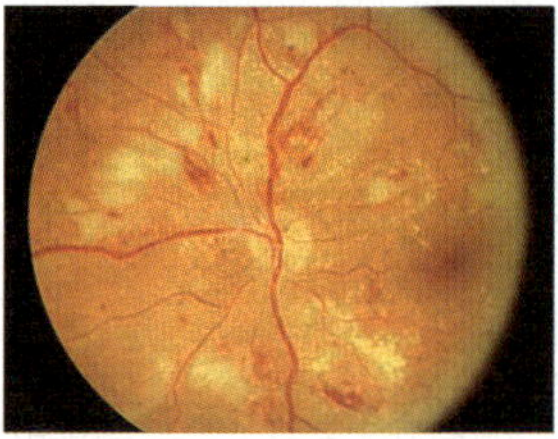

그림 5-19 NPDR. intraretinal hemorrhage가 여러 개 보이며, cotton wool spot이 밝게 보인다.

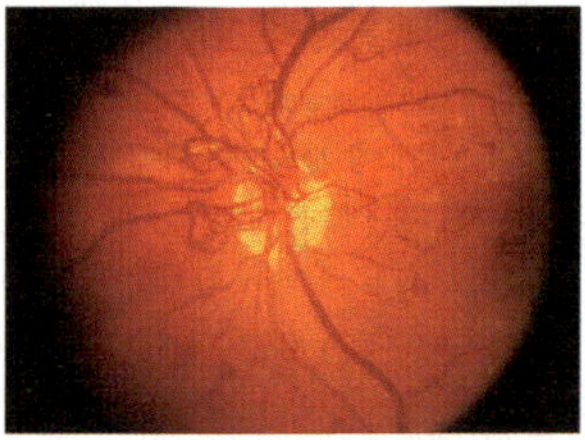

그림 5-20 PDR. Optic disc 주위로 신생혈관들이 보인다.

(2) 증식성 망막병증(Proliferative Diabetic Retinopathy, PDR)

① **망막 저산소증에 따른 신생혈관 형성이 가장 중요한 특징**

② 이런 신생 혈관들은 쉽게 파열됨

③ 유리체(vitreous body)의 출혈과 섬유화를 일으키며 결국에는 망막 박리가 일어나 실명하게 됨

④ 치료 받지 않은 PDR은 당뇨병 운동요법시 상대적 금기가 됨

3) 치료

(1) 예방

① 가장 중요, 조기에 진단하여 치료 시작하면 대부분 실명을 막을 수 있음

② 매년 정기적 안저 검사가 필요

(2) 적극적인 혈당과 혈압 조절

(3) 레이저 광응고(Laser photocoagulation) : 시력을 보존하는데 아주 효과적인 치료

3 당뇨병성 신병증

1) 개요

(1) 말기 및 만성 콩팥기능상실의 가장 큰 원인

(2) 당뇨병 관련 이환율과 사망률의 주요 원인

(3) **거의 대부분의 환자에서 망막병증을 동반함**

2) 진행 단계

(1) 제1형 당뇨병 : 전형적인 단계를 거쳐 질병의 경과를 예측하기 쉬움

① 과여과 단계

→ 초기 사구체 혈류 증가와 콩팥 크기 증가로 인해 GFR 증가

② Normoalbuminuria

- 제1형 당뇨병 발병 후 첫 5년간
- 사구체 여과율 정상화
- 50%의 환자는 이 단계에서 진행을 멈춤

③ 미세알부민뇨(microalbuminuria) 단계(**incipient nephropathy**)

- 제1형 당뇨병 발병 후 5～10년 경과되면 발생함
- 30～299mg/day in a 24-h urine collection or 30～299μg/mg creatinine (albumin/creatinine) in a spot urine
- 혈당 조절 등의 치료로 신기능의 악화를 정상화 시킬 수 있는 마지막 단계
- ～50%의 환자는 10년 안에 거대알부민뇨(macroalbuminuria)로 진행

④ 현성 단백뇨(overt proteinuria) 단계

- 거대알부민뇨가 발생하면 GFR은 회복되지 않고 계속 떨어짐
- 병리학적으로 비가역적인 변화가 생겨 당뇨콩팥병증의 진행을 막거나 되돌릴 수 없음
- 약 50%의 환자가 7～10년 안에 투석하게 됨
- 혈압 상승을 동반하는 경우가 많음
- 현성 단백뇨 발생 : ≥300mg/day

⑤ 말기 콩팥병 단계(End stage renal disease)

- 투석이 필요하게 됨

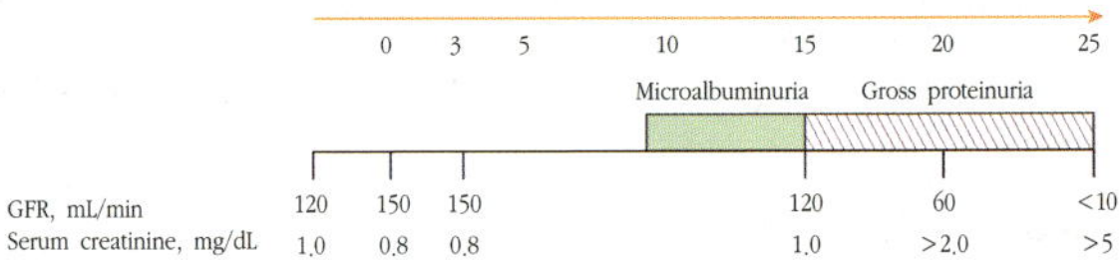

그림 5-21 Diabetic nephropathy의 경과 양상

(2) 제2형 당뇨병 → 제1형 당뇨병과는 조금 다름
  ① 무증상 고혈당이 오래 지속된 경우가 많음
  ② 진단 당시 미세알부민뇨나 거대알부민뇨가 동반되어 있을 수 있음
  ③ 미세알부민뇨가 예후를 진단하는데 제1형 당뇨병 만큼 정확하지 않고 경과도 비전형적임
  ④ 혈압에 의한 단백뇨가 흔함
  ⑤ 그 외 에도 CHF, 전립샘 질환, UTI 등이 albuminuria에 많은 영향을 미침

(3) 기타 고려사항
  ① **Type Ⅳ renal tubular acidosis(RTA)**
    • 특별한 이유 없이 고칼륨혈증 발생한 당뇨병 환자에서 한 번 고려해 보아야 함
    • ACEi, ARB 등을 쓰는 환자에서 더욱 악화될 수 있음
  ② **Radiocontrast-induced nephropathy**
    • 위험 인자 : 체액 결핍, 기존의 콩팥병증
    • 예방 : 검사 전후의 수분공급, Cr F/U

3) 치료

(1) **혈당 조절을 통한 예방이 가장 중요**

(2) 미세알부민뇨를 계속 screening함(보통 1년마다)

(3) **혈압 조절 : <140/90mmHg**

(4) **ACEi or ARB 투여**
  ① 미세알부민뇨 환자 : 거대알부민뇨로의 진행을 억제
  ② 거대알부민뇨 환자 : GFR의 하강 속도를 늦춘다.
    → 따라서 당뇨병성 콩팥병증 때 1차 항고혈압 약제임
  ③ 신기능 보호 효과가 있기 때문에 고혈압이 아닌 경우에 쓰기도 함

(5) ACEi, ARB로도 조절되지 않는 고혈압에서는 CCB, BB 이뇨제를 사용

(6) 고지혈증 조절 : 투석하고 있는 환자의 가장 큰 사망원인은 죽상동맥경화증이므로 철저한 조절이 필요

(7) ADA에서 더 이상 단백질 섭취 제한은 권고되지 않음

4 당뇨병성 신경병증

1) 개요

(1) 다발성 신경병증, 단발성 신경병증, 자율신경병증으로 나타남

(2) 진단은 주로 다른 신경병증을 배제하면서 이루어짐

(3) 오랜 기간 동안 1, 2형 당뇨병에 이환된 환자의 ~50% 정도에서 나타남

(4) 고혈당, 비효소적 당화, 산화스트레스, 허혈/저산소증, 신경성장인자 이상, 폴리올 경로 활성화, 면역학적 이상 등이 복합적으로 작용하여 발생함

2) 다발성 신경병증(Polyneuorpathy)

(1) 원위부 대칭성 다발성 신경병증(Distal symmetric polyneuropathy)

① 당뇨병성 신경병증 중 **가장 흔한 형태**

② 증상

- 50%의 환자에서 무증상
- 따끔거리거나 찌르는 듯한 통증, 화끈거림
  → 진행되면 통증은 가라앉지만 감각 소실은 영구적으로 남음
- 말초 감각 이상(hyperesthesia, paresthesia, dysesthesia 등)
- 주로 하지에 발생하며 밤이나 쉬고 있을 때 악화되는 특징
- 발 끝(stocking pattern), 손 끝(glove pattern)에서 proximal side로 진행

③ 운동 이상은 거의 없음

(2) 다발성 척수신경근병증(Polyradiculopathy)

① 척추 신경근을 따라 발생하는 심한 통증이 특징적

② 운동 약화가 동반될 수 있음

③ 주요 침범 장소

Intercostal or truncal radiculopathy, lumbar plexus or femoral nerve(diabetic amylopathy)

④ 1년 내에 저절로 소실됨

3) 단발성 신경병증(Mononeuropathy)

(1) 단일 신경 분포를 따라 운동/감각 신경 이상

(2) 운동 신경 침범이 특징적

(3) 상당히 드물다. 그중에서는 CN **Ⅲ 침범이** 흔함

(4) 증상 : 갑작스러운 복시, 안검하수, 안근마비(opthalmoplegia)

(5) 동공반사는 정상

4) 자율신경병증(Autonomic neuropathy)

(1) **심혈관계** : **기립성 저혈압**, 휴식 시 빈맥, 돌연사

(2) **위장관** : **위마비(gastroparesis), 배변 장애**

(3) **배뇨/생식기** : **배뇨 장애(방광 감각 저하, 잔뇨),** 성기능 장애(성욕감퇴, 발기부전, 분비액 감소 등)

(4) 교감신경계 : 상지 다한증/하지 무한증
→ 족부 궤양 위험성 증가

(5) 길항 호르몬 분비 감소
→ **Hypoglycemic unawareness** : 저혈당 인지가 불가능해져 매우 위험한 저혈당 상황에 빠질 수 있음

5) 치료

(1) 예방

① 당뇨병성 신경병증의 치료는 만족스럽지 못함
→ 예방이 가장 중요

② 혈당 조절 : 혈당이 조절된다고 꼭 증상이 조절되는 것은 아님

③ 혈압, 고지혈증 : neuropathy의 위험인자이므로 꼭 조절

④ 금연, 금주, B_{12}, folate 보충

(2) 증상 조절

① 통증 : 항우울제(TCA, SNRI) 또는 anticonvulsant(gabapentin, pregabalin…)
현재 duloxetine(SNRI), pregabalin, gabapentin, amitryptilline 등이 사용됨

② 기립성 저혈압 : 적절한 염분 섭취, 압박 스타킹

여기서 잠깐 !!

- **TCA** : Tricyclic Antidepressant
- **SNRI** : Serotonin Norepinephrine Reuptake Inhibitor

5 심혈관계 질환

1) 개요

(1) 당뇨 환자는 관상동맥 질환, 뇌혈관 질환, 말초 동맥 질환, 급사의 위험이 일반인에 비해 높고, 발생 시 사망률도 높음

(2) 당뇨 환자의 80%는 심혈관계 합병증으로 사망

(3) 뇌경색의 위험성이 일반인보다 3배 이상 증가(뇌출혈은 감소)

2) 관상동맥 질환(coronary arterial disease)

(1) 당뇨 환자의 관상동맥 질환 특징

① MI를 앓지 않은 제2형 당뇨병 환자의 관상동맥 질환 위험도는 당뇨를 앓고 있지 않은 MI 과거력 환자의 위험도와 비슷

② 관상동맥 질환+당뇨 환자의 예후는 단독 관상동맥 환자보다 나쁨

③ Multi-vessel disease가 흔하다.

④ 당뇨 환자에서는 silent MI(흉통 없는 MI)가 많으므로 major surgical procedure 전에 심기능 평가가 필요

(2) 위험 인자

① 일반적 심혈관계 질환 위험인자

이상지질혈증, 고혈압, 비만, 운동량 결핍, 흡연

② 당뇨 환자에서 더 흔한 특이적인 위험인자

미세알부민뇨, 거대알부민뇨, serum Cr ↑

여기서 잠깐 !!

• 위의 risk factor 외에 Insulin resistance는 당뇨의 유무에 상관없이 심혈관계 질환의 위험인자입니다(높은 인슐린 레벨은 atherosclerosis를 조장한다).

(3) 치료

① 기본적으로는 비당뇨 환자와 같다(PCI or CABG).

② 초반 시술 성공률은 비슷하나 재협착은 더 많고, 장기간 유지율은 더 낮음

③ 혈당 조절

불행히도 혈당 조절만으로 대혈관 합병증을 줄일 수 있다는 명확한 증거는 없고, 따라서 고지혈증, 혈압 등의 위험인자를 같이 조절해야 함

④ 항혈소판 요법(Antiplatelet therapy) : 아스피린

• 현재 이차 예방으로 사용됨

• 하지만 고위험군에서는 일차예방으로 권장됨

3) 이상지질혈증

(1) 개요

① 가장 흔한 양상은 중성지방 상승, HDL 감소

② LDL

- 당뇨가 LDL 레벨에 영향을 주지는 않지만, LDL particle 중 좀 더 atherogenic 한 small dense particle의 숫자가 많아짐
- 심혈관계 질환의 예방을 위해 LDL의 감소가 첫 번째 목표가 됨

(2) **치료목표**(당뇨를 앓고 있지 않으면서 MI를 겪은 환자와 같음)

다음 순서대로 목표치를 맞추어 나감

① **LDL <100mg/dL**

당뇨 환자가 심혈관계 질환을 갖고 있다면 LDL <70mg/dL가 권장됨

② HDL : 남자는 40mg/dL 이상, 여자는 50mg/dL 이상

③ 중성지방 <150mg/dL

(3) 치료방법

① 생활습관 변화(금연, 운동, 식사 변화 등), 체중감소

② 혈당 조절하면 중성지방↓, HDL↑

③ 약물 치료

(4) Dyslipidemia의 약물 치료 → 자세한 것은 chapter 7 참조

① **HMG-CoA reductase inhibitor(statin 계열)** : LDL 감소, 주로 사용됨

ADA에 따르면 40세 이상에서, CHD나 CHD 관련 위험인자가 있으면 LDL 수치에 관계없이 사용

② Fibric acid derivatives(gemfibrogil) : 중성지방 감소, HDL 증가

③ Nicotinic acid : HDL 증가, 그러나 고용량에서 혈당을 올리고 인슐린 저항성을 증가시킴

4) 혈압 조절

(1) 목표

140/80mmHg 이하(나이가 젊은 경우 130/80mmHg 미만을 권고하기도 함)

(2) 생활 습관 교정

① 체중감소, 운동, 저염식

② 필수적이기는 하나 각 방법마다 내릴 수 있는 혈압의 한계가 있음

(3) 약물 치료

① ACEi or ARB

- 일차 약제
- 제1형 당뇨병+고혈압+알부민뇨 환자에서 신병증의 진행을 막음
- 제2형 당뇨병+고혈압+미세알부민뇨 환자에서 거대알부민뇨 진행 늦춤

② CCB(Calcium Channel Blocker)

- 당수치와 지질 수치의 변화는 없음
- Dihydropyridine계열(amlodipine, nifedipine)보다 non-dihydropyridine계열이 선호된다(verapamil, diltiazem).

③ β-blocker

- 인슐린 저항성을 증가시키지만 심혈관계 문제를 줄임
- 저혈당 증상을 masking 할 수 있지만 대부분의 환자에게 안전하게 쓸 수 있음 → 심혈관계 문제를 가졌던 환자에게는 꼭 사용을 고려

④ α-blocker : 자율신경병증 있을 경우 기립성 저혈압을 악화시킴

⑤ 혈중 칼륨과 신기능 모니터가 수반되어야 함

⑥ 혈압 조절이 잘 되지 않는 경우 신혈관성 고혈압 고려

여기서 **잠깐 !!**

- β-blocker는 cardiovascular event를 확실히 줄일 수 있기 때문에 금기증만 없다면 MI를 앓고 난 환자에 있어서는 β-bllocker의 사용을 주저해서는 안 됩니다.
- Thiazide, β-blocker, ACEi, ARB → MI, stroke 감소

6 당뇨병성 족부 병변(Diabetic Foot)

1) 개요

(1) 비외상성 하지 절단의 가장 큰 원인

(2) 당뇨병 환자의 15%에 족부 궤양이 발생함(great toe & MTP area).

2) 원인 : 복합적

(1) **말초 신경병증**

① 통증을 못 느껴 정상적인 보호기전이 작동하지 않음, 외상 못 느낌

② 고유감각(Proprioception)의 이상 → 걷는 동안 무게 배분 이상 못 느낌

(2) **발의 기형**

① 족부 근육의 이상 유발

② 구조적 변화 : Hammer toe, claw toe deformity, Charcot joint

(3) **족부 무한증(땀이 안 난다)** : 피부 건조와 열상 유발

(4) **말초혈관 질환, 상처치유 지연** : 족부 혈류 감소, 상처 부위의 이차 감염 증가

3) 진단

(1) Plain radiography

(2) Bone scan : 3-phase scan이 골수염(osteomyelitis) 감별에 도움이 된다.

(3) MRI : 제일 특이적

(4) Angiography : 조영제로 인한 신독성의 위험이 있음

4) 치료 및 예방

(1) 예방 : 치료보다는 예방이 더 중요

꼭 알아둡시다!!

당뇨 환자의 발 관리

- 절대 맨발로 다니지 말 것
- 발에 뜨거운 물이나 핫 팩을 대지 말 것
- 매일 발을 관찰할 것. 발바닥은 거울을 이용하여 관찰할 것
- 매일 발을 잘 닦고 발가락 사이는 완전히 말릴 것
- 건조한 피부에 크림을 발라 갈라짐을 방지할 것
- 발에 잘 맞고 충격 흡수가 잘 되는 신발을 신을 것
- 새로운 신발은 천천히 적응할 것
- 밤에는 약간 더 큰 신발을 신을 것(밤에는 발 size가 커짐)
- 발톱을 넉넉하게 일자로 자를 것
- 이상이 있을 때는 즉시 의료진에게 알릴 것
- 전문가에게 주기적으로 족부 진찰을 받을 것

(2) 치료 원칙(ADA)

① Off-loading(발의 부하 제거)

② Debridement(괴사조직 제거)

③ Wound dressing(수분 공급과 상처 보호)

④ Appropriate use of antibiotics(Multiorganism을 cover해야 한다.)

⑤ Revascularization(혈관의 재관류)

⑥ Limited amputation(부분적 절단)

(3) 치료

① 연조직염(Cellulitis)

- 궤양 없이도 생길 수 있음

- Anaerobes를 cover하는 광범위 항생제를 사용

② 궤양(Ulcer)
- 발바닥쪽에 잘 생김
- Multi-organism에 의해 생김
- 궤양 표면에서 시행하는 세균배양 검사는 별로 도움이 안 됨
- 흡인하거나 배농을 통해 궤양 바닥에서의 세균배양이 필요
- 광범위 항생제 사용

③ 골수염 : 광범위 항생제 사용 및 가능하면 죽은조직 제거(debridement)

④ 항생제
- 연고 제제의 항생제는 거의 도움 안 됨
- 광범위 항생제를 사용하고도 치료 효과가 없다면 *P. Aeruginosa*나 MRSA를 cover해야 함

7 기타 합병증

1) 위장관계

(1) 위마비(Gastroparesis)

① 위배출의 감소

② 방사성표지 식이(Radiolabled meal)를 먹은 후 찍는 핵의학 검사로 진단

③ 치료
- 소화하기 쉬운 음식(섬유소와 지방이 적은 식사)을 소량씩 자주 먹음
- 위장운동 촉진제 : metoclopramides, domperidone
- Erythromycin

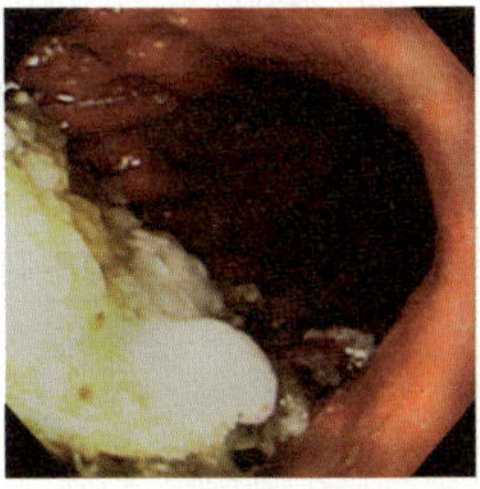

그림 5-22 DM gastropathy 환자의 내시경 소견.
Overnight NPO를 시켜도 위에 음식물이 남아 있다.

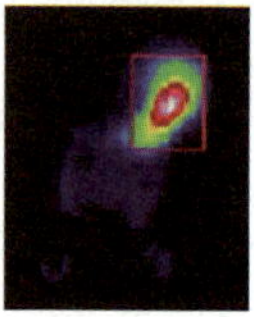

Time(mn)	Retention
30	89%
60	79%
90	70%
120	62%

그림 5-23 Radioisotope gastric emptying test. 2시간이 지나도 위에 62%의 음식이 남아 있다.

(2) 변비와 설사

① 소장과 대장의 운동성이 변화

② 세균 과증식이 없다면 설사에는 loperamide를 사용할 수 있음

2) 비뇨 생식기

(1) 배뇨 장애

① 원인 : 방광의 수축력 약화

② 증상 : 배뇨 지연, 잔뇨감, 요실금, UTI의 재발

③ 치료 : Bethanechol(cholinergic agonist)

(2) 성기능 장애

① 당뇨병성 신병증의 초기증상으로 나타남

② 발기부전, 역행성사정(retrograde ejaculation)

③ 치료 : 비아그라(Sildenafil)

3) 감염

(1) 당뇨 환자에서 감염이 많은 이유

① 세포 매개 면역(Cell-mediated immunity)이 감소

② 포식세포의 기능이 감소

③ 혈류가 감소

(2) 일반인에게서 생기는 감염도 더 잘 생기고, 심하게 생기지만 일반인에게는 드문 감염증을 동반하기도 함

① Rhinocerebral mucormycosis

② Emphysematous infection(GB & urinary tract)

③ Invasive otitis externa

(3) 철저한 혈당 조절이 예방과 치료의 목표

4) 피부 병변

(1) 가장 흔한 피부 병변 : 상처치유 지연 & 피부 궤양

(2) 당뇨병성 피부병증(pigmented pretibial papules)
경골앞 부분에 반복적인 작은 외상 때문에 생김

(3) 흑색가시세포증(Acanthosis nigricans)
① 목, 겨드랑이, 폄쪽 면에 hyperpigmented plaque
② 심한 인슐린 저항성이 있을 때 흔함

당뇨병과 연관된 특수 상황

1 입원 환자의 혈당 관리

1) 개요

(1) 혈당이 조절되지 않은 환자는 치료 효과가 좋지 않음

(2) 입원 환자에게 흔한 전신 감염, 마취, 수술, 동반질환 등은 인슐린 요구량을 증가시키고 인슐린 저항성을 유발함(길항 호르몬과 여러 사이토카인 등이 연관된다)

2) 기본사항

(1) 식사를 하지 못하거나 중환일 경우 IV infusion이 도움이 됨

(2) Infusion에는 주로 RI를 이용한 insulin infusion(IV)을 사용함

(3) IV RI의 짧은 반감기 때문에 infusion이 끝난 후 인슐린 부족현상이 나타나기 쉬움
① 따라서 infusion을 끝내기 전에 지속형 인슐린을 피하로 주사하고 그 후에 혈당이 올라가면 속효성 인슐린으로 조절(scheduled insulin)
② 지속형 인슐린 없이 속효성 인슐린만으로 혈당을 조절하는 방법은 수술환자에게 사용하여서는 안됨(sliding scale insulin)

여기서 **잠깐 !!**

• 포도당 용액+속효성 인슐린+KCl 혼합용액(GIK solution)이 많이 사용된다.

3) 제1형 당뇨병

(1) 환자가 수술을 받거나 중환일 경우 IV infusion 또는 지속형 인슐린의 피하 주사로 계속적인 인슐린 공급이 필요

(2) 수술 시간의 연장이나 회복실에서의 대기 시간 증가에 따라 인슐린이 부족한 기간이 길어질 수 있으며 이는 DKA를 일으킬 수 있음
(3) 저혈당을 피하기 위해 포도당 용액이 필요할 수 있음
(4) 인슐린 정주 : 보통 RI를 사용한 IV infusion이 지속형 인슐린의 피하주사보다 더 선호(0.5～1.0units/h of RI)
(5) 인슐린 피하 주사
① 국소 마취 하에 시행하는 간단한 수술이나 진단 검사일 경우
② 평소 사용하는 지속형 인슐린의 30～50%
③ 시술 후에 환자 본래의 인슐린 스케줄로 돌아가기가 편함

4) 제2형 당뇨병

(1) 경구 혈당 강하제
① 경구 혈당 강하제는 인슐린 요구량과 포도당 섭취가 급변하는 상황에서 혈당 조절이 불가능
② Sulfonylurea : 작용 시간이 길어 금식 시 저혈당의 위험이 큼
③ Metformin : 방사선 조영제 사용 시, 또는 CHF, acidosis, 신기능 장애 시 투약을 중단해야 함
(2) 인슐린 : RI infusion이나 지속형 insulin(25～50% 감량해서)+식전 속효성 insulin을 사용할 수 있음

2 Steroid

1) 인슐린 저항성을 증가시키고, 간에서 당 생산을 증가시키고, 인슐린 분비를 억제
2) 당뇨 환자에서 혈당 조절을 악화시키고 정상인에서 당뇨를 일으킬 수 있음(steroid induced diabetes)
3) FPG >200mg/dL이면 경구 제제에 반응하지 않을 가능성이 커 인슐린 사용이 필요할 수 있음

3 임신과 당뇨

1) 개요

(1) 임신과 당뇨의 관계
① 임신 시 인슐린 저항성이 증가함
② 고인슐린혈증이 나타남

(2) 원인

① 태반에서 GH, CRH, placental lactogen 등의 당뇨 유발성 호르몬 분비

② 산모의 지방 조직 증가와 운동 부족 등

2) 임신성 당뇨(Gestational DM ; GDM)

(1) 정의 : 당뇨 병력이 없는 산모가 임신 중 진단된 당뇨병

(2) 역학

① 임신 여성의 약 4%(인종마다 매우 다양함)

② 혈당이 조절된다면 reproductive capacity는 정상인과 차이가 없음

(3) 기전

① 임신 자체가 당뇨병 유발 상황임(diabetogenic)

② 이런 인슐린 저항성의 증가가 임신성 당뇨로 나타남

(4) 선별검사 : 50g OGTT(Oral Glucose Tolerance Test)

① 대상 : 위험인자가 있는 임신 24~28주 사이의 산모

② 방법 : 식사와 관계없이 50g glucose 투여(물에 타서 먹는다)

③ 결과 확인 : 1시간 후 확인. plasma glucose ≥140mg/dL이면 100g OGTT 시행

여기서 잠깐 !!

- Risk factor에 Asian이 있어서 그런지 우리나라에서는 모든 산모가 시행하고 있습니다. 따라서 다른 risk factor를 외울 필요는 없을 것 같습니다.

(5) 확진검사 : 100g OGTT

① 8시간 금식(overnight fasting) 후 혈당을 측정

② 100g glucose 투여 후 3시간 동안 1시간마다 혈당을 측정(다음 4가지 기준 중 2가지 이상이면 GDM으로 확진한다)

꼭 알아둡시다!!

- Fasting serum glucose concentration >95mg/dL(5.3mmol/L)
- One-hour serum glucose concentration >180mg/dL(10mmol/L)
- Two-hour serum glucose concentration >155mg/dL(8.6mmol/L)
- Three-hour serum glucose concentration >140mg/dL(7.8mmol/L)

(6) 치료

① 인슐린

- 혈당 측정을 자주 해야 함
- 임신 중 치료목표 : FPG는 90mg/dL 식사 1시간 후 혈당은 120mg/dL

• 출산 시 치료목표 : 혈당이 70~90mg/dL 사이에 오도록 조절

② 경구 혈당 강하제 : 기형유발물질이므로 복용 금지

③ 치료적 체중감량은 하지 않음

(7) 예후

① 고농도의 혈당은 기형유발인자(teratogen)로 작용함
포도당은 태반을 통과할 수 있으나 인슐린은 통과하지 못함
→ 산모의 고혈당은 태아의 인슐린 분비를 자극시켜 태아를 거대아(macrosomia)로 만듦

② 혈당 조절을 잘 하면 태아의 이환율/사망률은 비당뇨 임산부의 태아와 차이 없음

③ 하지만 임신성 당뇨 산모의 태아는 비만이 될 가능성이 크며, 당뇨가 사춘기 때 시작될 가능성이 있음

④ 분만 후 30~40%의 산모는 5~10년 이내에 제2형 당뇨병 발병함
→ F/U이 중요!

저혈당

1 개요

1) 정의(Whipple's triad)

(1) 저혈당에 합당한 증상

(2) 낮은 혈중 포도당 농도(<55mg/dL)

(3) 혈당이 올라간 후 증상 호전

여기서 잠깐 !!

• 개인마다 저혈당에 관한 반응 및 최저 혈당치가 다르므로 객관적인 수치로 저혈당을 진단하지는 않습니다.

2) 호르몬의 변화

(1) 인슐린

① 생리적 수준에서 혈당이 떨어졌을 때 가장 중요하고 가장 먼저 일어나는 것은 인슐린 레벨의 감소임

② 이를 통해 간내 당원분해 및 포도당 신생 합성은 촉진되고, 말초 조직에서는 포도당 사용이 감소함. 또한 지질분해와 단백분해가 진행되어 포도당 신생

합성을 위한 전구물질이 생성됨

③ 혈중 포도당 80~85mg/dL에서 분비 감소됨

(2) 길항 호르몬

① 길항 호르몬은 혈당이 생리적 기준보다 낮을 때 분비되기 시작함

② **글루카곤**

- **저혈당에 대한 두 번째 방어기전(인슐린을 제외하면 첫 번째)**
- 간내 당원분해를 자극

③ 에피네프린

- 간내 당원분해 및 포도당 신생 합성을 자극함
- 글루카곤이 불충분할 때 중요한 역할을 함

④ Cortisol, GH : 저혈당이 오래 지속될 때 작용함

여기서 잠깐 !!

- 저혈당에 대한 첫 번째 반응은 길항 호르몬의 증가가 아니라 인슐린의 감소입니다.

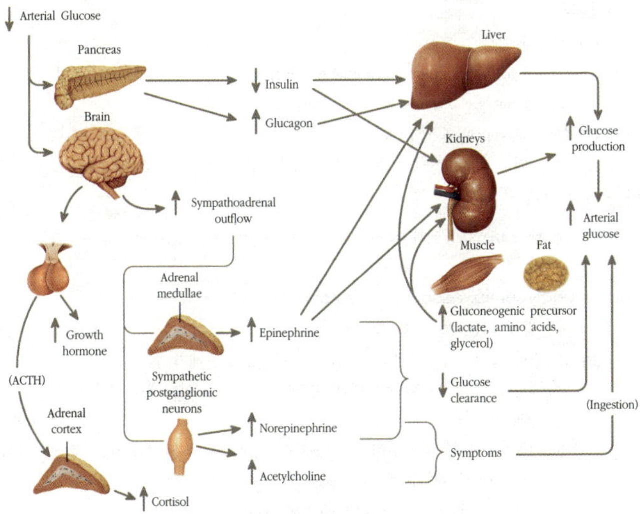

그림 5-24 포도당의 혈중 항상성-저혈당의 예방 및 교정 기전

표 5-9 Physiologic responses to decreasing plasma clucose concentrations

Response	Glycemic Threshold, mmol/L(mg/dL)	Physiologic Effects	Role in the prevention or Correction of Hypoglycemia(Glucose Counterregulation)
↓ Insulin	4.4~4.7 (80~85)	↑ R_a(↓ R_d)	Primary glucose regulatory factor/first defense against hypoglycemia
↑ Glucagon	3.6~3.9 (65~70)	↑ R_a	Primary glucose counterregulatory factor/second defense against hypoglycemia
↑ Epinephrine	3.6~3.9 (65~70)	↑ R_a, ↓ R_c	Third defense against hypoglycemia, critical when glucagon is deficient
↑ Cortisol and growth hormone	3.6~3.9 (65~70)	↑ R_a, ↓ R_c	Involved in defense against prolonged hypoglycemia, not critical
Symptoms	2.8~3.1 (50~55)	Recognition of hypoglycemia	Prompt behavioral defense against hypoglycemia(food ingestion)
↓ Cognition	<2.8(<50)	—	(Compromises behavioral defense against hypoglycemia)

3) 증상

(1) 신경계 증상

① Adrenergic Sx.(norepinephrine & epinephrine) : 심계항진, 불안, 떨림

② Cholinergic Sx. : 발한, 허기(hunger), 감각이상

(2) Neuroglycopenic(CNS) Sx.

행동 변화, 의식 혼란, 피로감, 의식저하, 발작 → 지속되면 사망

여기서 **잠깐 !!**

• 보통 autonomic symptom이 먼저 나타나 환자가 저혈당에 대해 반응(사탕을 먹는 등)하게 만든다.

4) Hypoglycemia-associated autonomic failure

(1) 저혈당에 대한 방어기전 교란

① 길항호르몬 작용 이상과 저혈당 인지불능이 문제가 됨

② 예전에 일어난 저혈당에 따른 결과이며 한 번 일어나게 되면 악순환을 반복하게 됨

③ 회복하는데 2~3주 걸리기 때문에 한 번 저혈당에 빠진 환자는 그동안 다시 저혈당에 빠지지 않게 하는 것이 중요

(2) 길항호르몬 작용 이상(defective glucose counterregulation)

① 저혈당에 대한 생리적 기능이 상실됨

② 반복되는 저혈당으로 에피네프린에 대한 반응이 약화된 것이 원인

③ 기전

- 당뇨 환자에서는 기본적으로 인슐린 분비가 부족한 상태
- 혈당이 떨어져도 인슐린 레벨이 떨어지지 않음. 즉 저혈당에 대한 첫 번째 방어기전이 사라짐
- 글루카곤은 인슐린 레벨이 떨어질 때 증가하므로 두 번째 방어기전도 사라진 상태임
- 따라서 세 번째 방어기전인 에피네프린의 반응이 중요함
- 저혈당에 대한 세 번째 반응인 에피네프린의 반응이 저하되어 저혈당시 포도당 생성의 장애가 옴

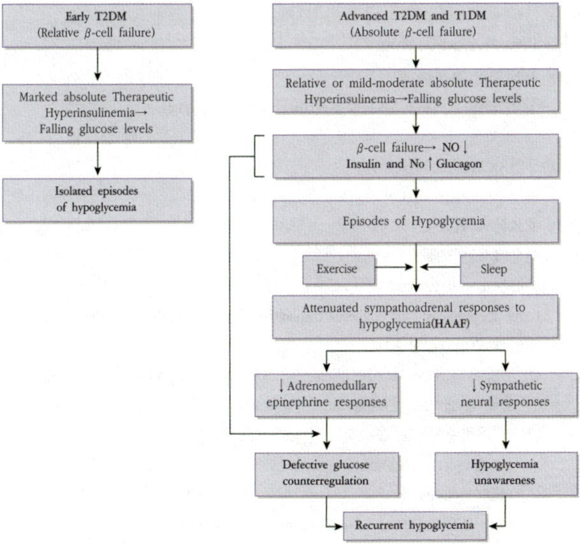

그림 5-25 당뇨 환자에 일어나는 hypoglycemia-associated autonomic failure

(3) 저혈당 인지불능(**Hypoglycemic unawareness**)

① **저혈당에 대한 행동 반응 기능이 없어짐**

② 저혈당에 대한 자율신경계 증상(주로 교감신경 반응)이 약화되어 환자가 저혈당에 대한 증상을 알아차리지 못함

③ 즉, 자율신경계 증상 없이 의식 저하 등 신경계 증상들이 먼저 나타남

④ 따라서 탄수화물 섭취 등 저혈당에 대한 대처를 하지 못하여 심한 저혈당에 빠지게 됨

2 원인

크게 fasting hypoglycemia, reactive hypoglycemia, factitious hypoglycemia로 나눔

1) Fasting hypoglycemia

(1) 약제(가장 흔하다)

① 인슐린, 인슐린 분비 촉진제(insulin secretagogue)

② 알코올

(2) 중환자(2번째로 흔하다)

패혈증이 가장 대표적

(3) 호르몬 결핍

어른에서는 드묾

(4) Non-beta cell tumor

Large mesenchymal or epithelial tumor(예, 간암, 부신겉질 암종, 카르시노이드 종양)

(5) 내인성 고인슐린혈증

① 혈당이 <55mg/dL이면서 증상이 있을 때, 혈중 인슐린 ≥ 3uU/mL 혈중 C-펩티드 ≥ 0.6ng/mL인 경우

② 즉 저혈당임에도 불구하고 인슐린 레벨이 높음

- 인슐린종(Insulinoma)
- Sulfonylurea
- 자가면역 저혈당증(Autoimmune hypoglycemia)

2) Reactive hypoglycemia

식후에 발생하는 저혈당

Mixed meal 섭취 후 Whipple's triad를 만족시키는지 본다.

(1) 식사저혈당(Alimentary hypoglycemia)
① 위절제술(Gastrectomy) 후에 발생
② 혈당의 급상승에 따른 인슐린의 분비 증가 ⎤
③ GLP-1의 증가 및 글루카곤의 분비가 저하 ⎦→ 저혈당 발생
④ 단당류 섭취를 피하고, 식사를 소량으로 자주 함
⑤ α-glucosidase inhibitor : 아직 효과가 입증되지 않음
(2) Idiopathic reactive hypoglycemia syndrome

3) 인위적 저혈당(Factitious hypoglycemia)

인슐린이나 인슐린 분비 촉진제(주로 sulfonylurea)를 일부러 복용

3 진단

1) 진단 알고리즘

(1) 실제로 저혈당이 측정 기록 되었는지 확인
(2) 당뇨 환자인지 아닌지 확인
(3) 아니라면 fasting glucose test(72hr)를 시행
(4) 검사 결과 저혈당이 나타나지 않는다면 reactive hypoglycemia 가능성을 고려
(5) 저혈당이 나타난다면 인슐린과 C-펩티드를 측정(당연히 저혈당이 나타났을 때)
(6) **C-펩티드가 낮다면 어디선가 인슐린을 맞은 것으로 추측**
(7) **C-펩티드가 높으면 내인성 고인슐린혈증(Sulfonylurea, insulinoma, autoimmune hypoglycemia)임**

2) 주의사항

(1) 프로인슐린, C-펩티드, 혈당 변화 등으로 내인성 고인슐린혈증 세 가지를 구분하기는 불가능
(2) 1세대와 달리 2세대 sulfonylurea를 소변이나 혈청검사에서 측정은 어려움
(3) 인슐린종(Insulinoma)은 드문 질환일 뿐만 아니라 매우 작은 경우가 많아 CT에서도 잘 나타나지 않음
(4) 자가면역 저혈당증(Autoimmune hypoglycemia)은 더더욱 드문 질환임

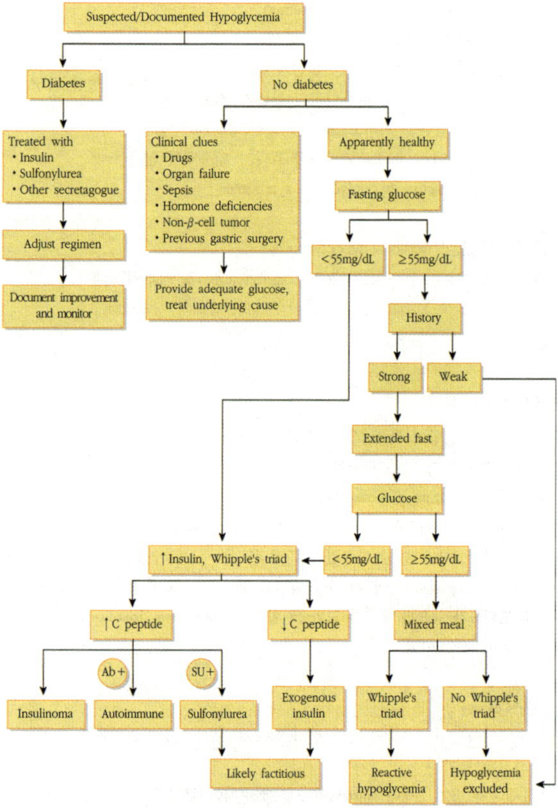

그림 5-26 저혈당 환자의 진단 알고리즘

여기서 잠깐 !!

- KMLE에는 C peptide 레벨을 이용해 인슐린에 의한 저혈당이냐, sulfonylurea에 의한 저혈당이냐를 묻는 문제가 대부분입니다.

4 치료

1) 의식 없을 때

(1) **25g glucose를 IV로 투여**

(2) 혈당 측정하면서 포도당 투여 여부를 결정

(3) IV 투여가 힘들 때는 글루카곤 IM or SC(제2형 당뇨병보다 주로 제1형 당뇨병에서 효과가 있다.)

2) 의식 있을 때

20g of glucose(주스, 캔디, 음식 등)

P A C I F I C
INTERNAL MEDICINE

06 Chapter

칼슘 및 인 대사

Calcium & phosphate metabolism

이 장에서 주로 다룰 내용은 뼈입니다. 미네랄의 저장소라고 할 수 있는 뼈가 내분비 부분에 있는 것이 좀 의아스러울 수도 있겠습니다만, 여기에도 여러 가지 호르몬들이 작용을 하고 있네요. 여기서 가장 중요한 것은 칼슘의 행방입니다. 과연 어떤 상황에서 올라가고 내려가는지, 이런 칼슘의 이동이 어떤 의미를 가지게 되는지 주목을 해야 합니다. 더불어서 부갑상샘과 비타민 D에도 신경을 쓰신다면 뒤에 나오는 내용들을 이해하는데 큰 문제는 없을 것 같습니다. 다른 부분도 마찬가지이지만 원리를 이해하고 넘어가면 외워야 할 것들이 조금 줄어듭니다.

개 요

1 칼슘(calcium)

- 인체에서 세 번째로 풍부한 이온(체중의 2% 차지)
- 가장 중요한 2가 양이온

1) 체내의 칼슘 분포

(1) 뼈

① 칼슘의 저장고 역할을 함

② 체내 칼슘의 99%를 보관

③ 20대에 최고치를 저장하고 있으며, 그 후에는 1년에 1~2%씩 감소

(2) 세포외액 분포(ECF plasma)

① 8.5~10.5mg/dL

② 세포내액보다 매우 높은 농도로 조절되어 있어 근육운동, 분비, 신호전달 등의 세포 기능에 중요한 역할을 함

③ 따라서 매우 작은 범위 안에서 조절되어야 함

④ Total plasma 칼슘 중 이온화 형은 50% 정도
→ 이온화 상태에서 생물학적 활성을 갖음

⑤ 나머지는 주로 알부민과 다른 단백질에 결합되어 있고 일부는 인산염(phosphate), 구연산(citrate) 등의 음이온과 결합 상태

(3) 세포내액 분포(ICF plasma)
100~150mEq/L → ECF의 약 1/105 농도

2) 칼슘 농도에 영향을 주는 인자

(1) 단백질 결합형(Protein bound form)

① 생물학적으로 활성화 형태는 이온화 칼슘이고 total plasma calcium은 단백질 결합형의 칼슘이 포함된 값이기 때문에 단백질 농도가 달라지면 그 차이를 보정해 주어야 함

② 혈장 알부민 1mg/dL 감소 시 전체 칼슘이 0.8mg/dL 떨어진 것처럼 보임
→ Corrected calcium = measured calcium + 0.8×(4.0 − albumin concentration)

여기서 잠깐 !!

• Plasma albumin이 2mg/dL인 LC 환자에서 total 칼슘이 7.4mg/dL 측정되었다면 7.4+(0.8×2)=9, 즉 실제 total calcium level은 9mg/dL인 것이다.

(2) Plasma pH

① pH에 따라 칼슘의 단백질 결합 정도가 변화

② 산혈증 상태(H^+ ↑) → 단백질과 H^+ ion 결합 → 단백질의 negative charge 감소 → 칼슘 결합이 감소

③ 알칼리혈증에서는 반대로 칼슘 결합이 증가

④ 체내의 pH 상태가 급격히 변하는 상황에서는 이온화 칼슘을 구하는 것이 환자에 대한 더욱 정확한 정보를 제공함

3) 칼슘의 농도 조절

주로 부갑상샘 호르몬(parathyroid hormone ; PTH)과 1,25$(OH)_2$D에 의해 결정됨, 이 두 호르몬은 장과 콩팥, 그리고 뼈에서 흡수와 배설을 조절

(1) 장

① 하루 평균 섭취량 : 400~1,500mg

② 장에서 칼슘을 흡수하기 위해서는 위산의 도움이 필요
→ pH가 높으면 용해도가 낮아 흡수가 잘 안 됨

여기서 잠깐 !!

• 위산분비를 억제하는 약을 먹고 있는 사람은 칼슘 보충제를 식사와 같이 먹어야 흡수가 잘된다.

③ 수동 수송(Passive transport) : 전체 흡수량의 5% 정도를 차지

④ 능동 수송(Active transport)

- $1,25(OH)_2D$에 의해 조절 받음
- 주로 십이지장과 근위 공장(proximal jejunum)에서 일어남

⑤ $1,25(OH)_2D$가 되먹임(feedback)에 의해 조절되므로 평상시 하루 흡수되는 칼슘량은 200～400mg으로 일정

(2) 콩팥

① 여과

- 사구체 여과량은 하루 8～10g → 배출량은 하루 200～400mg(2～3%)

② 재흡수

- 근위 세뇨관(proximal tubule) : 전체 여과량의 65% 재흡수(수동 수송)
- Thick ascending limb : 전체 여과량의 20% 재흡수(수동 수송)
- 원위 곡세관(Distal convoluted tubule) : Active transcellular pathway로 나머지 10% 재흡수, PTH가 중요한 역할을 함

(3) 뼈

① 성장기에는 GI로 흡수된 400mg 중 200mg은 콩팥으로 배출되고 나머지는 뼈에 축적

② 성인은 정상적으로 뼈에서의 순 흡수량이 0임

③ 뼈는 칼슘의 저장고로서 호르몬의 농도에 따라 칼슘을 배출하거나 흡수

④ 이런 역할을 조절하는 가장 중요한 호르몬은 PTH

⑤ PTH는 칼슘 레벨을 올리기 위해 뼈모세포(osteoblast)를 억제하고 뼈파괴세포(osteoclast)의 작용을 증가시킴

- 고칼슘혈증(Hypercalcemia) → PTH↓ & $1,25(OH)_2D$↓ → 뼈모세포 작용 증가 → 칼슘 흡수
- 저칼슘혈증(Hypocalcemia) → PTH↑ & $1,25(OH)_2D$↑ → 뼈파괴세포 작용 증가 → 칼슘 분비

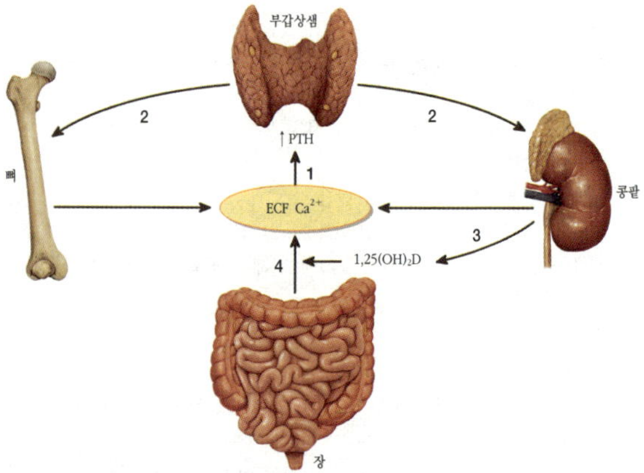

그림 6-1 **칼슘의 되먹임 기전. 1,** ECF 칼슘이 떨어지면 부갑상샘에서 PTH가 분비된다. **2,** PTH는 bone resorption과 콩팥에서의 칼슘 재흡수를 통해 칼슘 농도를 올린다. **3,** PTH의 영향으로 $1,25(OH)_2D$의 생성이 증가한다. **4,** 장에서의 칼슘 흡수가 증가한다.

2 인(phosphorus)

1) 분포

(1) 뼈의 주요 구성 성분이며 동시에 ICF의 주요 구성 성분
대부분(85%)이 뼈에 분포

(2) ICF
Free anion의 형태와 유기인산염(organo-phosphate)의 형태로 존재
① Phosphorus(P) : 원자 번호 15를 가진 원소
② Oragano-phosphate(Pi) : salt of phosphoric acid 또는 ester of phosphoric acid. $H_2PO_4^-$, $NaHPO_4^-$, HPO_4^{2-} 등을 일컬음

(3) ECF
① 혈장 정상치 : 2.5~4.5mg/dL
② 탄수화물을 섭취하면 세포내로 이동, 혈중농도가 떨어짐
→ 공복시에 측정해야 함

2) 기능

(1) ATP를 통해 각종 효소 반응, 전사(transcription), DNA 복제 등을 조절

(2) 인산염 등은 우리 몸의 pH를 완충하는 역할을 함

(3) 뼈 등 우리 몸의 주요 구성 성분

3) 인의 농도 조절 → 주로 콩팥의 재흡수에 의한다.

(1) 콩팥

① 근위 세뇨관에서 재흡수와 미세한 조절 모두 담당

② PTH는 콩팥에서 인산염의 재흡수를 감소시킴

(2) 장

① 칼슘과 마찬가지로 수동 수송과 능동 수송이 있으며 능동 수송은 $1,25(OH)_2D$에 의해 증가

② 칼슘 salt나 제산제(aluminum hydroxide)에 의해 흡수가 저하됨

3 비타민 D

1) 특징

(1) 식사를 통한 흡수 외에 체내에서 합성이 가능

(2) 흡수 : 식물성(D_2)과 동물성(D_3)이 있지만 생물학적 활성도는 같음

2) 합성 과정

(1) 7-dehydrocholesterol이 피부에서 자외선을 받아 Vit. D_3(cholecalciferol)로 변환

(2) 간에서 하이드록실화가 일어나서 25(OH)D가 형성됨(OH기가 붙는다)

(3) 콩팥에서 OH기가 하나 더 붙어 $1,25(OH)_2D$가 형성됨

3) 비타민 D 대사산물(Vit. D metabolites)

(1) 25(OH)D(calcidiol)

① Major circulating & stored form

② $1,25(OH)_2D$를 재는 것보다 우리 몸의 Vit. D가 어느 정도 있는지를 더욱 적절히 반영

(2) $1,25(OH)_2D$(calcitriol)

① 생물학적 활성형임

② 자외선 차단제의 사용이나 피부에 있는 멜라닌에 의해 합성이 저하됨

③ PTH에 의해 콩팥에서 1,25$(OH)_2$D(calcitriol) 합성이 촉진됨

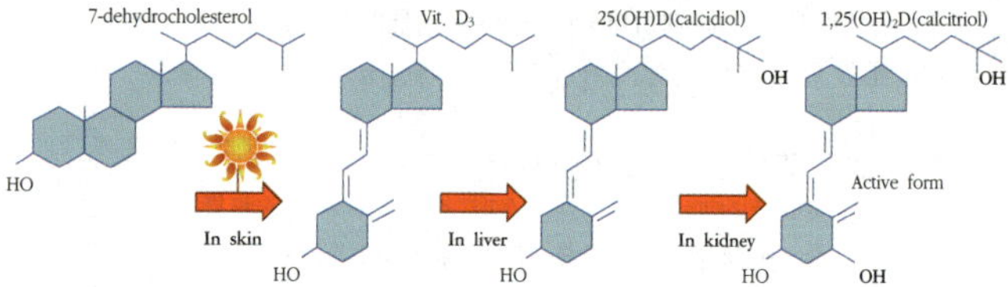

그림 6-2 Vit. D의 합성 과정

4) 작용

여러 세포의 핵 안에 있는 핵수용체(nuclear receptor)에 작용함

(1) 장 : 가장 주된 작용 장소로서 칼슘과 인산염의 흡수를 촉진

(2) 뼈 : 골 재형성에 관여(뼈 재흡수에도 관여하지만 뼈 형성과 미네랄화를 촉진하기도 함)

(3) 부갑상샘 : 부갑상샘을 억제하여 PTH의 합성 및 분비가 감소

여기서 잠깐 !!

- 뼈의 합성을 제외하고는 전반적으로 혈중의 칼슘과 phosphate 농도를 올리려는 경향을 보인다.

4 부갑상샘 호르몬(Parathyroid Hormone, PTH)

1) 합성과 분비

(1) 부갑상샘은 갑상샘 뒤쪽에 4개가 존재

(2) 부갑상샘 호르몬은 부갑상샘의 주세포(chief cell)에서 분비됨

(3) 낮은 이온화 칼슘 레벨에 의해 분비가 자극됨

(4) 칼슘과 1,25$(OH)_2$D는 PTH를 억제함, 이런 되먹임 작용은 ECF의 칼슘 농도 조절에 중요한 역할을 함

2) 작용

(1) PTH의 가장 중요한 작용은 ECF의 칼슘 농도를 좁은 범위에서 조절하는 것

(2) 뼈

① 칼슘의 저장소인 뼈에서 칼슘과 인산염(phosphate)의 분비를 촉진

② 뼈파괴세포의 활성이 증가하여 골 흡수를 촉진시킴
③ 뼈모세포를 자극하여 간접적으로 뼈파괴세포를 활성화시킴
④ PTH 지속적 투여 혹은 부갑상샘항진증 때는 골 흡수가 증가되지만 간헐적 PTH 투여 시에는 오히려 뼈 형성이 증가함

여기서 잠깐 !!

• PTH가 골다공증 치료에 쓰일 수 있는 이유이다.

(3) 콩팥
① 칼슘 재흡수가 증가하고 인산염의 재흡수가 억제됨
② $1,25(OH)_2D$의 합성이 촉진됨

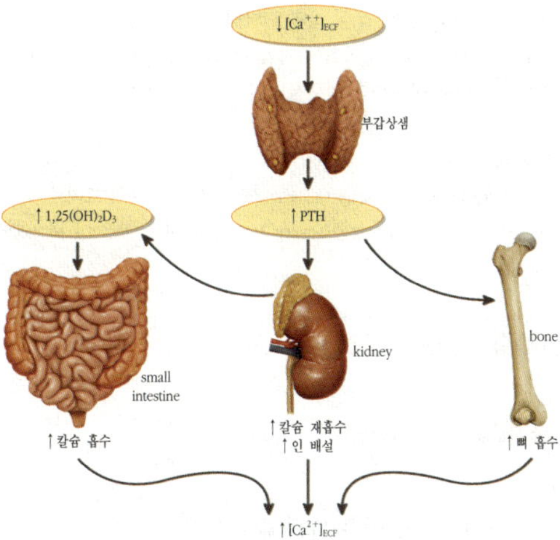

그림 6-3 PTH의 작용

(4) 장
① 직접적으로는 영향을 미치지 않음
② $1,25(OH)_2D$를 통해 칼슘의 흡수를 촉진함(인산염도 같이 흡수됨)
③ 칼슘은 증가하나, 인산염은 전체적으로 보면 감소함

표 6-1 PTH와 비타민 D의 작용

	Ca^{2+}				Phosphate			
	뼈 유리	콩팥재흡수	장관흡수	Net	뼈 유리	콩팥재흡수	장관흡수	Net
PTH	↑	↑	↑	↑	↑	↓	↑	↓
Vit. D	↑	↑	↑	↑	↑	↑	↑	↑

5 칼시토닌(Calcitonin)

1) 합성 및 작용

(1) 갑상샘의 소포곁세포(parafollicular C cell)에서 생산됨

(2) 작용

① 골 흡수 억제, 콩팥 칼슘 재흡수 억제

② PTH의 생리적 길항제이긴 하지만 사람에서는 생리적 역할이 미미함

③ 과다생성이나 분비부족이 문제를 일으키지는 않음

2) 의학적 이용

(1) 갑상샘수질암(Medullary Thyroid Cancer ; MTC)의 종양표지자로서 이용됨

(2) 골다공증, 심각한 고칼슘혈증(severe hypercalcemia), Paget's disease의 치료제

칼슘과 인의 부족 및 과잉

1 저칼슘혈증(hypocalcemia)

1) 병인론

PTH의 작용에 따라 크게 세 가지로 분류할 수 있음

(1) **PTH 결핍**

① **부갑상샘저하증(hypoparathyroidism)이 가장 흔한 원인(후천성은 주로 갑상샘 수술 후에 생긴다)**

② **저마그네슘혈증(Hypomagnesemia)**

꼭 알아둡시다!!

Etiology

- PTH absent
  - 특발성 부갑상샘 기능저하증
  - 후천성 부갑상샘 기능저하증
  - Hypomagnesemia(기능성 부갑상샘 기능저하증)
- PTH ineffective
  - 만성콩팥질환
  - 1,25(OH)$_2$ Vit. D 생성장애
    Vit. D 섭취 결핍, 태양열 부족
    항경련제 투여
    Vit. D dependent rickets type Ⅰ
  - 1,25(OH)$_2$ Vit. D의 작용에 대한 저항성
    흡수장애 증후군
    Vit. D dependent rickets type Ⅱ
  - Pseudohypoparathyroidism
- PTH overwhelmed
  - Sever acute hyperphophatemia
    Tumor lysis syndrome
    Acuter kidney injury
    Rhabdomyolysis
  - Osteitis fibrosa after parathyroidectomy

(2) PTH 효과 저하 or 저항성(PTH↑)

① CKD : PTH의 효과가 저하되어 칼슘 레벨을 올리지 못함

② 비타민 D 부족이나 비타민 D가 효과적으로 작용하지 못하는 경우

③ 가성 부갑상샘 기능저하증(Pseudohypoparathyroidism)

(3) PTH overwhelmed

① PTH로 보상이 불가능한 상황

② 저칼슘혈증에 의해 PTH가 상승하지만 칼슘 레벨이 정상화되지 못함

여기서 잠깐!!

- (2), (3) 모두 PTH가 높고 secondary hyperparathyroidism에 의한 것이다.

2) 임상소견

(1) 신경근육계, 신경계 증상

① **저림(Numbness), 경련(cramp), 연축(spasm)**

② 기면(Lethargy), 경련발작(convulsion), 의식소실(unconsciousness)

③ **Chvostek's sign** : 귀 앞부분과 관골 돌기(zygomatic process)의 안면신경이 지나가는 부위를 두드리면 동측의 안면 근육이 경련함

④ **Trousseau's sign** : 혈압계의 커프를 감고 수축기 혈압 보다 높은 압력으로 3분간 유지, nerve ischemia를 유발하면 수부 근육 연축 → 지간 관절(interphalangeal joint)에서 신전, metacarpal joint에서 굴곡, 상완은 내회전

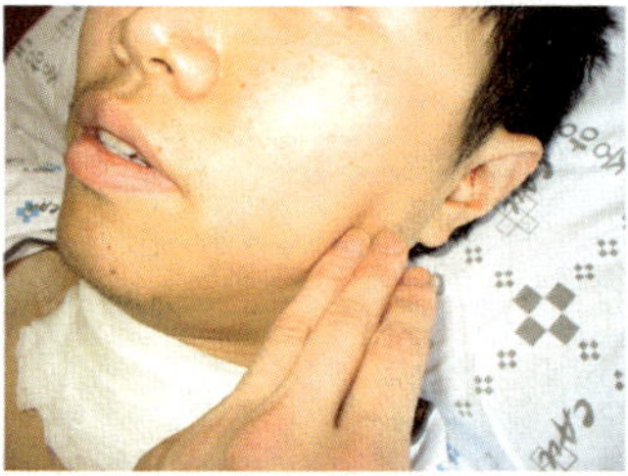

그림 6-4 Chvostek's sign

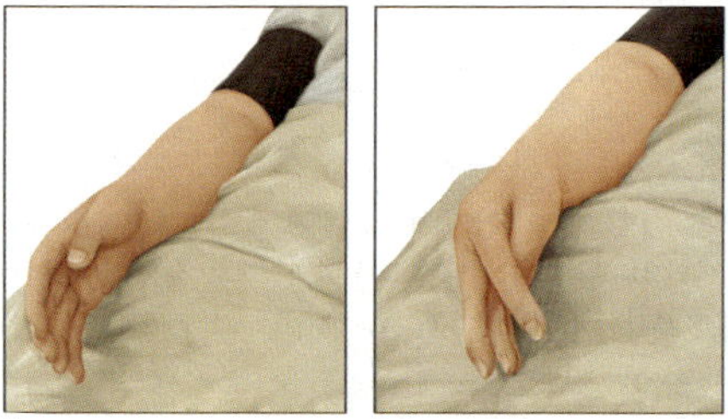

A B

그림 6-5 Trousseau's sign

(2) 정신과적 증상 : 우울증, 정신병, 과민성

(3) 심장 증상 : QT 간격 연장, 심근 수축력 저하

(4) 위장관계 증상 : 위경련, 만성 흡수장애

여기서 잠깐 !!

• QT prolongation은 Torsade de pointes의 원인이 되기도 합니다.

3) 감별진단

(1) 일단 진정한 저칼슘혈증이 있는지 확인

① 중환자들은 대부분 저알부민혈증에 의해 칼슘 농도가 저하되어 있지만 이온화 칼슘 레벨은 정상

② 이 경우 특별한 치료는 필요 없음

(2) PTH immunoassay : 낮으면 부갑상샘저하증을 고려하고 높으면 이차성 부갑상샘항진증(secondary hyperparathyroidism)을 고려

(3) Vit. D 대사산물 : 주로 25(OH)D를 측정

(4) 소변 cAMP : 외인성 PTH에 반응

(5) 발병시기 : 선천성 부갑상샘저하증과 가성 부갑상샘 기능저하증(pseudohypoparathyroidism ; PHP)은 주로 사춘기에 증상이 나타남. 따라서 최근 저칼슘혈증이 발생하였다면 다른 원인을 찾아보아야 함

여기서 **잠깐 !!**

- Secondary hyperparathyroidism : 칼슘 레벨이 낮아 부갑상샘이 자극된다.

4) 치료

(1) 강직, 강축(tetany) 등의 증상이 있다면 IV로 칼슘을 공급

① Calcium gluconate 1g(실제 칼슘 양으로 90mg)을 5DW나 normal saline 50mL에 희석하여 5분 이상에 걸쳐 투여

② 그래도 저칼슘혈증이 계속된다면 calcium gluconate 10g을 같은 용액 1L에 희석하여 24시간에 걸쳐 투여

③ 석회화 침착이 일어나므로 중탄산염과 같은 라인으로 투여해서는 안 됨

(2) 경구 칼슘 제제

① 실제 칼슘 양으로 1,000～1,500mg/day

② 부갑상샘저하증 환자는 2～3g이 필요함

(3) 비타민 D

Vit. D_2 or D_3, 또는 $1,25(OH)_2D$ 사용

여기서 **잠깐 !!**

- 보통 calcium gluconate 1 ample(20mL)에 2g의 calcium gluconate가 들어있고, 이는 elemental 칼슘으로 180mg입니다. 즉 calcium gluconate 1g은 0.5 ample, 10g은 5 ample이 되겠네요.
- 칼슘 보충에 있어서 투여 방법(PO 또는 IV)을 결정하는 것은 대부분 절대적인 칼슘 레벨이 아니라 증상의 유무입니다.

(4) 마그네슘 부족이 있는지 꼭 확인
저마그네슘혈증이 있으면 PTH 저항성이 생기고 PTH 분비도 감소하므로 저마그네슘혈증이 있다면 반드시 확인하고 보충해야 함

2 고칼슘혈증(hypercalcemia)

1) 원인

(1) 부갑상샘 관련
① **일차성 부갑상샘항진증(Primary hyperparathyroidism)**
② 리튬
③ 가족성 저칼슘뇨 고칼슘혈증(Familial hypocalciuric hypercalcemia)

(2) 악성 종양 관련

(3) 비타민 D 관련 : Vit. D 중독

(4) 빠른 골 교체(bone turnover) 관련
① 갑상샘항진증(hyperthyroidism)
② 고정(Immobilization)
③ Thiazide

(5) 신부전 관련
① 이차성 부갑상샘항진증(Severe secondary hyperparathyrodism)
② 알루미늄 중독
③ 우유알칼리증후군(Milk-alkali syndrome)

여기서 **잠깐 !!**

• 가장 많은 원인은 hyperparathyroidism이고, 두 번째로 많은 원인은 malignancy입니다. 두 가지 원인이 90%를 차지합니다.

2) 감별진단

(1) 기간에 따라
① 급성이거나 고칼슘혈증의 기간을 알 수 없다면 일단 악성종양을 의심해 보아야 함
② 만성 고칼슘혈증이 있다면 악성종양은 제외할 수 있음

(2) **PTH**
① **검사실 소견에서는 PTH immunoassay가 가장 중요**
② PTH가 높으면 부갑상샘항진증을 일단 의심해야 함

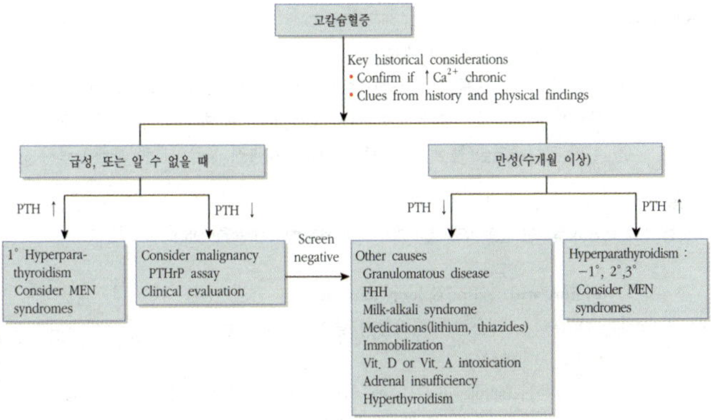

그림 6-6 고칼슘혈증의 평가 알고리즘

3) 임상양상

(1) 11.6~12.0mg/dL

① 무증상을 가진 환자들이 많음

② 무증상을 가진 환자들은 대부분 일차성 부갑상샘항진증임

③ **콩팥돌증(Nephrolithiasis), 변비,** 소화성 궤양, 집중력 장애, 우울증 등이 올 수 있음

④ 골절의 위험이 증가함

(2) >12.8mg/dL

① 콩팥, 피부, 혈관 등이 석회화가 되며 신부전이 생길 수 있음(특히 인산염 레벨이 높은 경우)

② 급성으로 생기면 기면증, 혼수 등이 발생할 수 있음

③ 신경근육계 : 근위약, 관절통, 뼈통증, 병적 골절이 증가

④ 위장관계 증상 : 오심, 식욕부진, 변비, 췌장염

⑤ 다뇨(희석뇨), 다음

(3) 14.8~18mg/dL

① 혼수나 심정지가 올 수 있음

② 서맥, AV block, 짧은 QT 간격

4) 치료

(1) 혈중 칼슘의 레벨에 따라 치료가 달라짐

① 경도의 고칼슘혈증(혈청 Ca <12mg/dL)은 수분공급만으로 교정이 가능

② 중등도의 고칼슘혈증(혈청 Ca 13~15mg/dL)은 보다 적극적 치료해야 함

③ 심한 고칼슘혈증(혈청 Ca >15mg/dL)은 내과적 응급이므로 응급치료가 필요

여기서 **잠깐 !!**

• 혈중 칼슘 레벨이 높으면 높을수록, 여러 가지 복합 치료를 병행해야만 합니다.

(2) **Hydration with saline & loop diuretics**

① 대부분의 고칼슘혈증 환자들이 탈수상태에 있음

- 구토
- 용질 이뇨(solute diuresis)에 의해 소변의 농축능력이 떨어져 있음

② **가장 먼저 해야 할 일은 탈수상태를 교정시키는 것**

③ **4~6L/day의 normal saline을 24~48시간 가량 투여**

④ 탈수상태가 교정된 것을 확인하고 loop diuretics를 투여

⑤ **Loop diuretics**

- 칼슘의 재흡수를 막고, 나트륨과 칼슘의 urinary excretion을 증가시킴
- Urinary sodium excretion은 칼슘의 excretion을 증가시킴

⑥ 주의 사항

폐부종의 발생과 K^+, Mg^+의 부족현상이 생기는지 F/U해야 함

(3) **비스포스포네이트(Bisphosphonate)**

① 파이로인산염 유사체(Pyrophosphate analogue)로서 뼈파괴세포를 억제하여 뼈 흡수를 감소시킨다.

② Pamidronate, alendronate, risedronate, zoledronate 등이 고칼슘혈증 치료에 IV로 쓰인다.

③ 효과가 좋지만 주사 후 1~2일 후에야 효과가 나타남

→ 칼시토닌과 같이 사용해야 함

(4) 칼시토닌

① 뼈파괴세포를 억제하고, 콩팥에서 Ca^{2+} 재흡수를 억제하면서 배설을 증가시킴

② 효과가 빠르기는 하지만(수시간 이내) 빠른내성(tachyphylaxis)으로 인해 24시간 후에는 효과가 미미

③ 따라서 단독 투여는 큰 의미가 없고, bisphosphonate와 병합 사용하여 bisphosphonate의 약효가 나오기 전까지 징검다리 역할을 함

꼭 알아둡시다!!

Tachyphylaxis

• 처음 약물을 투여한 후 다음에 같은 약물을 투여하였을 때 반응이 급격히 감소하는 현상이다.

(5) 당질코르티코이드(Glucocorticoid)
  ① 일반적인 고칼슘혈증에는 효과가 없음
  ② 다발성 골수종, 백혈병, Hodgkin's disease, 그 외 림프종 일때 도움이 됨
  ③ 비타민 중독, sarcoidosis 때도 효과가 있음
(6) 투석(Dialysis)
  ① 신부전이 동반되어 내과적 치료가 힘든 경우 필요함
  ② 주의 : 인산염이 떨어져 오히려 고칼슘혈증을 조장할 수 있음
(7) IV or PO phosphate : 흔히 쓰이는 방법은 아님

3 악성종양 관련 고칼슘혈증(Malignancy-related hypercalcemia)

1) Humoral hypercalcemia of malignancy

(1) PTHrP(PTH-related protein)
  ① 구조적으로 PTH와 닮아 비슷한 작용을 함
  ② 암세포에서 분비되며 정상인에서는 거의 측정되지 않음
  ③ 고형 종양에 의한 고칼슘혈증의 가장 흔한 원인 물질임
  ④ 주로 편평세포암종에서 분비됨

여기서 잠깐!!

• 폐암에서도 small cell carcinoma나 adenocarcinoma에서는 hypercalcemia가 별로 없다.

(2) 진단 및 임상 경과
  ① PTH가 거의 측정되지 않음
  ② 보통 암에 의한 증상으로 병원에 오게 된 후 발견됨
  ③ 고칼슘혈증이 발견되면 보통 6개월 후에 사망함
  ④ 따라서 신장 결석같이 1~2년 정도 걸리는 증상은 보이지 않음
(3) 치료
  ① 일반적인 고칼슘혈증에 준해서 치료
  ② 그러나 원인 질환을 치료해야 호전됨

2) 직접 골수 침범

(1) 주로 혈액암에서 나타남

(2) 백혈병, 림포마, 다발 골수종

(3) Osteoclast activation factor(OAF)에 의해 골 흡수가 일어남

(4) OAF : IL-1, lymphotoxin, TNF 등으로 구성됨

3) 1,25$(OH)_2$D의 증가

일부 림포마등

4 저인산염혈증(Hypophosphatemia)

1) 원인

(1) Urinary excretion 증가

① 일차성 부갑상샘항진증

② 이차성 부갑상샘항진증(Vit. D 부족 or 저항)

③ 유전성 질환

④ 전신질환(당뇨병, 알콜중독증, 고알도스테론혈증)

⑤ 약물

(2) 소장내 흡수 감소

① 인 섭취 부족

② 제산제(aluminum), sevelamer

(3) 세포외액에서 세포내로 빠른 이동

① 인슐린 증가 : DKA나 HHS 치료 환자, 영양결핍 환자의 재섭취 등

② Hungry bone syndrome

2) 임상양상

ATP 부족에 따른 세포 기능 저하가 주된 기전임

(1) 근신경계 증상 : 근무력, 기면증, 혼동, 감각 이상, 발작, 혼수

(2) 심혈관계 기능 이상

3) 치료

(1) 심각한 저인산염혈증 : 인산염 농도를 모니터링하면서 IV infusion

(2) 경한 저인산염혈증 : 경구 제제로 보충

(3) 만성 저인산염혈증 : 원인 질환을 찾아 교정

5 고인산염혈증(Hyperphosphatemia)

1) 원인

(1) Renal excretion의 장애 : 신부전, 부갑상샘저하증 등

(2) ECF에서 인산염 생성 증가 : 외상, 횡문근융해(rhabdomyolysis), 대사성 산증

2) 임상양상

(1) 칼슘과 결합, calcium phosphate를 형성하여 저칼슘혈증 증상을 일으킴

(2) 강직, 강축(Tetany), 발작, 콩팥석회증(nephrocalcinosis) 등

3) 치료

효과적인 치료가 한정되어 있다.

(1) Volume expansion : 인산염 제거율(clearance)을 증가시킴

(2) 흡수 차단 : 칼슘 carbonate, aluminum hydroxide, sevelamer 등

(3) 투석 : 가장 효과적인 치료방법임

여기서 **잠깐 !!**

• hyper-, hypophosphatemia는 거의 시험에 나올 수가 없는 부분입니다. phosphate는 그 자체의 중요성보다는 주로 칼슘과 연관되어 있다는 것이 중요한 것 같습니다. 바쁘시면 그냥 skip하세요.

부갑상샘 질환

1 일차성 부갑상샘항진증(primary hyperparathyroidism)

1) 개요

(1) 연간 발생률 : 60세 이상 인구에서 매년 0.2%(흔한 질병)

(2) 원인

① 부갑상샘 단발성 선종(Parathyroid solitary adenoma) : 80%
하부 부갑상샘에 호발

② 다발성 선종(Multiple adenoma) : 5%

③ 과증식(Hyperplasia) : 15%

• 대부분 유전성이며 종종 MEN 1, MEN 2A와 관련되어 있음

- 수술 시야에서 정상으로 보이는 샘들도 조직검사를 해보면 과증식이 있는 경우가 많음

④ 암종 : 매우 드물고 크기가 크며 심한 고칼슘혈증을 보임

2) 병태생리

PTH의 증가에 따른 칼슘, 인산염, 골 대사의 이상이 특징

(1) 골 흡수↑ → 고칼슘혈증

(2) 1,25$(OH)_2D$↑ → 칼슘의 위장관계 흡수 증가

(3) 콩팥에서 칼슘 재흡수↑, P 재흡수↓ 〈그림 6-3〉

3) 임상양상

(1) 대부분(50~80%) 증상 없고 건강 검진에서 우연히 발견됨

(2) 첫 증상은 대부분 콩팥과 골격계에서 나타남

(3) 골격계

① 골막하 흡수 : 골막 밑에서 골 흡수가 진행되어 피질골 밑으로 불규칙한 선이 보임, 특히 수지골에 잘 발생

② 낭성 섬유성 골염(Osteitis fibrosa cystica)

- 조직학적 특징 : 뼈 표면에 giant multinucleated osteoclast가 증가함
- 정상적인 세포 및 골수 성분이 섬유 조직으로 대체됨
- 이렇게 형성된 낭은 방사선 투과성(radiolucent)으로 보이므로 종양처럼 보이기도 함(Brown tumor)
- 두개골에서는 구멍이 송송 뚫린 'salt & pepper appearance'를 보임

③ 골절의 위험이 증가한다.

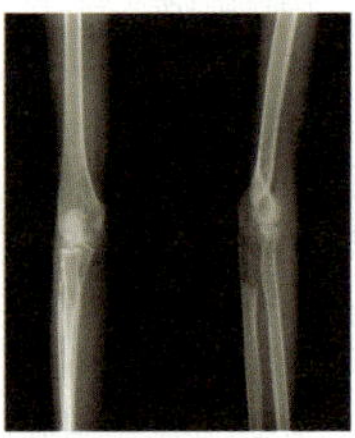

그림 6-7 Brown tumor

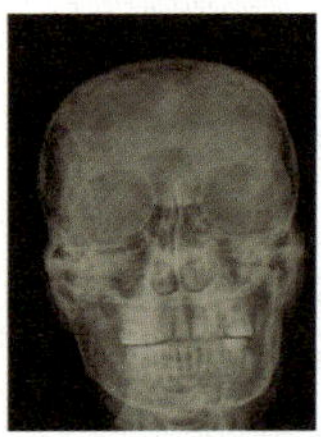

그림 6-8 Salt & pepper appearance

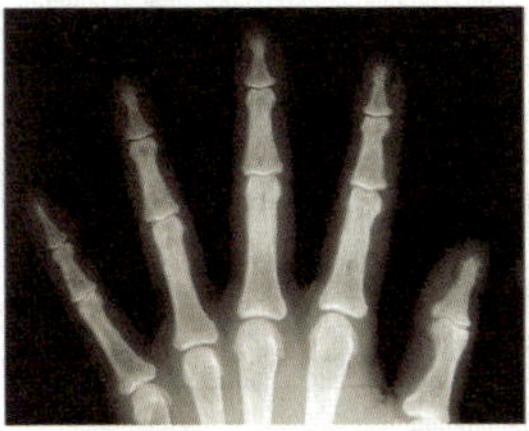

그림 6-9 Subperiosteal resorption

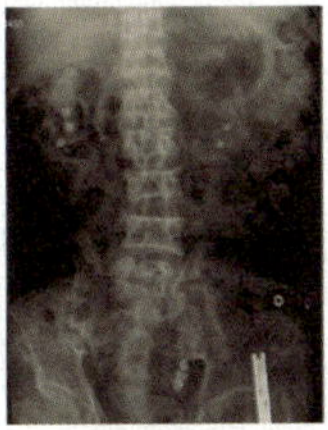

그림 6-10 nephrolithiasis

(4) 콩팥

① **재발성 신장 결석증(Recurrent nephrolithiasis)**

② 콩팥석회증(Nephrocalcinosis)

(5) 기타 : 소화성 궤양, 의식 변화 등

4) 검사 소견

(1) 고칼슘혈증 환자에서 PTH가 증가해 있다면 일차성 부갑상샘항진증의 가능성 매우 높음 〈그림 6-6〉

(2) **경한 고칼슘혈증을 가진 경우가 많음(> 10.5mg/dL)**

(3) **신부전이 없다면 인산염 수치는 낮음**

(4) **알칼리성 인산분해효소(Alkaline phosphatase)가 증가**

(5) 골형성지수(Bone formation index)나 골흡수지수(resorption index)가 높음

여기서 잠깐 !!

• Bone remodeling index는 골다공증에서 다시 나옵니다.

(6) ^{99m}Tc-Sestamibi Scan(MIBI scan)

① 부갑상샘뿐만 아니라 갑상샘에도 uptake됨

② 그러나 시간이 지나면 갑상샘에서는 uptake가 빠져 나오게 됨

③ 초기 영상과 지연 영상(2~3시간 뒤)을 비교하면 부갑상샘을 찾을 수 있음

(7) US, CT

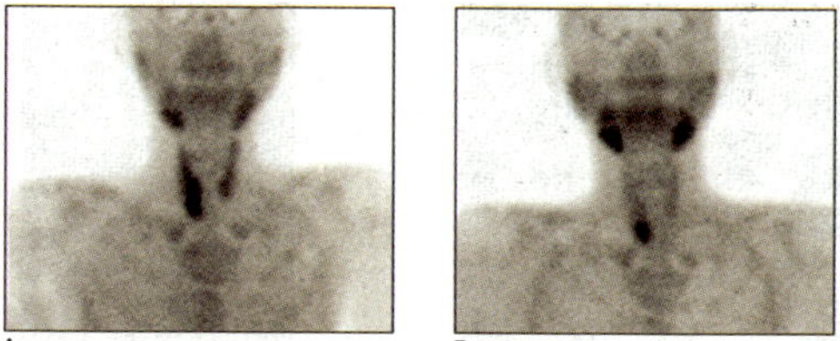

A B

그림 6-11 일차성 갑상샘항진증 환자에서의 MIBI scan

5) 치료

여기서 잠깐 !!

• 가장 중요한 issue는 언제 수술을 할 것인가 하는 것입니다. Hypercalcemia가 심하다면 곧 수술을 해야겠지만 대부분의 환자들이 증상이 없는 mild hypercalcemia를 보이고 있기 때문입니다.

(1) 수술적용의 가이드라인

증상이 있는 환자는 수술해야 함, 증상이 없는 일차성 부갑상샘항진증 환자는 다음과 같은 경우 수술을 고려

① **Serum 칼슘 : 정상치보다 1.0mg/dL 높은 경우**

② 24시간 소변 칼슘 : no indication

③ 크레아티닌 청소율(CCr) : if <60mL/min

④ 골밀도(Bone mineral density ; BMD) : (어느 곳이라도) T score <−2.5

⑤ 나이 : <50세

(2) 수술을 안 할 경우

F/U을 하면서 수술이 필요한 시기를 결정함

① 1년에 한 번 : 혈청 크레아티닌, 골밀도, serum 칼슘

② 24시간 소변 칼슘, 크레아티닌 청소율 : Recommended

(3) 수술방법

① 고식적 수술(Conventional surgery)

- 1개의 선종이 있는 경우
- 선종을 절제하고 부갑상샘 하나를 생검하여 정상이면 수술을 종료

② 최소 침습 수술(Minimally invasive surgery)

- Preoperative ^{99m}Tc-Sestamibi scan with SPECT를 이용하여 국소화 시킴
- 선종을 절제하고 5분 간격으로 PTH를 검사하여 50% 이하로 급격히 떨어

지면 수술을 종료

③ 다발성 샘 과증식(multiple gland hyperplasia)의 경우

- Familial case를 고려해야 한다.
- 4개 중 3개를 제거하고 나머지 한 개는 부분적으로 제거
- 4개를 전부 제거하고 일부를 forearm에 이식(parathyroid hyperfunction 때 제거하기 편리하다)

꼭 알아둡시다!!

Hungry bone syndrome

- Parathyroidectomy 후 PTH의 갑작스런 저하 때문에 칼슘이 뼈로 흡수되어 저칼슘혈증이 발생하는 현상
- 수술 후 hypocalcemia가 나타나면 칼슘 보충이 필요하다. 처음 약물을 투여한 후 다음에 같은 약물을 투여하였을 때 반응이 급격히 감소하는 현상임

2 이차성 부갑상샘항진증(secondary hyperparathyroidism)

1) 특징

(1) PTH의 작용에 대한 부분적인 저항성이 나타나 PTH의 합성이 증가하는 현상

(2) 주로 만성 신부전에서 일어나지만 비타민 D 부족이나 골연화증 등과 같은 조건에서도 일어남

(3) 저칼슘혈증이 PTH의 생성을 부추기는 반응의 첫 번째 단계

(4) 대부분 가역적이나 이런 현상이 지속되면 비가역적인 변화를 보임

2) 증상

저칼슘혈증의 증상이 나타남

(1) 뼈 통증, 이소성 석회화(ectopic calcification), 소양증

(2) 골연화증(osteomalacia), 낭성 섬유성 골염(osteitis fibrosa cystica) 등의 골격계 질환이 나타남 → 신장성 골형성장애(renal osteodystrophy) → nephrology 참조

3) 치료

(1) 인산염의 섭취 제한

인산염 결합제(Phosphate binding agent) : Calcium carbonate, sevelamer

(2) 내과적 치료에 더 이상 반응하지 않으면 수술을 시행

3 부갑상샘저하증(hypoparathyroidism)

1) 특징

(1) 원인

① 후천성

- Post-surgical hypoparathyroidism : 가장 많음
- Autoimmune hypoparathyroidism : polyglandular autoimmune syndrome type Ⅰ

② 선천성 : 굉장히 드묾

(2) 증상 : 저칼슘혈증의 임상증상을 보임

2) 검사 소견 및 치료

(1) 검사소견 : PTH↓ → Ca^{2+}↓, phosphate↑

(2) **치료**

① **칼슘 제제 : 실제 칼슘 양으로 1g 이상 투여**

② **Vit. D 또는 $1,25(OH)_2D$**

③ **Thiazide** : 고칼슘뇨증을 줄일 수 있음

4 가성 부갑상샘 기능저하증(Pseudohypoparathyroidism ; PHP)

1) 개요

(1) 유전성 질환으로 PTH에 대한 표적 장기의 불응성(unresponsiveness)을 나타냄

(2) 부갑상샘저하증의 증상을 나타내며 불응성을 나타내는 장기에 따라 type Ⅰa, Ⅰb, Ⅱ, pseudopseudohypoparathyrodism(PPHP)의 네 가지 형이 있음

(3) 다양한 유전 경향을 보임(AD, AR, XR)

2) 진단

다음 네 가지를 기준으로 분류

- Sign of ineffective PTH action
- 외부 PTH에 대한 urinary cAMP의 반응
- Gs-α subunit의 부족 여부
- Albright's hereditary osteodystrophy의 여부 등을 기준으로 분류

표 6-2 Classification of PHP and PPHP

Type	Hypocalcemia, hyperphos-phatemia	Serum PTH	Response of urinary cAMP to PTH	G5α subunit deficiency	AHO	Resistance to hormones in addition to PTH
PHP- I a	Yes	↑	↓	Yes	Yes	Yes
PHP- I b	Yes	↑	↓	No	No	Yes(in some patient)
PHP- II	Yes	↑	Normal	No	No	No
PPHP	No	Normal	Normal	Yes	Yes	No

(1) 저칼슘혈증 & 고인산염혈증(sign of ineffective PTH action)
PPHP에서는 없다. PTH 레벨도 정상

(2) 외부 PTH에 대한 urinary cAMP 반응 : Type I a와 I b에서 특징적으로 낮음

(3) GNAS1 gene의 이상

① Type I a & PPHP에서 특징적

② Gs-α(PTH receptor에 붙는, G protein의 α subunit)의 변이로 PTH가 수용체에 결합해도 신호가 전해지지 않음

③ 전신적으로 Albright's hereditary osteodystrophy(AHO)가 발생함

④ Type I b에서는 변이가 콩팥에만 국한되어 있음

(4) AHO(Albright's Hereditary Osteodystrophy)

① 발달 장애, 성장 장애, 작은 키, 비만, 둥근 얼굴

② 단지증(Brachydactyly), short metacarpal & metatarsal bone(4th & 5th)

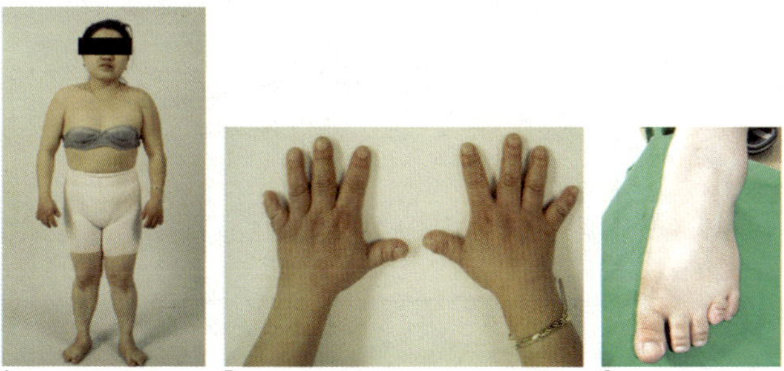

A B C

그림 6-12 전형적인 AHO 환자의 모습

(5) Pseudopseudohypothyroidism(PPHP)

① AHO를 가지고 있지만 PTH에 대한 신세뇨관 저항성은 없음

② PTH 농도 정상, 칼슘 및 인산염 수치 정상, urinary cAMP 반응 정상

3) 치료

부갑상샘저하증 치료와 비슷

골다공증(Osteoporosis)

1 개요

1) 정의

(1) 뼈의 양이 감소하고 질적인 변화로 인해 뼈의 강도가 약해진 상태

(2) 이런 뼈의 손실은 골절의 위험도를 증가시킴

(3) WHO에서는 T score ≤ −2.5인 경우를 골다공증으로 정의

2) 역학

(1) 미국 : 남자 200만 명 여자 800만 명

(2) 여성이 더 많은 이유는 남자보다 최대 골양(peak bone mass)이 적으며 폐경 이후 골양의 감소 속도가 빠르기 때문

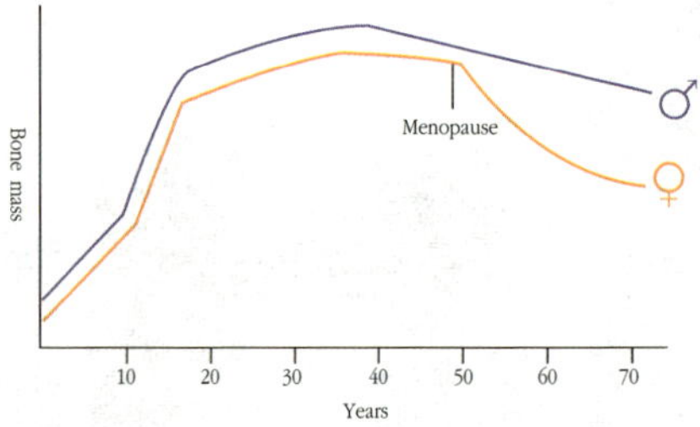

그림 6-13 30대 초반까지 bone mass가 증가한다. 이후 남자는 천천히 감소하지만 여자는 폐경 후 급격히 감소한다. 골다공증에 의한 골절은 성인기에 획득한 peak bone mass가 낮은 경우와 이후 bone loss가 빠른 경우 더 잘 생긴다.

3) 골다공증에 의한 골절의 위험요인

표 6-3 골다공증에 의한 골절의 위험요인

Nonmodifiable	Potentially modifiable
• Personal history of fracture as an adult • **History of fracture in 1st-degree relative** • **Female sex** • Advanced age • Caucasian race • **Dementia**	• **Current cigarette smoking** • **Low body weight(<58kg)** • **Estrogen deficiency** – Early menopause(<45years) or bilateral ovariectomy – Prolonged premenstrual amenorrhea(>1year) • Low calcium intake • **Alcoholism** • Impaired eyesight despite adequate correction • Recurrent falls • Inadequate physical activity • Poor health/frailty

2 병태생리

1) 골 재형성(Bone remodeling)

(1) 골 재형성이 일어나는 이유

① 뼈의 강도를 유지하기 위해 미세한 상처를 고침

② 칼슘 농도를 유지하기 위해 뼈에서 골 흡수가 일어남

여기서 잠깐 !!

• Bone modeling : 성장 과정 중 뼈의 크기가 직선 형태로 커지면서 cortex의 바깥쪽 표면으로 새로운 뼈조직이 부착되는 과정으로 remodeling과는 다릅니다.

(2) 호르몬의 영향

① 에스트로겐, 안드로겐, 비타민 D, PTH 등에 의해 영향을 받음

② 국소 인자로서 IGF-I, Ⅱ, TGF-β 등이 있음

(3) 나이

① 30~45세 에서는 골 재형성의 결과 뼈의 흡수와 생성이 일치함

→ 최대 골양(peak bone mass)을 일정하게 유지할 수 있음

② 나이가 들면서 불균형이 생기며 폐경기 이후 여성에서는 그 정도가 매우 심함

(4) 골 재형성에 의한 구조적인 변화

① 해면뼈(Trabecular bone, cancellous bone)

• 나이가 들면서 영구적인 뼈 손실과 함께 뼈 구조의 변화가 일어남

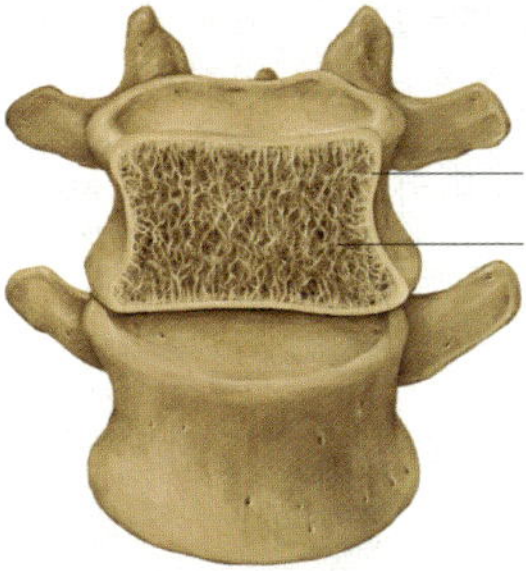

그림 6-14 Trabecular bone과 cortical bone

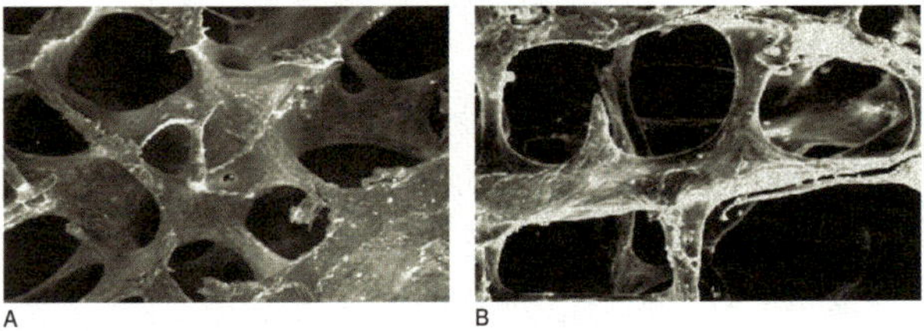

그림 6-15 Trabecualr bone. A, 젊은 사람. B, 골다공증 환자

- Trabeculae가 침범되면 새로운 뼈가 자랄 수 있는 뼈대가 없어지므로 뼈 손실이 가속화됨

② 겉질뼈(피질골, Cortical bone)

- 겉질뼈의 여러 곳에 구멍(pore)이 생김
- 골막면(periosteal surface)에 새로운 뼈조직이 추가되지 않고 endocortical resorption이 계속되면 긴뼈의 강도가 약해짐

2) 칼슘 공급

(1) 최대 골양(Peak bone mass)

① 보통 30대 초반

② 유전적 성향 강함(쌍둥이 연구에 따르면 peak bone mass 차이의 40~80%를 결정)

③ 환경적 요인 : 칼슘 섭취와 운동 → peak bone mass 향상에 어느 정도 효과가 증명

(2) 성장기 : 부족한 칼슘 섭취는 peak bone mass를 낮추어 노년의 골다공증 발생률을 높임

(3) 성장기 이후 : 칼슘 레벨을 유지하기 위해 PTH가 상승(secondary hyperparathyroidism)하여 골 흡수를 조장함

3) 비타민 D

칼슘 부족과 마찬가지로 비타민 D 부족은 secondary hyperparathyroidism을 야기함

4) 에스트로겐

(1) 에스트로겐 → 뼈모세포(osteoblast) 자극, 뼈파괴세포(osteoclast) 억제

(2) 에스트로겐 부족

① 새로운 골 재형성 부위를 활성화시킴

② 골 재형성 부위가 증가하면 trabecular bone을 침범할 가능성이 더 커짐

③ 이것은 뼈대의 소실로 이어져 새로운 뼈 조직이 자랄 수 있는 환경이 없어짐

④ 뼈의 형성과 흡수의 불균형을 더욱 악화시킴

⑤ 계속적이고 비가역적인 뼈 조직의 손실이 일어남

5) 골다공증과 관련된 만성질환

(1) 쿠싱증후군

(2) 부갑상샘항진증

(3) 갑상샘중독증

(4) 류마티스 관절염

6) 약제와 관련된 골다공증

(1) 당질코르티코이드 : 가장 흔함

(2) 과도한 갑상샘 호르몬 투여

(3) 헤파린(heparin)

(4) 면역억제제(Immunosuppressant)

여기서 **잠깐 !!**

• 너무 많아서 조금만 썼지만 수많은 질환과 약물들이 골다공증을 일으킬 수 있습니다.

7) 흡연

(1) 뼈모세포(osteoblast)에 독성이 있음

(2) 에스트로겐 대사에 영향을 줌

3 진단

1) 측정 방법

(1) DXA(Dual Energy X-ray Absorptiometry)

① 가장 흔하게 쓰이는 방법

② 두 가지 에너지의 X-ray의 흡수 정도로 측정

③ 측정 부위 : 주로 요추(lumbar spine)와 골반

여기서 **잠깐 !!**

• Portable DXA 기계로 heel, forearm 등을 재기도 한다.

④ 판정 여부

- Z score : 인종, 성, 나이가 같은 그룹과 비교
- T score : 인종, 성은 같으나 젊은 사람들의 BMD와 비교

⑤ 요추나 대퇴골 경부, 골반에서 T score ≤ −2.5(2.5 standard deviation 밑)이면 골다공증이라고 진단

⑥ 장점 : 가장 정확하고, 방사선 노출이 적음(CT에 비해)

⑦ 단점

- Two-dimensional method이므로 뼈의 앞뒤 길이를 반영하지 못함
  → 신장이 작은 사람은 BMD가 낮게 나옴
- 뼈돌기(Bone spur)나 압박골절이 있으면 높게 측정됨

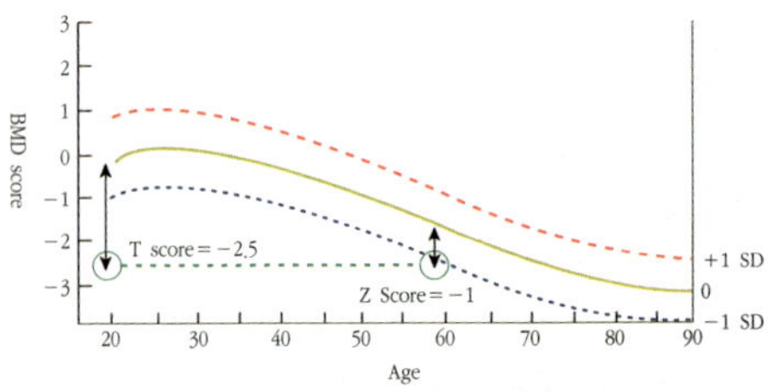

그림 6-16 T score와 Z score의 관계. 60세 환자의 Z score가 −1이라고 하면 T score는 −2.5이다.

꼭 알아둡시다!!

Diagnostic criteria of osteoporosis(T score)

- Normal
  - BMD or BMC ≥ -1 SD of average of young adults
- Low bone mass(osteopenia)
  - 2.5 SD < BMD or BMC < -1 SD
- Osteoporosis
  - BMD or BMC ≤ -2.5 SD

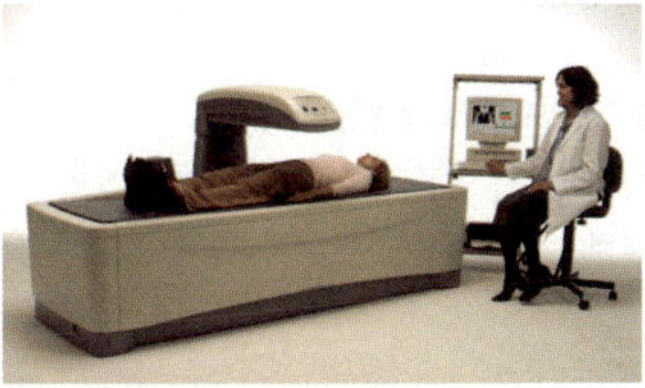

그림 6-17 DEXA

(2) Quantitative CT

① 장점 : Three-dimensional technique : 실제 trabecular bone의 양과 밀도를 측정할 수 있음

② 단점

- DEXA에 비해 방사선 조사량이 많음
- 비싸고 재현성(reproducibility)이 낮음

(3) US : 어느 정도 골절 예측이 가능하지만 사용은 제한적

(4) 생화학적 표지자(Biochemical marker)

① 종류

- 골형성 표지자
  - Serum bone specific ALP
  - Serum osteocalcin
  - Serum propeptide of type Ⅰ procollagen
- 골 흡수 표지자
  - Urine & serum cross-linked N-telopeptide
  - Urine & serum cross-linked C-telopeptide
  - Urine total free deoxypyridinoline

② 임상적 응용
- 골다공증을 진단할 수 있는 것은 아님
- 주로 골다공증 치료에 대한 반응을 보기 위해 시행함
- 증상이 없는 환자에서 치료에 대한 순응도를 끌어 올림
- 골흡수 표지자가 고령 환자에서 골절의 위험을 반영하기도 하지만 대부분 앞으로의 골소실을 예측할 수는 없음

여기서 잠깐 !!

- 예전보다 골흡수 표지자가 많이 줄었네요. 그렇더라도 굳이 외울 필요는 없습니다.

2) 언제 골밀도 측정을 시작해야 하는가?

여러 가지 가이드라인이 있지만 FDA에서 발표에 따르면,

(1) 골다공증 위험이 있는 에스트로겐 부족 여성
(2) 척추에서 골다공증이 의심되는 소견이 보일 때(영상 검사 상 골감소증이나 척추 골절시)
(3) 7.5mg 이상의 prednisone을 이용한 스테로이드 치료를 시작할 때 또는 3개월 이상 썼을 때
(4) 일차성 부갑상샘항진증
(5) FDA에서 공인한 골다공증 치료 약제의 효과를 모니터링 할 때
(6) BMD는 23개월 이상의 간격으로 찍는 것이 좋고 임상적으로 판단하여 더 짧은 간격으로 찍을 수도 있음

4 비약물 치료

1) 치료 대상

보통 T score ≤ -2.5에서 치료를 시작한다.

2) 위험 인자 제거

(1) 가능하면 스테로이드나 갑상샘 제제는 낮은 용량을 사용
(2) 금주, 금연
(3) 기립성 저혈압이나 진정효과를 일으키는 약제의 사용을 줄임
(4) 낙상 예방
① 실내, 실외의 조명을 밝게
② 카펫을 설치하여 미끄럼을 예방하고 낙상위험이 될 만한 물건들은 치움

3) 운동

(1) 젊은 여성 : 최대 골양(peak bone mass) 증가

(2) 폐경기 이후 여성 : 골 손실을 막아주지만 골양의 증가는 없음

4) 칼슘 보충

(1) 부족 시 PTH가 증가하여 골 손실이 일어남

(2) 섭취 권장량(실제 칼슘 양)

① Adolescents and young adults(9～18years) : 1,300mg/day

② Men and women(19～50years) 1,000mg/day

③ Men and women(51 and older) 1,200mg/day

(3) 복용 방법

① Calcium salt의 양이 아니라 실제 칼슘의 양으로 계산해서 복용해야 함

예 Calcium citrate : 300mg 1알에 실제 칼슘 60mg
Calcium carbonate : 1g에 실제 칼슘 400mg

② Calcium carbonate는 위산이 있어야 흡수가 잘되므로 음식과 같이 복용하는 것이 좋음. calcium citrate는 어느 때나 상관없음

③ 한번에 600mg 이상 복용하지 않는 것이 좋음(흡수율이 떨어진다)

5) 비타민 D

(1) 대부분의 사람들이 25(OH)$_2$D의 혈중 레벨이 목표치에 비해 낮음

(2) 50～70세에서는 400IU/day, 70세 이상에서는 600IU/day의 섭취가 권장됨

5 약물 치료

1) 에스트로겐

(1) 기전

① 뼈모세포(osteoblast)에서 생성되는 paracrine factor를 조절하여 골 흡수를 막는 것이 주된 작용

② 뼈파괴세포활성(Osteoclast activity)을 억제함

(2) 부작용

심근경색, 뇌졸중, 유방암, venous thromboembolic disease 증가

2) SERMs(Selective Estrogen Response Modulators)

(1) 기전

① SERMs는 각 조직마다 다른 에스트로겐 효과를 나타냄

② 뼈에서는 estrogen agonist로 작용함

(2) 특징

① Raloxifene

- 유방암과 자궁암의 유병률이 증가하지 않음
- 골다공증 치료에 쓰임

② Tamoxifen

- SERMs의 일종으로 유방암의 치료 및 예방에 쓰임
- 골다공증에 효과가 있으나 자궁암의 유병률이 증가하여 사용에 제약이 있음

3) 비스포스포네이트(Bisphosphonate)

(1) 기전

① 골 기질(Bone matrix)의 구성 물질인 pyrophosphate와 구조적으로 비슷

② 뼈파괴세포(Osteoclast)의 기능을 억제하고 숫자를 줄임

(2) 종류 및 특징

① 골다공증에 쓰이는 bisphosphonate는 alendronate, risendronate, ibandronate 등이 있음

② Alendronate는 하루에 10mg씩 복용하는 것과 70mg을 일주일에 한번 복용하는 것이 약효에 큰 차이가 없음

③ 식도 자극이 심하므로 다량의 물과 함께 복용해야 하며 복용 후 30분 안에는 누워서는 안 됨

4) 칼시토닌(Calcitonin)

(1) 기전 : Osteoclast calcitonin receptor를 통해 직접적으로 억제함

(2) 특징 : IV로도 사용하지만 주로 코분무(nasal spray)로 사용

5) PTH(Parathyroid Hormone)

(1) 기전

① 간헐적인 PTH의 투여는 뼈모세포(osteoblast)의 작용을 강화시킴

② 부갑상샘기능항진증에서는 반대로 뼈파괴세포(osteoclast)의 작용이 강화

(2) 종류 및 특징

① Teriparatide : PTH analogue

② Biphosphonate에 노출된 환자에게서는 효과가 적음

③ 최대 투여 기간은 2년 정도임

→ 골다공증 치료를 처음 시작하는 환자에게 투여하고 그 후에 biphosphonate 같은 골흡수억제제를 사용하는 것이 좋음

6) 불소(Flouride)

(1) 기전

골 전구세포(osteoprogenitor cell)를 자극하는 것으로 생각됨

(2) 오랜 기간 사용해 왔지만 아직도 효과가 완전히 입증되지 않았음

여기서 잠깐 !!

• 골다공증 약제는 크게 골흡수 억제제와 골형성 촉진제로 나눌 수 있습니다. 골흡수 억제제는 1)~4), 즉 에스트로겐, SERMs, bisphosphonate, calcitonin 등이 있으며, 골형성 촉진제에는 PTH와 flouride가 있습니다.

7) 치료 f/u

(1) BMD

① 가장 효과적일 것으로 생각됨

② 약에 의한 BMD의 변화는 몇 년 이상 걸리므로 2년 이하의 간격은 피함

(2) 생화학적 표지자(Biochemical marker)

치료 효과 판정에 쓰일 수 있으나 어느 정도 레벨을 목표로 해야 하는지 아직 밝혀지지 않았음

여기서 잠깐 !!

• 아쉽게도 아직 모두에게 인정받는 골다공증 치료 monitor에 대한 guideline은 없습니다.

기타 대사성 골질환

1 스테로이드 사용으로 인한 골다공증

1) 개요

(1) 주로 치료 목적의 스테로이드 장기 사용이 원인

(2) 골절 위험은 투여 기간과 용량에 비례함

(3) 하지만 safety dose는 존재하지 않고 전신성 스테로이드 뿐 아니라 국소 사용 스테로이드도 골다공증을 일으킴

(4) 스테로이드 부작용을 막기 위해 시행하는 격일 투여도 골다공증을 예방할 수는 없음

2) 발병기전

(1) Osteoblast 기능저하↓ & 세포자멸사↑ → 골 형성↓

(2) 골 흡수↑

(3) 소장 내 칼슘 흡수↓

(4) 소변 칼슘 소실↑

(5) 안드로겐↓, 성 호르몬↓

(6) 스테로이드 근육병증 → 낙상 위험↑ → 골절 위험↑

3) 임상 경과 및 환자 평가

(1) 스테로이드 투여 초기에 뼈 손실이 심함
→ 치료 3개월 이내에 골절의 위험이 증가

(2) Cortical bone보다는 trabecular bone을 더 잘 침범

(3) 3개월 이상 스테로이드를 복용하는 환자는 DEXA를 시행해야 함

4) 예방 및 치료

(1) 가능한 적은 용량의 스테로이드를 사용

(2) 되도록 국소용(topical or inhaled) 스테로이드를 사용

(3) 칼슘, 비타민 D를 충분히 섭취

(4) 비스포스포네이트(Bisphosphonate) : 유일하게 스테로이드 사용환자에서 골절의 위험을 줄일 수 있다고 입증된 약제

2 골연화증/구루병(osteomalacia/rickets)

1) 개요

(1) 다양한 원인의 골 기질의 무기질침착(mineralization) 장애

(2) 성장판이 닫히기 전에 발생하면 구루병(rickets), 성장판이 닫힌 성인기에 발생하면 골연화증(osteomalacia)으로 나타남

(3) 구루병에서는 골격 변형(skeletal deformity), 장골(iliac bone) 끝의 벌어짐, 성장 장애 등 골연화증에는 나타나지 않는 소견이 나타남

꼭 알아둡시다!!

Osteoporosis vs. Osteomalacia

- Osteoporosis는 demineralization을 통해 뼈의 강도 및 BMD가 감소하여 골절의 위험이 증가하는 condition이며 osteomalacia는 특히 osteoid라고 불리는 단백질 framework에 mineralization에 장애가 발생한다는 차이점이 있다.

2) 원인

(1) 비타민 D 이상

① 선천성(AR로 유전)

② 후천성

- 일광 노출 부족 or 비타민 D 섭취 부족 : 가장 흔함
- 흡수 장애(위절제, 소장 질환, 췌장 기능 부전)
- 25-hydroxylation 장애 : 간 질환(담즙성 간경화증, 알콜성 간경화증), 항경련제
- 1-α-hydroxylation 장애 : 신부전

표 6-4 선천성 Vit. D 이상에 의한 구루병

Vitamin D dependent rickets	Type 1	Type 2
Pathogenesis	1α-hydroxylase mutation(kidney)	Vit. D receptor or cell signal defect
1,25$(OH)_2$ Vit. D	↓	↑
PTH	↑	↓
치료	1,25$(OH)_2$ Vit. D 투여	칼슘 투여(반응 나쁨)

(2) 인산염의 대사 이상
① 선천성 : 드물다
② 후천성
• 흡수 장애 : 제산제
• 일차성 부갑상샘기능항진증

(3) 무기질침착(Mineralization) 장애
① CRF
② 불완전골형성증(Osteogenesis imperfecta), fibrogenesis imperfecta(불완전섬유형성증)
③ Fluoride, aluminum, bisphosphonate 등의 복용

3) 임상양상

(1) 골연화증(Osteomalacia)
① 전신피로 및 위약(systemic fatigue and weakness)
② 뼈 통증(Bone pain), 압통(tenderness), 골격 변형(skeletal deformity)은 드묾

(2) 구루병
① Skeletal findings
② 구루병염주(Rachitic rosary) : 늑연골 접합부(costochondral junction)가 커져 흉부 양쪽으로 염주 알 모양으로 배열
③ Harrison's sulcus : 하부 늑골을 가로막이 당겨 안쪽으로 들어간다.
④ 요골, 척골은 원위부 비대 ; 경골, 비골은 외반슬(genu valgum)
⑤ Extraskeletal findings : 저칼슘혈증 구루병 → 위약감, 간질, 잦은 감염

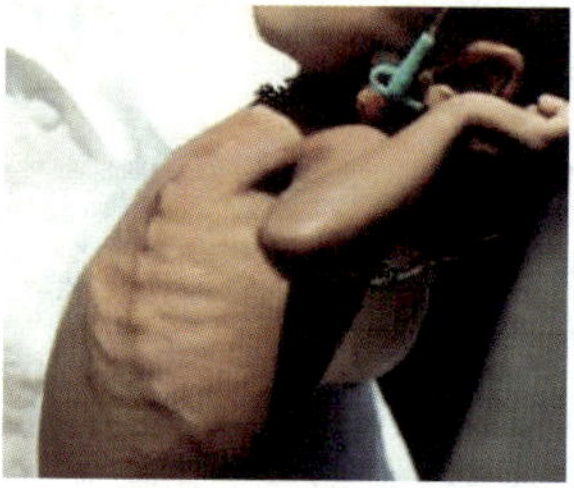
그림 6-18 Rachitic rosary

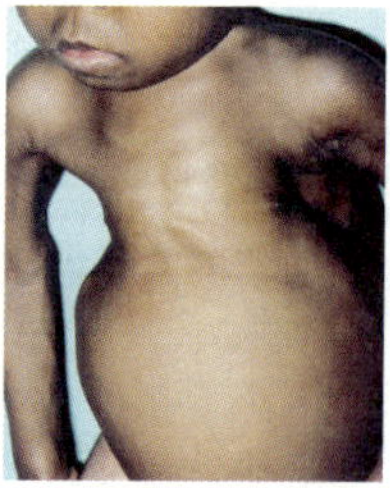
그림 6-19 Harrison's sulcus

4) 검사

(1) Lab

① PTH↑(이차성 부갑상샘기능항진증)

② 저인산염혈증, 저칼슘혈증, ALP↑

(2) Radiologic

① 가성골절(Pseudofracture) → warm nodule in bone scan

② 골밀도↓, 골막 흡수, biconcave vertebral collapse

5) 치료

(1) 원인별 치료가 필요

(2) 비타민 D, 칼슘, 인산염 등 부족한 부분을 공급

3 뼈파제트병(Paget's disease of bone)

1) 개요

(1) 과도한 골 순환(bone turnover)에 의한 질환

(2) Osteoclast activity가 증가하고 이에 따라 osteoblast activity도 증가

(3) 전신에 걸쳐 골 재형성이 진행함

(4) 대부분은 무증상이나 신생골의 강도가 약하기 때문에 변형과 골절 빈도 증가

2) 병인론

유전적 감수성이 있는 환자가 바이러스에 감염되고 이후 어떤 유발 인자에 의해 발병함

(1) 유전 요인

① Paget's disease 환자 가족의 14~25%에 Paget's disease 발생

② 부모중에 Paget's disease 환자가 있는 사람은 이환될 확률 10배 증가

(2) 바이러스 : 환자의 osteoclast 핵에 봉입체가 관찰되지만 어떤 바이러스인지 밝혀지지는 않음

3) 임상증상 및 검사실 소견

(1) 진단

대부분 무증상이기 때문에 많은 경우 우연히 검사한 혈액 검사에서 ALP 증가 혹은 우연히 촬영한 X-ray상 이상 때문에 발견됨

(2) 임상증상

① 뼈 통증 : 체중 부하 시 증가하며 밤에 심해지고, 치료 시 빠르게 호전됨

② 골절

③ 두개골 확장(Skull enlargement), 전두부돌출(frontal bossing)

④ 국소 온기(혈류↑) & 압통

(3) 검사실 소견

① Lab

- 나이 든 건강한 환자가 정상 Ca^{2+} 농도에 ALP 매우 높으면 → Paget's disease 강하게 시사
- Ca^{2+}와 인산염 농도는 정상인 경우가 대부분

② X-ray : skull thickening, fuzzy reactive change

③ Bone scan : 가장 예민한 검사, 국소 활성도 증가

④ Biopsy

- Osteoclast의 수와 크기 증가
- Osteoblast의 보상적 증가와 무질서한 층판골(lamellar bone) 형성

4) 치료

(1) Bisphosphonate : 골다공증에서보다 고용량 사용

(2) 저칼슘혈증이 생길 수 있으므로 칼슘을 보충

(3) 칼시토닌(Calcitonin)

Chapter 07

지질 대사

Lipid metabolism

현재 지질 대사는 단순히 내분비 부분에서만 중요한 것이 아니라 합병증으로 생기는 심혈관계의 죽상경화증(atherosclerosis)과 연관되어 많은 주목을 받고 있습니다. 일단 여러분은 대략적인 일차성 고지혈증과 이차성 고지혈증에 대해 알아 두고, 이를 바탕으로 치료 약제에 대해 주목하면 큰 문제없이 지나갈 수 있을 것입니다.

개 요

1 Physiology

1) 주요 지질

(1) 콜레스테롤(Cholesterol)

① 세포막을 구성

② 각종 스테로이드 호르몬의 전구체

③ 측정 시 식사에 의한 영향은 거의 없으나 자세에 따라 영향 받기도 함

(2) 중성지방(Triglyceride ; TG)

① 에너지의 저장소로서 중요

② **식사에 영향을 받으므로 금식 후 측정해야 함**

(3) 유리지방산(Free Fatty Acids ; FFA)

① TG, phospholipid 등의 합성에 쓰이며, 일부는 에너지원으로 사용됨

② 지방 조직으로부터 지질분해(lipolysis)를 통해 형성됨

③ 인슐린에 의해 형성이 억제되고, 길항호르몬에 의해 촉진됨

(4) 그 외에도 많은 종류의 지질들이 존재함

2) 지질단백질(Lipoprotein)

(1) 구성 및 기능

① Hydrophobic core(TG, cholesteryl ester)를 hydrophilic lipids(phospholipids, unesterified cholesterol)가 둘러싸고 있음

② Cholesterol, 긴사슬지방산(long-chain fatty acid), 지용성 비타민의 소화 흡수에 중요한 역할을 함

③ TG, cholesterol 등을 운반하는 작용을 함(조직 ↔ 간)

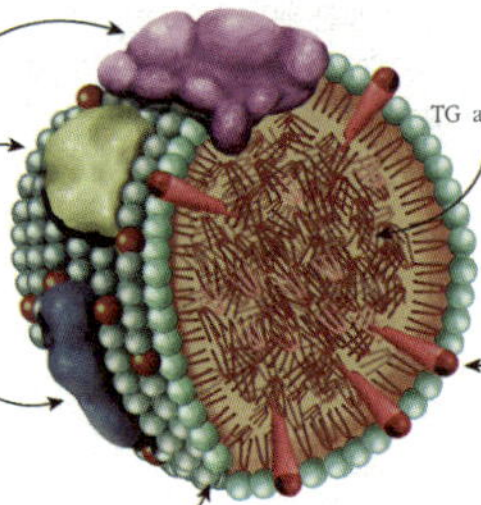

그림 7-1 Lipoprotein의 구조 CE; cholesteryl ester

(2) 종류 : 상대적인 밀도에 따라 5종류로 나뉨

① 킬로미크론(Chylomicrons ; CM)

- 소장에서 흡수된 TG를 체내 조직으로 운반하는 역할(exogenous lipid transfer)
- 식사의 영향을 크게 받음(공복 시에는 거의 없다가 식사 1시간 후 가장 높다)
- 지나치게 농도가 높은 경우 췌장염을 유발함
- Apolipoprotein B-48이 관련되어 있다.

② 초저밀도지질단백질(Very Low Density Lipoprotein ; VLDL)

- 간에서 합성된 TG를 운반(endogenous lipid transport).
- Lipoprotein 합성, 분비 시 apolipoprotein B-100이 관여한다.

③ 중밀도지질단백질(Intermediate-Density Lipoprotein ; IDL)

④ 저밀도지질단백질(Low Density Lipoprotein ; LDL)

- Cholesteryl ester를 운반함
- 전체 cholesterol의 절반 가량을 차지
- 농도 증가 시 atherosclerosis의 위험이 증가

⑤ 고밀도지질단백질(High Density Lipoprotein ; HDL)

- 말초에서 cholesterol을 흡수하여 간을 통해 담즙으로 배설시킴(reverse cholesterol transport)
- 동맥에 cholesterol이 침착되는 것을 방지함 → atherosclerosis의 위험을 줄임
- Apo A-I과 phospholipid로 구성되어 있음

여기서 잠깐 !!

- TG는 주로 CM이나 VLDL를 통해 운반되고, cholesterol은 cholesteryl ester의 형태로 LDL이나 HDL을 통해 운반됩니다. CM → LDL(① → ④)로 갈수록 TG가 적고, cholesterol이 많아집니다.

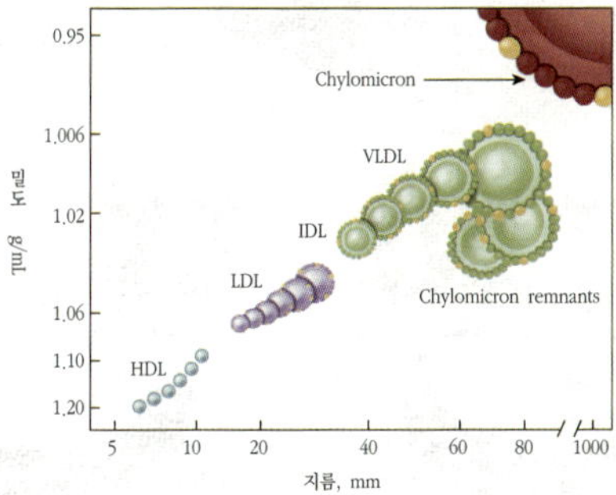

그림 7-2 Lipoprotein의 크기와 농도

3) 아포지방단백(Apolipoprotein)

(1) 기능

① Lipoprotein의 골격을 구성하여 구조적 안정성을 부여

② Lipoprotein이 세포에 흡수되기 위해 표면 수용체와 붙는 부분임

③ Lipoprotein metabolism에 중요한 효소들이 결합함

(2) 종류

① Apolipoprotein A

Apo A-I : HDL의 구성성분

② Apolipoprotein B

- Apo B-100 : VLDL, IDL, LDL의 구성성분
- Apo B-48 : CM과 CM remnant에만 존재

③ 기타 다수의 apolipoprotein이 존재함

2 지방단백질 수송(Lipoprotein transport)

1) Exogenous pathway

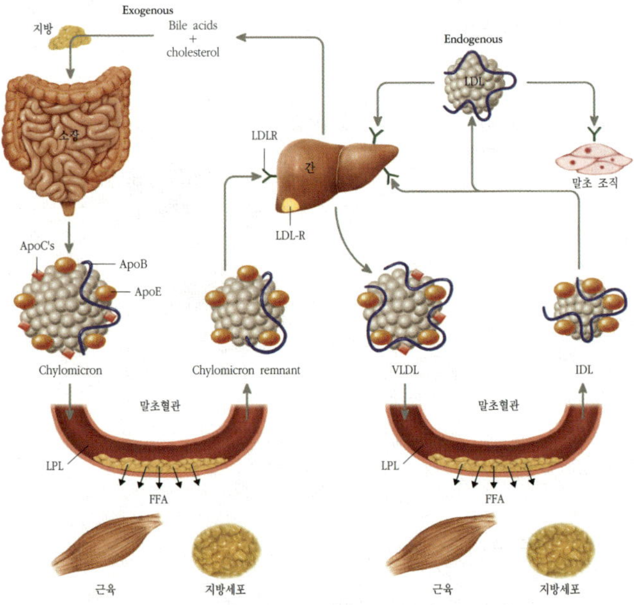

그림 7-3 Lipoprotein transport의 exogenous pathway와 endogenous pathway.
LDLR: LDL receptor, LPL: lipoprotein lipase

(1) 섭취한 지질은 근위 소장에서 CM의 형태로 흡수됨
(2) 운반 경로 : 소장벽 흡수(CM 형성) → 림프관 → 흉관 → 체순환 → 간
(3) CM은 지단백 지방분해효소(lipoprotein lipase ; LPL)에 의해 가수분해 되어 FFA + Chylomicron remnant의 형태로 나누어짐
(4) LPL은 주로 지방세포와 근육세포에 분포함
(5) FFA는 에너지를 생성하거나(근육) TG의 형태로 다시 저장됨(지방세포, 간)

(6) CM은 점점 크기가 줄어서 CM remnant를 형성하게 되며, 이것은 간에 의해서 제거됨

2) Endogenous pathway

(1) 간에서 합성된 지질은 VLDL의 형태를 띠고 다시 혈관 내로 들어옴
(2) VLDL은 Chylomicron과 유사하게 생김
(3) CM과 마찬가지로 VLDL도 LPL에 의해 가수분해 되어 free fatty acid+IDL의 형태로 나뉨(VLDL remnant)
(4) Free fatty acid는 에너지원으로 쓰이고 IDL은 LDL receptor를 통해 간으로 다시 돌아감
(5) 간으로 돌아가지 못한 IDL은 hepatic lipase에 의해 LDL로 변화함
(6) LDL에 apolipoprotein(a)이 붙으면 매우 atherogenic한 lipoprotein(a)이 형성됨

3) HDL metabolism(reverse cholesterol transport)

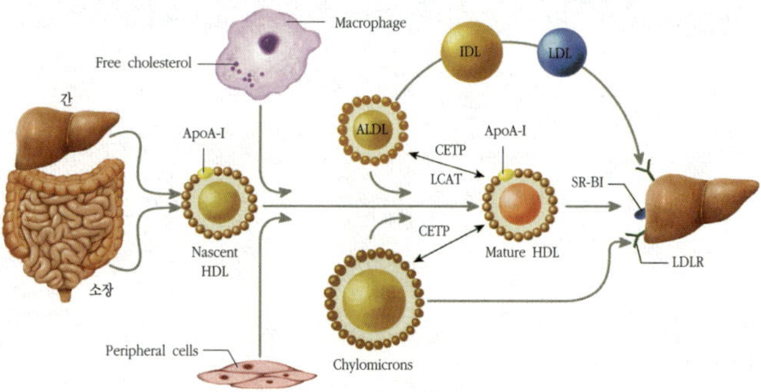

그림 7-4 HDL metabolism

(1) 발생 초기의 HDL은 장과 간에서 합성됨
(2) 이 HDL은 말초에 있는 cholesterol을 흡수하며 구형으로 변함
(3) LCAT(Lecithin-Cholesterol Acyltransferase)를 통해 VLDL과 CM으로부터 더 많은 cholesterol을 흡수하게 됨
(4) 이렇게 많은 cholesterol을 함유하게 된 HDL은 두 가지 경로를 통해 제거

(5) 간접경로(Indirect pathway)

① CETP(Cholesteryl Ester Transfer Protein)을 통해 VLDL 등으로 cholesteryl ester(CE)를 운반시킴

② Cholesteryl ester는 간에 있는 LDL-receptor를 통해 제거됨

(6) 직접경로(Direct pathway) : 다른 수용체(SR-BI)를 통해 간에서 직접 제거됨

일차성 고지혈증

1 개요

1) Frederickson classification of hyperlipoproteinemia

표 7-1 Frederickson classification of hyperlipoproteinemia

Type	Lipoprotein	Cholesterol	TG	Xanthoma	CAD	Genetic nomenclature
I	CM	↑	↑↑↑	eruptive	–	FCS
Ⅱa	LDL	↑↑↑	N	tendon, tuberous	+++	FH, FDB
Ⅱb	LDL+VLDL	↑↑	↑↑	–	+++	FCHL
Ⅲ	CM remnant+IDL	↑↑	↑↑	palmar & tuberoeruptive	+++	FDBL
Ⅳ	VLDL	N	↑↑	–	+/–	FHTG
Ⅴ	VLDL+CM	↑↑	↑↑↑	eruptive	+/–	FHTG

꼭 알아둡시다!!

약자 설명

- FCS : Familial chylomicronemia syndrome
- FH : Familial hyeprcholesterolemia
- FDB : Familial defective apoB
- FCHL : Familial combined hyperlipidemia
- FDBL : Familial dysbetalipoproteinemia
- FHTG : Familial hypertriglyceridemia

2) 임상적 분류

(1) 고콜레스테롤혈증(Hypercholesterolemia)(type Ⅱa) : LDL ↑

(2) 고중성지질혈증(Hypertriglyceridemia)(type Ⅰ, Ⅳ, Ⅴ) : VLDL ↑ or CM ↑

(3) 복합고지질혈증(Combined hyperlipidemia)(type Ⅱb) : LDL ↑ & VLDL ↑

3) 혈장 관찰

표 7-2 육안적 특징

	특징	비고
CM ↑	원심분리 후 우유빛 상층액 (creamy layer) 보임	아래층이 투명 : type Ⅰ(CM만 증가) 아래층이 혼탁 : type Ⅴ(VLDL도 증가)
TG(VLDL) ↑	탁함	TG <400mg/dL 경우 대개 혈장은 clear 빛을 분산시키는 VLDL의 성질 때문
cholesterol(LDL) ↑	투명	

2 가족성 고콜레스테롤혈증(Familial hypercholesterolemia) (type Ⅱa)

1) 특징

(1) 상염색체 우성(AD)

(2) 동형접합(Homozygous) 환자가 이형접합(heterozygous) 환자보다 임상양상이 더 심함(LDL ↑ ↑)

(3) 역학 : Heterozygous 1/500, homozygous 1/1,000,000

(4) **원인 : LDL 수용체 유전자의 변이**

2) 임상증상

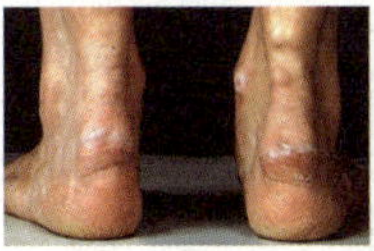

A

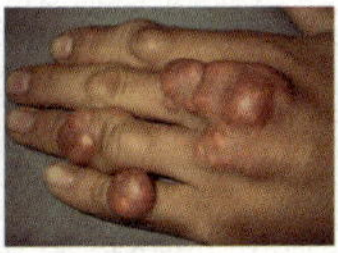

B

그림 7-5 Achilles tendon xanthoma(A)와 tuberous xanthoma(B)

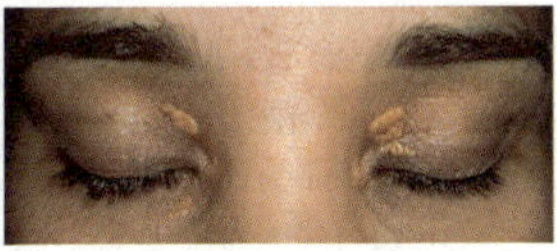

그림 7-6 Xanthelasma

(1) 20~30대 이전에는 무증상

(2) **비만하지 않음**

(3) **이른 관상동맥 죽상경화증** : 30~40대에 peak, 60대까지 85%가 MI를 겪음

(4) **건황색종(Tendon xanthoma)** : 아킬레스건, patellar & hand의 신전근 건

(5) 기타 : 황색판종(상하 눈꺼풀의 황색 침착 ; xanthelasma), 결절황색종(팔꿈치, 엉덩이에 생기는 무통성 결절 ; tuberous xanthoma), 각막환(arcus corneae)

3) 진단

(1) 가족력 : 친척 중 50%에서 LDL cholesterol ↑

(2) Tendon xanthoma : 진단에 특징적

(3) 혈중 LDL cholesterol만 증가하고 TG는 정상

4) 치료

(1) HMG-CoA reductase inhibitor

(2) Bile acid sequestrant or nicotinic acid

(3) 약으로 조절 안 되면 LDL 혈장분리교환술을 시행(혈장에서 LDL만을 제거)

3 가족성 고중성지질혈증(Familial hypertriglyceridemia) (type Ⅳ)

1) 특징

(1) 상염색체 우성(AD)

(2) 역학 : 1/500

(3) 원인 : VLDL 생산이 증가하고 말초에서 VLDL 제거율이 떨어짐
→ VLDL ↑ → TG가 특징적으로 증가

2) 임상증상

(1) 당뇨, 비만, 고혈압이 흔함 → atherosclerosis ↑

(2) Tendon xanthoma(−), xanthelasma(−)

(3) TG가 심하게 상승하는 경우 췌장염이 발생할 수 있음

3) 진단

(1) TG ↑ : 200~500mg/dL

(2) 가족력 : 가족의 50%에서 hypertriglyceridemia

4) 치료

(1) 생활습관 교정 : 저지방식, 체중조절

(2) Drug therapy(plasma TG가 400mg/dL 이상일 때) : 피브레이트(fibrate ; PPAR 알파의 촉진제)(1st line), 니아신(niacin)

4 가족성 이상베타지질단백혈증(Familial dysbetalipoproteinemia) (type Ⅲ)

1) 특징

(1) 상염색체 열성(AR)+추가적으로 환경적 요인

(2) 20대 이전에 나타나는 경우는 드물다

(3) 원인

ApoE lipoprotein deficiency → CM remnant & remnant VLDL↑ → Cholesterol 및 TG가 증가

2) 임상증상

(1) 손금에 cholesterol 침착하는 수장 황색종(palmar xanthoma)이 특징적

(2) 팔 다리의 편측 면에 결절성발진황색종(tuberoeruptive xanthoma)

(3) 심한 죽상경화증으로 인해 심근 경색, 뇌졸중, 하지 괴사 등이 일어남

(4) 악화인자 : 갑상샘 기능 저하증, 비만, 당뇨병

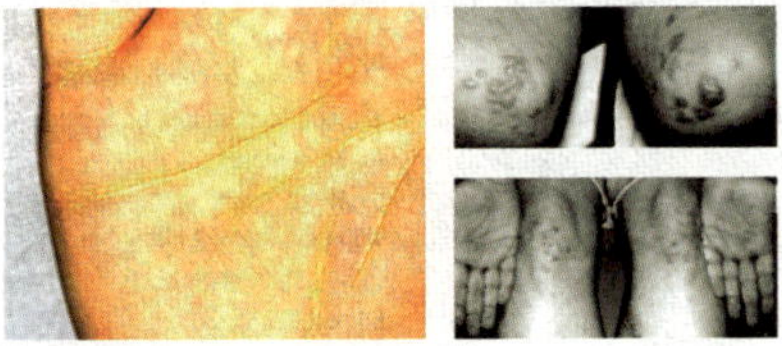

A B

그림 7-7 Familial dysbetalipoproteinemia의 임상양상 **A,** Palmar xanthoma. **B,** Tuberoeruptive xanthoma

3) 진단

(1) 혈중 LDL, cholesterol 및 TG 증가

(2) 특징적인 임상증상

4) 치료

(1) 생활습관 교정 : 식사 조절, 체중감소, 악화 인자 교정

(2) HMG CoA reductase inhibitor, 피브레이트(fibrate), 니아신(niacin)

여기서 잠깐 !!

• 시험에는 대부분 familial hypercholesterolemia와 hypertriglyceridemia가 나오므로 이 두 가지를 비교하면서 외우는 것이 좋습니다. 나머지 질환은 skip하기로 합니다.

이차성 고지혈증

1 원인

표 7-3 이차성 고지혈증

<table>
<tr><th>Hypercholesterolemia(LDL 증가)</th><th>Hypercholesterolemia(VLDL 증가)</th></tr>
<tr><td>• Hypothyroidism
• Obstructive liver disease
• Nephrotic syndrome
• Anorexia nervosa
• Acute intermittent porphyria
• Drugs : Progesterone, cyclosporine, thiazide
• 외우는 법 : 혼나다(HON ADA)</td><td rowspan="5">• Obesity
• Diabetes mellitus
• Chronic renal failure
• Lipodystrophy
• Glycogen storage disease
• Alcohol
• Ileal bypass surgery
• Stress
• Sepsis
• Pregnancy
• Drugs : estrogen, isotretinoin, beta blockers, glucocorticoids, bile acid-binding resins, thiazide
• Acute hepatitis
• Systemic lupus erythematosus
• Monoclonal gammopathy : multiple myeloma, lymphomas
• 외우는 법 : 술(alcohol), 만(만성 콩팥기능상실) 다(당뇨) 오(obesity)</td></tr>
<tr><th>Hypercholesterolemia(<100mg/dL)</th></tr>
<tr><td>• Malnutrition
• Malabsorption
• Myeloproliferative diseases
• Chronic infectious diseases : AIDS, tuberculosis</td></tr>
<tr><th>Low HDL</th></tr>
<tr><td>• Malnutrition
• Obesity
• Cigarette smoking
• Beta blockers
• Anabolic steroids</td></tr>
</table>

1) 비만

(1) 원인

① 지방조직 증가

② 인슐린 저항성 증가(lipoprotein 내의 TG 분해 감소)

(2) 결과 : TG 증가, VLDL 증가, HDL 감소

2) DM

(1) 제1형 당뇨병

① 적당한 인슐린에 의해 혈당이 조절될 때는 lipid profile은 정상임

② DKA(insulin↓↓) → hypertriglyceridemia; VLDL↑, CM↑

(2) 제2형 당뇨병

① 혈당이 잘 조절되어도 고지혈증이 발생함

② 인슐린 저항성 증가

- LPL 활성도 감소 → TG↑, VLDL↑, CM↑
- 간에서 지방산 합성 증가 : 지방조직 유리지방산 분비 증가
- 간 VLDL 합성 증가
- 당뇨병성 신병증에 의해 LDL 증가

3) 갑상샘 질환

(1) 원인

① 갑상샘 호르몬이 LDL 수용체의 작용에 중요한 역할을 함

② 저하증, 항진증 모두 LDL level 이상이 있을 수 있으며, 무증상기에도 이상이 있을 수 있음

(2) 임상증상

① 갑상샘항진증 : LDL 수용체↑ → LDL↓

② 갑상샘저하증 : LDL 수용체↓ → LDL↑

4) 신 질환

(1) 콩팥증후군(Nephrotic syndrome)

① 간의 알부민 생산 증가 → cholesterol, LDL 생산이 증가

② 심하면 LPL의 작용 감소 → VLDL↑

(2) 만성신부전 : 경미한 TG↑, VLDL↑, HDL↓

5) 간 질환

(1) 간염 : VLDL 합성↑↑ → 고중성지질혈증

(2) 간부전 : VLDL 합성↓↓, cholesterol↓↓, TG↓↓

(3) 간암 : 종양세포의 cholesterol 합성 → 고콜레스테롤혈증

6) 알콜

(1) 간에서 지방산 합성 증가, 분해 감소 → TG↑ → VLDL↑(type Ⅳ)

(2) ApoA-Ⅰ 합성 증가 → HDL↑

2 선별검사

1) Lab data

(1) 검사

① 12시간 공복 상태에서 채혈 검사를 시행

② Total cholesterol, TG, HDL cholesterol을 측정

(2) **LDL 계산**

① Total cholesterol = HDL + LDL + VLDL

② VLDL cholesterol은 보통 TG/5 정도 됨

③ **LDL = total cholesterol-TG/5-HDL**

④ 한계

- TG <300mg/dL 경우에만 적용 가능(∵ TG >350 ⇒ TG/VLDL >5)
- TG >300mg/dL → LDL-C를 직접 측정해야 함

(3) 해석

① 많은 study에서 LDL cholesterol 레벨과 CHD 위험도는 비례함이 밝혀짐 → LDL cholesterol 조절이 일차 목표

② Risk category에 따라 LDL 조절의 목표치가 다름

③ 모든 20세 이상 성인은 5년에 한 번 lipid profile 검사하는 것이 좋음

2) ATP Ⅲ classification

표 7-4 ATP Ⅲ classification of LDL, total, and HDL cholesterol(mg/dL)

LDL cholesterol		Total cholesterol		HDL cholesterol	
<100	Optimal	<200	Desirable	<40	Low
100~129	Near optimal/above optimal	200~239	Borderline high	≥60	High
130~159	Borderline high	≥240	High		
160~189	High				
≥190	Very high				

3) 관상동맥질환의 주요 위험인자

꼭 알아둡시다!!

Major risk factors(exclusive of LDL cholesterol) that modify LDL goals

- Cigarette smoking
- Hypertension(BP ≥140/90mmHg or on antihypertensive medication)
- Low HDL cholesterol(<40mg/dL)*
- Family history of premature CHD(CHD in male first degree relative <55years; CHD in female first degree relative <65years)
- Age(men ≥45years; women ≥55years)

* HDL이 60mg/dL 이상일 경우 risk factor-1에 해당

4) 위험도 분류

표 7-5 CHD risk에 따른 LDL의 목표치

Risk category	LDL level, mmol/L(mg/dL)		
	Goal (mg/dL)	Initiate TLC	Consider drug therapy
Ver high ACS or CHD with DM	<70	≥70	≥70
High CHD or CHD risk equivalents (10 year risk >20%)	<100 optional goal <70	≥100	≥100 <100 : consider drug Tx.
Moderately high 2+risk factors(10 year risk: 10~20%)	<100	≥130	≥130 100~129: consider drug Tx.
Moderate 2+risk factors(10 year risk: <10%)	<130	≥130	≥160
Lower 0~1 risk factor	<160	≥160	≥190

LDL : low-density lipoprotein; ACS : acute coronary syndrome; CHD : coronary heart disease; DM : diabetes mellitus; TLC : therapeutic lifestyle control

꼭 알아둡시다!!

CHD risk equivalent

- 동반된 atherosclerotic disease(peripheral arterial disease, abdominal aortic disease, symptomatic coronary arterial disease 등)
- 당뇨

3 치료

1) 생활습관 교정

(1) 체중감량

① 비만인 경우 체중감량

② 유산소 운동

③ 효과 : TG↓, LDL↓, HDL↑

(2) 식사요법

① 총 섭취 칼로리 제한

② 저 지방 식이(→ LDL receptor ↑→ plasma cholesterol↓)

③ 수용성 식이섬유(Soluble fiber) 권장

④ 금주 및 금연

소량의 음주는 도움이 될 수도 있음(HDL cholesterol↑, 혈소판 응집↓)

2) 약물 치료

(1) HMG-CoA reductase inhibitor(-statin 계열 약물)

① 종류 : Atorvastatin, rosuvastatin, simvastatin, pravastatin, lovastatin

② 기전

- HMG-CoA reductase에 의한 반응이 cholesterol 합성의 rate limiting step
- Cholesterol 합성을 방해하고, LDL cholesterol의 제거를 촉진

③ 효과

혈중 LDL cholesterol 감소, HDL cholesterol 증가(5~10%)

④ 부작용

근육통, 근육염, 횡문근융해증(rhabdomyolysis)(rare), 두통, 간염

여기서 **잠깐 !!**

- **고지혈증** 치료에서는 LDL cholesterol을 떨어뜨리는 것이 일차 목표이다. HMG-CoA reductase inhibitor는 LDL cholesterol을 떨어뜨리는데 가장 효과적이기 때문에 고지혈증 치료에서 가장 중심이 되는 약물이다.

(2) Niacin(nicotinic acid)

① 효과

- VLDL과 LDL의 생합성 억제
- LDL↓, HDL↑, TG↓

② 부작용

- 간염, 와파린의 효과 증대, 혈중 요산↑
- 얼굴 화끈거림, 소양감
- 고용량에서 혈당을 올리고 인슐린 저항성을 증가시킴

(3) 담즙산 결합수지(Bile acid sequestrant)

① 종류 : 콜레스티라민(Cholestyramine), 콜레스티폴(colestipol)

② 효과

- 위장관 내의 담즙산과 결합하여 배출시킴
- 간 : Cholesterol pool 감소 → LDL receptor↑ → 혈중 LDL cholesterol 감소
- 체내 흡수되지 않기 때문에 매우 안전(소아, 가임기 여성에게도 사용 가능)

② 부작용

- TG를 올릴 수 있기 때문에 고중성지질혈증 환자에게 사용해서는 안됨
- 복부팽창, 변비

표 7-6 고지혈증의 치료에 이용되는 주요 약제의 특성

약제분류	HMG-CoA reductase inhibitors(statins)	Bile acid sequestrants	Fibric acids(fibrate)
약제와 일일용량	Lovastatin 10~80mg/day Pravastatin 10~40mg/day Simvastatin 5~40mg/day Fluvastatin 20~40mg/day Atorvastatin 10~80mg/day	Cholestyramine 4~16g/day	Gemfibrozil 600mg bid Fenofibrate 200mg qd
Lipid/lipoprotein 효과	LDL ↓ 18~55% HDL ↑ 5~15% TG ↓ 7~30%	LDL ↓ 15~30% HDL ↑ 3~5% TG ↔ or ↑	LDL ↓ 5~20%(중성지방이 높은 환자에서 증가할 수 있다) HDL ↑ 10~20% TG ↓ 20~50%
금기	절대적 : 급·만성 간질환 상대적 : 특정약물의 병용	절대적 : Dysbetalipoproteinemia, TG>400mg/dL 상대적 : TG>200mg/dL	절대적 : 심한, 콩팥질환, 심한 간질환
임상연구 결과	주요 관상동맥질환, 관상동맥성 사망, 관상동맥 처치 필요성, 뇌졸중과 총체적 사망률의 감소	주요관상동맥 질환과 관상동맥성 사망의 감소	주요 관상동맥질환의 감소

(4) 피브린산 유도체(Fibric acid derivatives)

① 약제 : Femfibrozil, fenofibrate

② 기전 : PPAR-α agonist

- 탄수화물과 지방대사 조절
- TG 분해 증가, CM remnants 제거

③ 심한 고중성지질혈증 환자에서 1st line therapy

④ 부작용

- 소화불량, 복통, 변비, 담석 증가, 근육염, 간염 위험 증가
- HMG-CoA reductase inhibitors과 같이 쓸 경우 rhabdomyolysis가 생기는지 잘 관찰해야 함

(5) 기타

① Fish oils(omega-3 fatty acids) : TG↓, LDL↑

② 콜레스테롤 흡수 억제제 : LDL↓

08 Chapter

비 만

Obesity

비만은 서양의 기준을 그대로 적용하기는 어려운 질환입니다. 하지만 통계적으로 일관된 연구 결과가 현재 동양에는 없어 BMI에 따른 자세한 치료방법 등은 정해진 것이 없는 상황입니다. 비만의 부정적 작용과 대략적인 치료방법에 대해 알아두세요.

1 개요

1) 비만의 정의

체내 지방조직이 과다하게 축적된 상태. 비만의 기준은 사망률이나 합병증(제2형 당뇨병, 심혈관계 질환)이 증가하기 시작하는 시점으로 잡음

2) 비만의 측정

(1) 체지방 직접 측정법

① 체지방의 양을 비교적 정확하게 구할 수 있으나 특수한 장비가 필요하고 방법이 복잡

② 주로 연구 목적으로 사용

비중법, 체내 총수분량 측정법, 체내 총칼륨 측정법, 불활성 기체 용해도 이용 측정법 등

(2) 체지방 간접 측정법

① **BMI(Body Mass Index)**

- **BMI kg/m^2 = 체중kg/(키m)^2**
- 간단하고 비교적 정확
- 성별, 나이와 관계없이 적용이 가능
- 단점 : 인종에 따라 체지방률 환산이 달라지고 근육 발달한 사람과 비만인 사람의 구분이 어려우며 신체상의 체지방 분포를 알 수 없음

② Waist-Hip ratio

- 허리둘레/엉덩이 둘레
- 허리둘레 : 마지막 늑골의 아래부터 제대의 위쪽 사이의 가장 짧은 둘레
- 엉덩이 둘레 : 둔부의 가장 긴 둘레
- 비정상 기준 : 여성 >0.9, 남성 >1.0
- 남성형 비만의 특징 : 복부에 집중적으로 지방이 축적된다. 중심성 비만
- 여성형 비만 : 둔부와 하체에 지방이 축적
- 중심성 비만이 말초성 비만에 비해 심혈관 질환, 당뇨, 고혈압 등의 빈도 높음
- BMI로 측정이 불가능한 체지방 분포를 알 수 있음

③ 허리둘레(Waist circumference)

- 중심성 비만의 척도인 복부 지방량과 상관관계가 있음
- 성인의 비만과 관련된 질환 위험을 예측하는데 있어 WHR보다 효과적이라고 알려져 있음 → 대사증후군 진단 기준의 하나

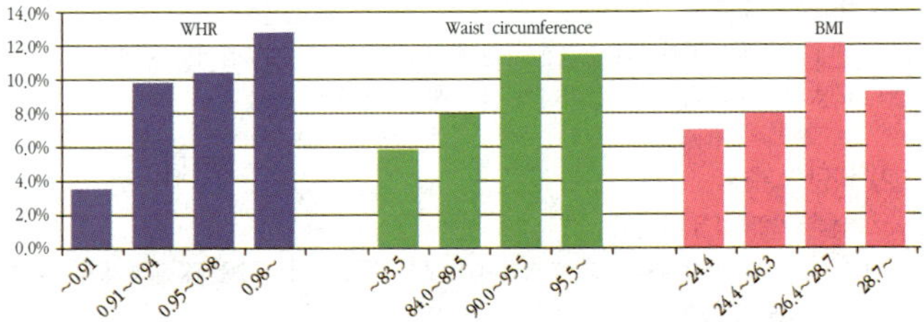

그림 8-1 Percentage of acute coronary events in each group. WHR, waist circumference, BMI의 risk group과 6~10년 추적 관찰시 acute coronary events의 상관관계

④ DEXA(Dual Energy X-ray Absorptiometry)

- 두 가지 고에너지 X선의 감쇄차를 이용하여 골밀도와 체지방 비중을 계산
- 방사선 피폭량이 적고 재현성 높음

⑤ 생체 임피던스 측정법

- 임피던스 : 교류 전류에 대한 저항
- 신체 구성성분과 연관되므로 공식을 사용하여 체지방량을 계산

⑥ 피부 주름 두께 측정법

- 이두박근, 삼두박근, 견갑골 하부, 장골릉상부 등 부위의 피하지방 두께 측정
- 피부 주름 두께의 합 ∝ 체지방률

- 단점 : 낮은 재현성, 심한 비만 환자에 적용 불가능, 인종, 나이, 성별에 따라 다르게 적용됨

⑦ CT/MRI

- 정확하고 부위별 지방 분포를 알 수 있음
- 비싸고 번거로움

2 비만의 원인

1) 유전적 요인

(1) 비만 환자는 가족력이 있는 경우가 많음

(2) 일란성 쌍생아 입양 연구에서 친부모와 친자 사이의 BMI 연관 관계가 높음이 알려져 있음

(3) 다인자유전(Polygenic inheritance)

2) 단일 유전자 이상

(1) 굉장히 드묾

(2) Leptin or leptin receptor, POMC(Proopiomelanocortin), type 4 receptor for melanocortin

3) 염색체 질환 → **프레더-윌리 증후군, 에드워드 증후군**

4) 신경 내분비적 요인

(1) 시상하부성 비만 : 굉장히 드물다.

(2) 쿠싱증후군 : 코르티코스테로이드 호르몬 과다

(3) 갑상샘 기능 저하증 : 대부분 점액 수종에 의한 체중증가

(4) 인슐린종(Insulinoma)

5) 운동부족과 식이성 비만

(1) 비만인 사람의 경우 정상인에 비해 비활동적인 경우가 많음

(2) 고지방 식이, 단순당의 비율이 높은 식이를 하는 경우 체중 유지에 필요한 에너지보다 많은 양의 에너지를 섭취하는 경향이 있음

(3) 하루 식사횟수가 적을수록 체중이 많은 경향이 있음

6) 약물 → **수많은 약물이 체중증가를 가져옴**

3 비만의 분류

1) BMI에 의한 분류

표 8-1 BMI에 따른 국제적 분류 : 저체중, 과체중, 비만

Classification	BMI(kg/m^2)	
	WHO	Asian
Underweight	<18.5	<18.5
Normal range	18.50~24.9	18.5~22.99
Overweight	≥25.00	≥23.0
Obese	≥30.00	≥25.0
Obese class Ⅰ	30.00~34.9	25~29.9
Obese class Ⅱ	≥35.00~39.99	≥30.0

Adapted from WHO, 1995, WHO, 2000 and WHO 2004

4 비만의 병적 결과

1) 사망률 증가

(1) 심한 비만(IBW의 2배)의 경우 사망률이 일반인보다 12배 높음

(2) 사망률은 내장 지방량에 특히 비례함

(3) 사망 원인 : 심혈관 질환, 당뇨 등

2) 대사 증후군

체중(특히 복부 지방)이 증가할수록 인슐린 저항성이 커지고(제2형 당뇨병 위험 높아지고) 감소할수록 작아진다.

꼭 알아둡시다!!

Metabolic syndrome의 진단 기준

- Waist circumference : Men ≥102cm, Women ≥88cm; 한국 남자 ≥90cm, 한국 여자 ≥80cm
- TG ≥150mg/dL
- HDL cholesterol Men <40mg/dL, Women <50mg/dL
- Blood pressure : 130/85mmHg 이상
- Fasting glucose : 100mg/dL 이상

→ 5개 중 3개 이상 만족하면 metabolic syndrome이다.

3) 생식 관련 이상

(1) 남성

① 테스토스테론↓, 에스트로겐↑

② 여성형 유방(gynecomastia)

③ 대부분 남성적 특징은 유지되며 성욕, 발기능, 정자 생성 등도 유지됨

(2) 여성

① 안드로겐↑ → 월경이상(특히 상체 비만에서)

② 말초에서 바뀐 에스트로겐 증가 → 폐경 후 여성에서 자궁암 위험↑

③ 다낭성난소증후군(Polycystic Ovarian Syndrome ; PCOS)

- 초경 직후의 젊은 여성에게 발생함
- 월경감소 or 무월경, 다모증, 체중증가, 불임증
- 안드로겐과잉증(Hyperandrogenism)
- PCOS 여성의 40%만 비만이지만, 희발 월경 있는 비만하고 여성의 대부분이 PCOS 환자임

4) 심혈관계 질환

(1) 종류

① 관상동맥 질환

② 뇌졸중

③ 울혈성심장기능상실

(2) 병인

① 비만 → 고혈압

- 말초 혈관저항↑, 심박출량↑
- 교감신경 긴장도↑

② 복부 비만 → LDL↑, VLDL↑, TG↑, HDL↓→ atherogenicity↑

(3) Waist-hip ratio가 가장 좋은 예측인자임

5) 호흡기계 질환

(1) 흉벽 유순도 감소, 호흡 시 에너지 소모 증가, FRC 감소, TLC 감소

(2) 수면 무호흡증 : 폐쇄성, 중추성 모두 가능

6) 간담도계 질환

(1) 담즙 분비↑, 담즙의 과포화 → 담석 증가

(2) 표준체중의 150%인 사람의 경우 담석 발생률 6배 높음

(3) 체중감량을 위한 금식도 담석 발생률을 높임

7) 암

비만은 다음 종양에 의한 사망률을 증가시킴

(1) 남성 : 식도암, 대장·직장암, 이자암, 간암, 전립샘암

(2) 여성 : 방광암, 담도암, 유방암, 자궁 내막·경부암, 난소암

8) 골관절계 질환

(1) 골관절염 : 외상, 체중 부하 과다 때문

(2) 통풍 : 체액 불균형 때문

5 비만 치료

1) 개요

(1) 치료목표

① 체중감소(첫 6개월 내에 10%의 체중 감소)와 지방 조직의 양 감소

② 감소된 체중의 유지 : 체중감소 시 기초대사량↓ → 유지가 더 어려움

(2) 치료 대상

① BMI 30 이상

② BMI 25~29.9 & 위험인자 2가지 이상(당뇨병, 고혈압, 이상지질혈증, 흡연, CHD, CHD 가족력 등)

③ BMI 25~29.9 & 허리둘레 이상

(3) 치료 효과 : 체중 5~10% 감소 시

① 고혈압, 이상지혈증(dyslipidemia), 당 조절 호전

② 심혈관계 질환, 당뇨병 관련 사망률, 제2형 당뇨병 발병률 감소

2) 행동 습관 교정

(1) 식사 종류와 양을 기록

(2) 식사와 관련된 행동에 대한 상담

(3) 운동량 기록

→ 평균적으로 3~5kg 정도의 감량 효과가 있었음

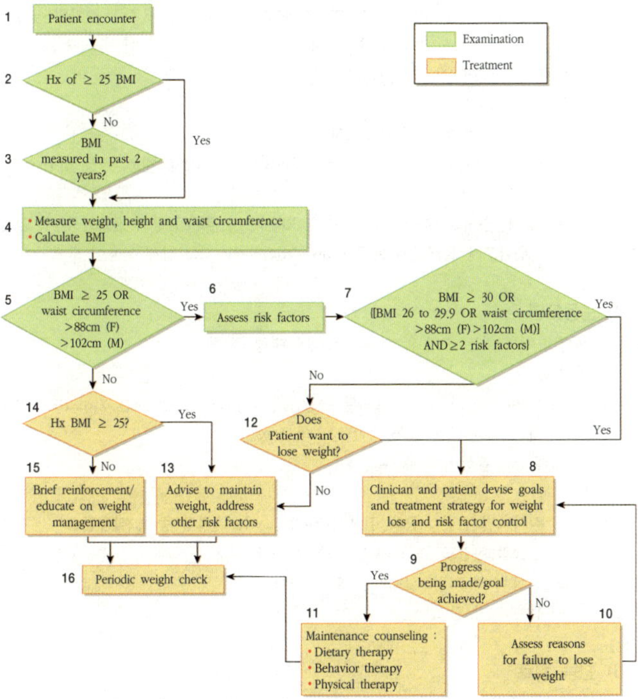

그림 8-2 비만의 진단 및 치료 알고리즘

3) 식사요법

(1) **식사요법의 효과**

① **총에너지 균형에 7,500kcal 부족 → 1kg 감소**

- 하루 100kcal 부족 → 1년간 5kg 감소
- 하루 1,000kcal 부족 → 1주일간 1kg 감소

② 열량 소모가 클수록 높은 효과

- 남성이 여성보다, 비만한 사람이 마른 사람보다 기초대사량이 높기 때문에 효과가 크다.

- 장기간 식이 제한 → 기초대사량 감소로 효과 감소 → 감량 전처럼 식사하게 되면 다시 체중이 증가한다.

(2) 열량섭취 제한(500～1,000kcal/day)

① 대부분의 환자에 적용

② 식사의 열량뿐 아니라 구성도 중요하다.

- 저지방식이, 단백질 보충(0.8～1.2g/IBW kg), 과일, 채소, 곡물 섭취
- 알코올 섭취 금지

(3) 초저열량 식이(≤800kcal/day) : BMI 30 이상의 빠른 감량이 필요한 환자, 담석 생성 위험도가 올라가기 때문에 ursodeoxycholic acid 함께 복용이 필요

4) 운동요법

체중감량의 의미는 크지 않다. 식사요법과 병행 → 체중 유지!

(1) 방법

① 1주에 3회 이상, 주당 150분 이상 중등도 강도의 운동 또는 최소 10분 이상씩 주당 75분 이상의 강한 강도의 운동

② **유산소 운동**이 더욱 효과적

(2) 효과

① 식사요법 관련 : 근육 질량 유지/증가, 기초대사량 증가, 식욕감소

② 인슐린 민감도 증가 → 당 조절능 증가

③ 지질 수치 교정, 심폐기능 증가, 혈압 조절

④ 복부 지방 감소

5) 행동 치료

인지행동치료로서 다른 치료의 효과를 더 올려줄 수 있다. 체중 조절 계획을 기록하고 감정 조절 및 스트레스 관리법을 배움

6) 약물치료

- 다른 치료와 병행, 단기간으로 사용. 끊으면 다시 체중증가 → 비만 '치료제' X
- BMI 30 이상, 다른 체중 조절 요법에 실패한 BMI 27 이상의 환자에게 사용

(1) Sibutramine(Reductil)

① 기전 : CNS에 작용하여 NE, serotonin의 reuptake 막음 → 식욕 저하

② 효과

- 24주 → 7% 체중감소

• Cholesterol, TG 감소

(2) Orlistat(Xenical)

① 기전 : 소장의 lipase 작용 막음 → 지질 흡수 감소

② 효과

• 1년간 8.7kg 감소 효과

• LDL cholesterol, 인슐린 감소

③ 부작용

• 지방변(Steatorrhea), 복부 팽만감, 변실금

• 지용성 비타민의 흡수 감소

7) 비만대사 수술(Bariatric surgery)

(1) 적응증

① BMI 40 이상의 병적 비만 혹은 BMI 35 이상+comorbidities(당뇨, 고혈압, 심각한 심폐 질환자)

② 내과적 치료로 체중감소에 실패

③ 감량된 체중 유지에 실패

(2) 수술법

① Vertical banded gastroplasty

② Laparoscopic adjustable gastric banding

③ Roux-en-Y gastric bypass

→ 평균적으로 30~35%의 체중감소 효과 있었음, 5년 유지율은 60%

→ 당뇨, 고혈압, 폐쇄성 수면 무호흡, 이상지질혈증, 비알콜성지방간 등에 좋은 효과 있었음

PACIFIC
INTERNAL MEDICINE

9 Chapter

다발성 내분비 종양

Multiple endocrine neoplasia

각각의 암에 대한 자세한 내용은 다른 장(chapter)에서 다루고 있으므로 참고하시고 질환 군에 포함되는 종양에 대해 확실히 암기하시기 바랍니다.
MEN(Multiple Endocrine Neoplasia)은 다발성 내분비 기관 종양의 세 가지 증후군, MEN으로 진단받게 되면 자주 발생하는 종양 군에 대한 정기검진을 하여 종양을 조기 발견해야 합니다.

표 9-1 MEN 1 & 2

MEN 1	MEN 2	
	MEN 2A	MEN 2B
• **Parathyroid hyperplasia or adenoma** • **Islet cell hyperplasia, adenoma, or carcinoma** • Pituitary hyperplasia or adenoma • 기타 드문 경우 : foregut carcinoid, pheochromocytoma, subcutaneous or visceral lipomas	• **Medullary thyroid carcinoma (MTC)** • **Pheochromocytoma** • **Parathyroid hyperplasia or adenoma** • cutaneous lichen amyloidosis • Hirschsprung disease • FMTC	• **Medullary thyroid carcinoma (MTC)** • **Pheochromocytoma** • **Mucosal and GI neuroma (혀끝, eyelid, GIT)** • Marfanoid features

여기서 **잠깐 !!**

• **쉽게 외우는 법**

- **MEN 1** : 남자 1명(MEN 1)이 섬(islet cell tumor)에서 피(pituitary tumor)를 팔아(parathyroid tumor) 버렸다.
- **MEN 2** : 남자 2명(MEN 2)이 MT(medullary thyroid cancer)에 가서 A는 카 '페오'(pheochromocytoma)레를 팔(parathyroid tumor)고, B는 카페오레를 먹(mucosal and GI neuroma)었다.

MEN(Multiple Endocrine Neoplasia) type 1

1 개요

1) 유전

(1) 상염색체 우성(autosomal dominant)

(2) MEN 1(종양 억제 단백인 menin을 coding하는 유전자)의 돌연변이

2) 종양 발생 위치

(1) 부갑상샘 : 가장 흔함(40~50세까지 거의 100% 환자에 이환)

(2) 뇌하수체전엽

(3) 췌장 세포 등이 대표적

Parathyroid, anterior pituitary, pancreatic islet cell → 3‘P’s

2 임상양상

1) 부갑상샘 증식증 또는 선종(Parathyroid hyperplasia or adenoma)

(1) 거의 100%의 환자에게 발생

(2) 전체 일차성 갑상샘기능항진증의 1~2%는 MEN 1에 의함

(3) 증상 : 일반적인 부갑상샘항진증과 비슷하다. → 부갑상샘항진증 참조

(4) Plasma Ca^{2+} 증가+정상이거나 높은 PTH를 보인다.

(5) 산발성 부갑상샘기능항진증에 비해 발병이 20년 정도 빠르고 다수의 부갑상샘을 침범하는 경우가 대부분이며 조직학적 소견이 다르고 시간이 지나면 부갑상샘 선종으로 변화하는 점 등으로 감별할 수 있음

2) 도세포 증식증, 선종, 암종(Islet cell hyperplasia, adenoma, carcinoma)

(1) 약 80%의 환자에게 발생(두 번째로 흔한 임상양상)

(2) 1/3이 악성

(3) 증가된 호르몬(다음 4가지가 가장 흔함)

① 가스트린(Gastrin) : Zollinger-Ellison syndrome by Gastrinoma(40%)
→ 다수의 소화성 궤양, 재발성 설사, 식도염

② 인슐린종에 의한 인슐린(10%, 이 중 25%는 악성)

③ 글루카곤종에 의한 글루카곤(5~10%)

④ VIPoma에 의한 VIP(3~5%, 수양성 설사가 특징적임)

(4) 치료

① 조기 발견 시 수술로 완치 가능

② 하지만 종양이 작고 다발성인 경우가 많음

3) 뇌하수체 선종(Pituitary adenomas)

(1) 약 20~30%의 MEN 1 환자에게 발생

(2) 다발성으로 발생하여 제거하는 데 어려움

(3) 프로락틴종(Prolactinoma)이 가장 흔함

(4) 진단은 일반적인 뇌하수체 종양과 같은 방식으로 시행함

3 치료

1) 부갑상샘항진증 → 부갑상샘 절제

(1) 적응증

① Serum calcium levels >12mg/dL

② 칼슘 콩팥돌증 또는 신장 기능 장애

③ 신경병증 또는 근육계 증상

④ 골 침범(골감소증 포함)

(2) 수술 방법은 부갑상샘 다발성 샘 과증식(multiple gland hyperplasia)과 같음

2) 췌도세포 종양(Pancreatic islet cell tumor)

1/3이 악성으로 가능한 절제하는 것이 좋다. 하지만 다중심성(multicentric)인 경우 많고, 합병증 발생률이 높음

3) 뇌하수체 종양(Pituitary tumor)

일반적인 뇌하수체 종양의 치료와 큰 차이 없음

MEN(Multiple Endocrine Neoplasia) type 2

1 MEN 2의 종류

갑상샘수질암(Medullary Thyroid Carcinoma)과 갈색세포종(pheochromocytoma)을 공통으로 갖음

두 아형의 구분은 예후 예측에 중요하다.

1) **MEN 2A**

   공통 + 부갑상샘항진증(15~20%)

2) MEN 2B

   공통+점막 신경종(mucosal neuroma), 장 신경절신경종증(Intestinal ganglioneuromatosis), 말판증후군의 특징(Marfanoid features)

2 임상양상

1) MEN 2A

(1) 갑상샘수질암

① 가장 흔하다. MEN 2A에서 거의 100% 발생

② 주로 아동기에 발생

③ **1cm** 이상의 종괴는 성인 환자의 75%에서 국소 림프절 전이 → 치료 시 고려

④ 혈청 칼시토닌 : 종양 표지자

(2) 갈색세포종

① **50%**의 MEN 2A 환자에서 발생

② **고혈압**, 심계항진, **초조**, **두통**, **발한**

③ 일반적인 갈색세포종에 비해 양측성이 더 흔함

④ **에피네프린**이 노르에피네프린에 비해 많이 생성

(3) 부갑상샘항진증

① 15~20%의 환자에서 이환

② 원발성 부갑상샘 항진증과 같은 임상양상을 보임

③ 다분비성 증식증(Multiglandular hyperplasia)이 많고 오래될 경우 샘종성 변화가 생길 수 있음

2) MEN 2B : 대부분 20~30대 이전에 사망

(1) 갑상샘수질암

① MEN 2A에 비해 일찍 발병하고, 더 침습적이다. → 예후가 나쁨

② 전이가 1세 이전에 나타나기도 함

(2) 갈색세포종

① MEN 2B 50% 이상에 존재

② 임상양상은 MEN 2A와 비슷

(3) 점막 신경종 : 혀끝, 눈꺼풀 아래, 위장관 등에 생김

3 조기 진단

1) 원인 유전자

(1) RET proto-oncogene의 돌연변이

(2) MEN 2 의심환자와 가족에 대해 RET gene의 돌연변이 여부를 검사하고, RET 돌연변이를 가지고 있는 환자들에 대해서는 선별검사나 치료를 시행

2) 갑상샘수질암 조기 진단

(1) 펜타가스트린(Pentagastrin) 검사 : 5μg/kg의 pentagastrin을 정주하고 0, 2, 5, 10, 15분 후의 칼시토닌을 측정

(2) 150mg의 칼슘을 10분 이상 동안 정주 후 0, 5, 10, 15, 20분 후의 칼시토닌을 측정하는 것으로 대체할 수 있음

3) 갈색세포종 조기 진단

(1) 매년 혈장 혹은 24시간 소변 카테콜아민과 메타네프린(metanephrine)을 측정

(2) 임산부의 경우 출산 시 급사할 수 있으므로 임신 중 갈색세포종에 대한 선별검사를 시행해야 함 → 있다면 2nd trimester 때 수술

4) 부갑상샘항진증 조기 진단

(1) 혈중 칼슘 및 부갑상샘 호르몬을 2~3년마다 시행

(2) 가족 중에 부갑상샘항진증 환자가 있다면 매년 시행

4 치료

1) 갑상샘수질암

(1) 돌연변이 유전자를 가진 소아에게 반드시 prophylactic total thyroidectomy + central lymph node dissection 시행해야 함

(2) 1cm 이상의 갑상샘 수질암이 있는 성인은 의심되는 림프절 범위를 모두 제거

2) 갈색세포종

(1) 이환된 부신만 제거
(∵ 양쪽 모두 제거 시 부신기능 부전의 위험이 있다)

(2) 최근에는 부신속질만 제거하기도 함

3) 부갑상샘항진증

MEN 1의 치료와 같음

0 apter

기타 내분비 질환

Other disease

다분비성 자가면역 증후군(Polyglandular autoimmune syndrome ; PGA)과 생식샘 질환에 대해 다루었습니다. 생식샘 질환은 소아과나 산부인과에서도 다루고 있으므로 가벼운 마음으로 읽어 보시기 바랍니다.

PGA(Polyglandular Autoimmune) syndrome

두 가지 이상의 내분비 기관에 면역에 의한 기능 장애가 있고 하나 이상의 다른 면역 질환이 존재할 때 의심할 수 있다. 두 가지 아형으로 구분한다.

1 Polyglandular autoimmune syndrome type I (PGA type 1)

1) 상염색체 열성(AR)
2) 주로 10세 이전에 진단됨(M=F)
3) 3가지 중 2가지 이상 나타날 때 진단됨(보통 M → H → A의 순서대로 나타남)
   (1) 점막 피부칸디다증(Mucocutaneous candidiasis)
   (2) 만성 부갑상샘기능저하증(Chronic hypoparathyroidism)
   (3) 자가면역 부신기능부선(Autoimmune adrenal insufficiency)

2 Polyglandular autoimmune syndrome type II (PGA type 2)

1) 다양한 자가 항체가 발견되며 다인자 유전을 함
2) 성인기에 발병함(M>F)
3) 다음 중 2가지 이상이 나타남(GATH)
   (1) 일차성 부신기능부전(Primary adrenal insufficiency)

(2) 갑상샘기능항진증/저하증(Graves' disease or autoimmune hypothyroidism)
(3) 제1형 당뇨병
(4) 일차성 성선 기능 저하(Primary hypogonadism)

3 진단

1) 선별검사 : ACTH stimulation test, fasting blood glucose, TSH, LH, FSH, testosterone(men)
2) Adrenal insufficiency의 진단과 치료가 적절히 되지 못하면 환자에게 치명적일 수 있으므로 선별검사가 필요
3) PGA Type 1 syndrome이 의심되는 환자는 칼슘과 인 레벨을 측정
4) 선별검사는 1~2년마다 시행하고, PGA type 1 syndrome의 경우는 40세까지, PGA type 2 syndrome에서는 50세까지 시행함

4 치료

1) 호르몬 보충
2) PGA Type 2 syndrome의 경우 adrenal insufficiency의 평가 전에 갑상샘 호르몬 보충을 해서는 안 됨
3) 당뇨 환자에서 인슐린 요구량이 감소하는 것이 adrenal insufficiency의 초기 증상일 수 있으므로 유의해야 함

생식샘 질환

1 CAH → 부신겉질 질환 부분 참조

2 클라인펠터 증후군(Klinefelter syndrome)

1) 유전

(1) 1차성 고환기능 부전 중 가장 흔함(1/500~1,000 남아)
(2) Karyotype(핵형) : 47, XXY(80%), 46, XY/47, XXY 등 X염색체 수가 많음
(3) 정신지체 환아의 약 1%

2) 증상

(1) 보통 사춘기 이후에 진단됨

(2) 어릴 때 불안감, 부끄러움, 반사회적 행동, 발달 지연, 학습 장애를 보임

(3) 다리가 길고 큰 키 → 환관형(eunuchoid) 체형

(4) 사춘기 발달 지연, 남성 호르몬 결핍, 감소된 치모, 작고 단단한 고환

(5) 여성형 유방(60%)을 갖음

3) 검사소견

(1) 염색체 검사 핵형 분석

(2) 사춘기 이후 FSH 현저히 증가, GnRH에 대해 과민을 보임

4) 치료

11～12세 이후 지속성 테스토스테론을 투여

3 터너 증후군(Turner syndrome)

1) 유전

(1) 1차성 성선 저하증 중 가장 흔한 질환(1/1,500～2,500 여아)

(2) Karyotype : 45, X(50%), 46, XX/45, X 모자이크(25%) 등

2) 증상

(1) 여성 모습

(2) 2차 성징 출현 지연, 원발성 무월경, 불임증

(3) 저신장

(4) 여러 선천 기형 : 낮은 후두 모발선, 외반주, 선천성 심기형, 대동맥 축착, 안근 결손, 방패 모양가슴, 중이염, 감각 신경성 난청 등

(5) 지능은 정상

3) 검사

(1) 산전 초음파 검사 : 저성장 및 목덜미 두께 증가

(2) 융모막융모생검법(Chorionic villi sampling)이나 양수검사(amniocentesis)로 태아 세포를 분석

4) 치료

(1) 저신장 : 성장 호르몬 투여

(2) 여성 호르몬 대용 요법

4 고환성 여성화증후군(Testicular feminization)

1) 원인

(1) 안드로겐 수용체(X 염색체 상)의 이상으로 안드로겐이 작용하지 못함

(2) 보인자인 모체는 정상 표현형을 갖음

(3) 빈도 1/100,000 염색체상 남성(46, XY)

2) 특징

(1) 표현형은 완전한 여성

(2) 사춘기 유방 발육 있으나 초경은 없음

(3) 질은 맹관(blind-ending)이며, 자궁 및 난소는 없음

(4) 고환이 복강 내 혹은 서혜부에 존재

3) 검사 소견

(1) LH 증가

(2) Plasma testosterone과 DHT 증가 혹은 정상

4) 치료

(1) 보통 여성으로 키우도록 함

(2) 생식선제거(Gonadectomy) : 고환종(seminoma) 잘 생기므로

(3) 에스트로겐 대체요법 : 생식선제거 이후 폐경 증상 막기 위하여

(4) 자궁 내막이 없으므로 프로게스테론 줄 필요 없음

(5) 질성형술(Vaginoplasty) : 물리적 성교 가능

5 칼만증후군(Kallmann syndrome)

다양한 유전 양상 : XR, AD, AR

1) 원인

GnRH 부족(시상 하부 성 성선 기능 저하증)

→ isolated gonadotropin(LH, FSH) 부족 → 안드로겐 부족 → 성 발육과 2차 성징 발현이 나타나지 않음

2) 증상

(1) 고환 크기 감소(단단함은 정상)

(2) 잠복고환증(Cryptorchism), 왜소음경(micropenis), 소실된 음낭 주름

(3) 무정자증(azoospermia) → 불임

(4) 수염, 액모, 음모 없음

(5) 후각상실증(Anosmia), 후각저하증(hyposmia)
(∵ 후각망울(olfactory bulb)의 무발생 혹은 형성저하)

(6) 색맹, 시신경위축, 신경 농(nerve deafness), 구개열, 신장 이상 등

3) Lab findings

(1) Serum testosterone 감소, LH, FSH 감소 : 다른 뇌하수체 호르몬은 정상

(2) Urinary 17-KS 감소

4) 치료

(1) 테스토스테론 대체요법 : 남성화를 강화시킬 수는 있어도 불임은 해결 X

(2) 남성화+fertility

① GnRH pulse therapy

② Gonadotropin replacement : hMG(FSH+LH) or hCG(LH)

PACIFIC
INTERNAL MEDICINE

참고문헌

- 결핵의 진료지침. 대한 결핵 및 호흡기학회. 2013.
- 송인성 역. 상부위장관내시경. 대한의학서적.
- 이우주. 영한·한영 의학사전, 3rd edition.
- 지제근. 대한의사협회 의학용어에 따른 지제근 의학용어사전, 1st edition. 아카데미아.
- Arend, Armitage, Clemmons, Drazen, Griggs, LaRusso. Cecil Medicine, 23rd edition. Elsevier Saunders.
- Beauchamp, Evers, Mattox. Sabiston Textbook of Surgery, 18th edition. Elsevier Saunders.
- Berek. Berek & Novak's Gynecology, 4th edition. Lippincott Williams & Wilkins.
- Fauci, Braunwald, Kasper, Hauser, Longo, Jameson, Loscalzo. Harrison's Principles of Internal Medicine, 19th edition. McGraw Hill.
- Guidelines for the Management of Adults with Hospital-acquired, Ventilator-associated, and Healthcare-associated Pneumonia, Am J Respir Crit Care Med Vol 171. pp.388~416, 2005.
- IDSA/ATS Guidelines for CAP in Adults. CID 2007:44
- IDSA Guidelines for Aspergillosis. CID 2008:46
- Peter Libby, Robert O. Bonow. Braunwald's Heart Disease: A Textbook of Cardiovascular Medicine. Elsevier Saunders.
- Schwartz. Principles of Surgery, 8th edition. McGraw-Hill.

PACIFIC
INTERNAL MEDICINE

가

나

다

라

마

아

자

차

카

타

B

O

P

Q

R

S

기타

P A C I F I C
INTERNAL MEDICINE

PACIFIC
INTERNAL MEDICINE

5
Vol

Pocket

PACIFIC INTERNAL MEDICINE

내분비

1판 발행 2009년 2월 10일
2판 발행 2010년 2월 25일
3판 발행 2013년 2월 15일
4판 발행 2016년 1월 15일

편저자 안 지 원 외
발행인 이 웅 현
발행처 **퍼시픽북스**
서울시 중구 충무로 29 아시아미디어타워 501호
TEL. 02-2272-7766(代) / FAX. 02-2272-7166
E-mail: papu77@daum.net

ISBN 978-89-6130-852-6
set ISBN 978-89-6130-864-9

정가 Volume 5 **11,000원**

P A C I F I C
INTERNAL MEDICINE